제2판

병원회계와
Hospital Accounting & Tax Practice
세무실무

회계학 박사 **성백춘**

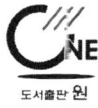
도서출판 원

Preface

의료기관 회계전문가를 꿈꾸며!!

오늘날 국민의 삶의 질이 좋아짐에 따라 건강관리, 건강유지에 많은 관심을 가지고 있다. 건강관리를 위해서 많은 국민들이 병원을 찾게 되고 병원 또한 질 높은 의료서비스의 제공으로 국민들의 만족도를 높여주는 시대에 우리는 살고 있다.

그래서 요즘 유행하는 외래어가 well-being을 넘어 well-dying시대라고들 한다.
국민들의 건강한 삶, 행복추구를 위해서는 병원의 역할이 그 중 일부를 책임지고 있다.
이에 국민들은 자신이 선택하여야 하는 병원에 대한 관심을 가지게 되고 병원 또한 국민들의 눈높이에 맞는 의료기관으로 인정받고 선택받기 위해 수준 높은 경영에 최선을 다하고 있다.

이러한 사회적 요구는 병원경영에 많은 변화를 가져오고 있다.
질 좋은 의료서비스를 제공하기 위해서는 최첨단 의료기기의 도입, 우수한 의료진 구성, 쾌적한 병원환경 제공 등, 이제는 병원도 경영해야 하는 시대가 되었다.
국민의 눈높이에 맞는 병원을 유지·경영하기 위해서는 많은 투자와 그에 따른 성과측정이 수반되어야 한다. 이를 위해서는 재무적 접근이 요구되고 그 중심에는 회계의 역할이 가장 중요하다고 할 수 있다.

이에 의료기관을 운영하는 경영자, 의료기관에 종사하는 종사자들을 위한 「병원회계와 세무실무」 교재를 선보이게 되었다.

본 교재는
첫째, 의료기관(병원)에 대한 해설을 먼저 소개하였고
둘째, 비영리조직이면서 영리조직의 형태를 띤 의료기관의 특수성에 맞는 회계처리 절차에 대하여 설명하였으며,
셋째, 의료기관의 세금은 무엇이 있으며, 설립형태별 납부하는 세금의 종류가 달라지는 의료기관의 세무에 대하여 설명하였다.

본 교재는 이러한 의료기관 경영자, 의료기관 종사자, 의료기관에 취업을 하고자 하는 예비취업자 등에게 의료기관에서 이루어지는 회계처리절차, 세금의 종류 등에 대하여 자세히 설명하고자 노력하였다.

본교재가 무사히 출판되도록 흔쾌히 협조를 아끼지 않으신 도서출판 ONE 정성열 대표님과 편집실 관계자들께 감사드립니다.

모쪼록 의료기관에 관심이 있는 분들에게 조금이나마 도움이 되었으면 하는 바램을 가져보며, 다소 부족한 부분에 대하여는 지속적으로 보완하여 질 높은 병원회계 실무지침서가 되도록 연구에 매진할 것을 다짐해본다.

2022. 7. 태전동 연구실에서 저자

Contents

병원회계와 세무실무

제1편 병원회계의 이해 1

제1장 회계의 개념 3
제1절 기업형태와 기업활동 3
1. 기업형태 3
2. 기업의 경영활동 4

제2절 회계란 무엇인가? 7
1. 회계의 정의 7
2. 회계의 분류 8
3. 회계정보이용자 10

제3절 회계의 기본개념 13
1. 재무회계의 개념체계 13
2. 회계정보의 질적특성 15

제2장 병원회계의 특성 17
1. 비영리조직회계 17
2. 의료기관의 분류와 정의 18
3. 병원회계의 특성 20

제3장 비영리회계와 재무제표 27
1. 비영리법인 회계 27
2. 재무제표 28
3. 재무제표의 종류 30
4. 재무제표 세부작성방법 41

제4장 병원재무회계 기초 · 57

    1. 회계원칙 · 57
    2. 부기와 회계 · 58
    3. 계정과 계정기입 · 71
    4. 분개와 분개장 · 75

제5장 계정과목의 이해와 회계처리 · · · · · · · · · · · · · · · · 87

    1. 자산계정과목의 이해 · 87
    2. 부채계정과목의 이해 · 92
    3. 자본계정과목의 이해 · 94
    4. 수익계정과목의 이해 · 101
    5. 비용계정과목의 이해 · 104
    6. 병원리스회계 · 110
    7. 리스의 분류 · 114
    8. 리스의 회계처리 · 119

제6장 병원회계실무 · 131

제1절 병원수익회계 · 131

    1. 의료수익 · 131
    2. 의료외 수익 · 144
    3. 기부금수익 · 149
    4. 국고보조금 수익 · 151

제2절 병원비용회계 · 154

    1. 지출서류의 적격증빙 · 154
    2. 의료비용 · 155
    3. 의료외비용 · 167

제3절 고유목적사업준비금 · 168

    1. 고유목적사업준비금 설정 · · · · · · · · · · · · · · · · · · · 170
    2. 의료발전회계 · 172
    3. 고유목적사업준비금환입 · 173

제4절 기부금의 회계처리 · 177

    1. 기부금의 의의 · 177
    2. 기부금의 범위 · 178
    3. 기부금의 유형 · 179

제7장 병원회계 결산 ································193

제1절 병원회계 결산 ································193
1. 회계의 구분과 결산 ······················· 193
2. 결산의 목적 ································· 195

제2절 결산 수정후 시산표와 정산표 ················203
1. 수정후시산표의 작성 ······················ 203
2. 정산표 ·· 203
3. 계정의 마감 ································· 203
4. 의료기관의 결산절차 ······················ 206

제8장 병원원가회계 ································225

제1절 원가계산의 목적 ································225
1. 원가의 개념 ································· 225
2. 원가와 비용 ································· 227
3. 원가계산의 목적 ··························· 227
4. 병원원가요소의 분류와 구성 ············ 230

제2절 의료원가계산 절차 ································236
1. 원가계산의 종류 ··························· 236
2. 재료원가 계산 ······························ 237
3. 인건비 원가계산 ··························· 246
4. 의료경비원가 계산 ························ 248

제3절 부문별원가계산 ································252
1. 부문별원가계산의 의의 ··················· 252
2. 부문별원가계산의 목적 ··················· 253
3. 부문별 원가계산의 절차 ·················· 253

제4절 보조부문원가의 배부 ································256
1. 보조부문원가배부의 의의 ················ 256
2. 보조부문비의 배부기준 ··················· 257
3. 보조부문원가의 배부방법 ················ 258
4. 의료원가지표 ································ 264

제9장 병원회계프로그램 ································271

제1절 병원회계프로그램 구축 ································271

  1. 병원회계프로그램의 자체 개발 ································· 271
  2. 패키지 프로그램 활용 ······································· 271
  3. 커스터마이징 프로그램 ······································ 272
  4. 병원프로그램 소개 ·· 272
 제2절 병원회계프로그램 활용 ·· 272
  1. 회계프로그램 기능 ·· 272
  2. 회계프로그램의 입력 ·· 273
  3. 결산재무제표의 작성 ·· 294

제 2 편   의료기관 세무   295

제10장 병원의 세무 ·· 297

 제1절 국세기본법 ·· 297
  1. 국세기본법의 목적 ·· 297
  2. 세법 ··· 298
  3. 용어의 정의 ·· 298
  4. 기간과 기한 ·· 301
  5. 세금의 정의 및 구분 ·· 304
  6. 세금의 분류 ·· 304
  7. 세금의 계산과 납부 ··· 306
 제2절 병원의 세금 ·· 307
  1. 비영리법인의 세무상 특징 ··································· 307
  2. 법인의 유형별 법인세법상 과세소득의 범위 ···················· 307
  3. 법인세법과 상속세 및 증여세법과의 관계 ······················ 309
  4. 의료기관의 법인세법 적용 규정 ······························ 310
  5. 의료기관의 소득세법 적용 규정 ······························ 312

제11장 의료기관의 부가가치세 ·· 318

 제1절 부가가치세의 개요 ·· 318
  1. 부가가치세의 의의 ·· 318
  2. 우리나라 부가가치세의 특징 ·································· 318
  3. 부가가치세의 계산 ·· 320
  4. 신고 및 납부기한 ··· 320

제2절 부가가치세의 과세 ·· 321
   1. 과세대상 ·· 321
   2. 납세의무자 ·· 322
   3. 과세기간 ·· 322

제3절 의료기관의 부가가치세 ·· 323
   1. 의료기관의 유형별 부가가치세 과세여부 ·· 323

제12장 공익법인 등의 납세협력의무 ·· 330

제1절 공익법인의 상속세와 증여세 ·· 330
   1. 공익목적 출연재산에 대한 상속세와 증여세 ·· 330
   2. 공익법인의 출연재산에 대한 증여세 ·· 331

제2절 공익법인 등의 납세협력의무 ·· 331
   1. 공익법인의 출연재산 등에 대한 보고서 제출의무 ······························· 331
   2. 장부의 작성과 비치의무 ··· 332
   3. 세무확인서 제출의무 ·· 332
   4. 전용계좌의 개설과 사용의무 ·· 333
   5. 결산서 등의 공시의무 ··· 333

제 3 편 병원의 재무분석   361

제13장 병원의 재무분석 ·· 363

   1. 재무제표 ·· 363
   2. 재무분석 ·· 364
   3. 재무분석의 이해관계 ·· 365
   4. 재무비율의 구성 ·· 365
   5. 재무분석의 활용 ·· 371

부 록 • 373

   공익법인의 설립·운영에 관한 법률(약칭 : 공익법인법) ························· 375
   공익법인회계기준 ··· 384
   의료기관 회계기준 규칙 ··· 399
   재무제표 세부 작성방법 ··· 402

제1편

병원회계의 이해

제 1 장 회계의 개념

제1절 기업형태와 기업활동

1. 기업형태

기업의 정의와 형태를 설명하자면 기업의 궁극적으로 이윤을 창출하는 조직이다. 오늘날 기업의 사회적 기여도가 높아 이윤창출의 통한 주주부의 극대화, 나아가 사회에 일정부분을 환원하는 상생의 환경을 형성하고 있다.

기업은 소비주체인 정부와는 달리 다양한 자원 등을 활용하여 고객(소비자)이 필요로 하는 각종 재화, 용역 등을 산칠 및 제공함으로서 고객의 만족도를 높이면서 동반 성장하는 조직이라 할 수 있다.

조직의 구분은 영리법인과 비영리법인, 개인기업과 법인기업 등으로 구분할 수 있는데 기업은 상법상 회사를 말하며, 여기에는 주식회사, 합명회사, 합자회사, 유한회사로 구분할 수 있다.

법인의 구분에 있어서는 다시 사단법인과 재단법인으로 구분할 수 있는데 상법상 회사를 사단법인이라 하고, 학교재단, 장학재단, 영리목적이 아닌 각종 단체, 정부 등과 같이 비영리법인을 재단법인이라 한다.

또한 기업은 소유주체에 따른 구분으로 개인기업과 법인기업으로 구분할 수 있는데 통상적으로 법인기업이라 함은 주식회사를 의미하고 있다.

주식회사는 자본과 경영의 분리를 통하여 일반 투자자로부터 거액의 자본을 조달하고, 전문경영자가 기업을 경영하는 자본주의 경제체제에서 가장 대표적인 회사이다. 주식회사는 법률적 절차에 의해 회사를 설립할 때 1인 이상의 발기인이 있어야 하며, 정관이 작성되어 주식 인수에 따른 출자자의 출자금 납입이 이루어져야 한다. 주식회사의 기관에는 의사결정기관인 주주총회, 집행기관인 이사와 이사회, 감사기관인 감사가 있다.

주식회사의 특징은 첫째, 자본의 증권화제도로서 회사가 필요로 하는 자본을 매매양도가 자유로운 유가증권을 발행하여 일반대중으로부터 자본을 조달하는 제도이다. 둘째, 출자금의 한도 내에서 채무의 유한책임이 있다. 셋째, 소유와 경영의 분리로 주주는 주주총회에서 전문경영자를 이사로 선임하여 회사의 경영을 위임하고, 이익배당과 주식의 시세차익에 의한 이득으로 이익을 얻게 된다. 기업형태를 구체적으로 분류하면 [그림 1-1]과 같다.[1]

[그림 1-1] 기업형태의 분류

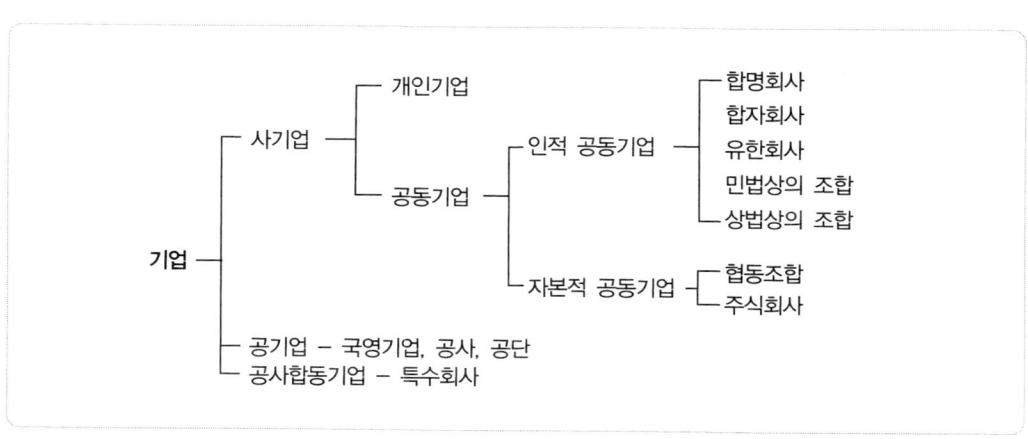

2. 기업의 경영활동

기업의 목적은 앞에서 설명하였듯이 궁극적으로 경영효율화를 통한 이윤의 극대화이다. 기업이 성장함으로서 오늘날 청년일자리 창출에 기여하고 국제적으로 국가의 경쟁력을 향상시키는데 중요한 역할을 하고 있다. 또한 기업은 경영활동을 통하여 획득한 이윤의 일부를 사회에 환원함으로서 사회와 공존하고 사회에 기여할 수 있는 책임 또한 있다고 할 수 있다.

---

[1] 대학생과 실무자를 위한 IFRS 회계원리(2015), 성백춘·김세중·홍승만·한영희 저(P.4)

기업은 이러한 기업 고유의 목적을 달성하기 위해서는 무엇보다 경영활동이 왕성하게 이루어져야 하는데 경영활동은 재무활동, 투자활동, 영업활동 등으로 이루어진다. 이러한 경영활동이 반복적, 주기적으로 순환됨으로서 기업경영 본래의 목적을 달성하게 된다. 기업의 경영활동은 [그림 1-2]와 같다.

[그림 1-2] 기업의 경영활동

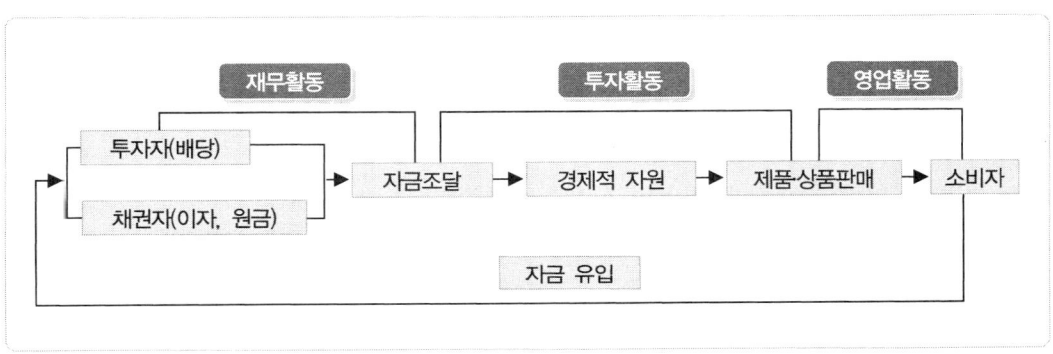

출처 : 성백춘외 3인(2015), "대학생과 실무자를 위한 IFRS 회계원리, P.5

(1) 재무활동

재무활동은 기업활동에 있어 첫단계라 할 수 있으며, 이는 기업경영을 위해 소요되는 경제적 자원을 조달하기 위한 활동을 말한다. 기업이 생산설비의 투자, 원재료 등의 가공을 위한 투자 및 생산된 제품 또는 용역, 서비스를 판매하기 위한 영업활동 등에 소요되는 자금을 조달하기 위한 활동으로서 이러한 자금의 조달방법, 시기, 금액 등을 결정하여야 한다. 조달과정에서 발생한 원금 및 이자는 상환하고 잉여분에 대해서는 주주들에게 배당을 한다.

(2) 투자활동

투자활동은 경영활동으로 얻은 여유자금을 활용하여 신제품 개발, 비업무용 부동산의 투자, 타 회사의 주식 매입, 영업활동을 위한 경제적 자원의 획득과 처분에 대한 활동을 의미한다. 오늘날 은행금리가 1%대로 진입하는 경제여건에서는 기업들이 금융기관에 예치하기보다는 투자활동에 관심을 가지는 예가 많아지고 있다.

(3) 영업활동

영업활동이란 기업 본래의 목적을 달성하기 위한 수단으로서 구매, 생산, 보관, 물류, 판매, 서비스 등 기업 전반에 관한 활동을 의미한다. 즉, 영업활동에서 이윤의 창출 폭이 결정된다고 할 수 있다. 원재료 또는 상품의 구매시점부터 원가의 절감효과를 위한 영업활동, 생산시스템에서의 활동, 물류시스템, 판매시점의 선정 등을 통한 활동, 서비스제공시점의 활동 등이 전반적으로 영업활동에 해당되며 이러한 영업활동의 결과가 기업의 이윤창출에 막대한 영향을 미친다는 것이다. 따라서 기업의 경영활동은 재무활동, 투자활동, 영업활동으로 구분할 수 있으며, 최종적으로 영업활동의 성과에 따라 기업의 이윤창출에 영향을 미친다는 것이며, 이윤창출을 통하여 재투자의 기회가 주어지고 이러한 일련의 과정은 기업의 성장을 가져온다고 할 수 있다.

(4) 판매업과 제조업의 영업활동

기업의 업태를 구분하면 제조업과 판매·서비스업으로 구분할 수 있다.

제조업이란함은 생산시설을 구축하고 제품생산을 통한 영업활동을 하는 기업을 의미하는데 제품제조를 위한 원재료의 구입, 생산시설에의 소비(재료비, 노무비, 경비)등 제품제조에 투입된 제반 경비를 제조원가에 반영하여 제품의 판매가격을 산정한다.

판매업이라함은 자체 생산시설에서 제조를 통하여 제품을 생산하는 것이 아닌 외부로부터 완성된 상품을 매입하여 매입가격에서 일정한 이윤을 가산하여 판매함으로서 이윤을 창출하는 기업을 의미한다.

따라서 제품 제조업은 구매활동, 생산활동, 영업활동의 3가지 활동으로 이루어지나 판매업은 구매활동 및 판매활동으로 이루어진다.

제 2 절 – 회계란 무엇인가?

1. 회계의 정의

많은 사람들이 회계(accounting)란 특정집단들만이 할 수 있는 특수 업무라 생각하고 있다.

또한 그들만의 노하우를 가지고 고유영역을 구축한 것처럼 애당초 회계영역에 접근하기를 꺼려하고 있다는 사실에 매우 놀라움을 금치 않을 수 없다.

회계는 특정일부집단만이 취급하는 특수 업무가 아니라 우리들의 일상생활에서 일어나는 각종의 다양한 이벤트가 바로 회계와 관련이 있다는 것이다. 따라서 우리는 무의식중에 회계를 접하고 회계를 활용하고 있는 것이다. 예를 들면 주부들이 가정에서 작성하는 가계부[2], 재래식 시장에서 배추장사, 과일장사, 옥수수장사를 하는 아주머니들이 야채나 과일을 공급받아 일반 소비자에게 제공하고 남는 이윤을 계산하는 행위[3], 학생들은 한 달 치 용돈을 받아 이를 유용하게 활용하여 최대한 여유자금을 남겨 다음 달로 이월시켜 저축하는 행위[4] 등과 같이 회계는 기업에서만 발생하는 것이 아니라 우리의 일상생활에서 빈번하게 발생하고 있고 또한 그것을 우리는 회계라는 처리형태로 무의식중에 활용하고 있는 것이다.

회계는 일상에서 일어나는 모든 재정적 사건에 대해 기록하고 정리하고 계산하여 이를 데이터화 하여 각종 의사결정권자들로 하여금 의사결정에 유익한 정보로 활용되어지도록 제공되는 중요한 정보라 할 수 있다. 다만 회계자료로서 활용되어지기 위해서는 화폐단위로 측정가능하고 표기 가능한 사건들만 기록되어야지 주관적인 판단이 가미된 유추해석에 의한 기록들은 회계자료로서의 가치를 인정받을 수 없다.[5]

---

[2] 단기적으로는 1개월, 중·장기적으로는 1년, 3년, 5년 등의 가정의 재정을 효율적으로 운영하기 위한 지출의 안배, 비용의 배분 등의 회계전략을 주부들은 연구하고 있다.
[3] 채소나 과일을 공급받아 소비자에게 제공하여 남는 이윤을 계산하는 원가회계의 전략을 노점상 상인들은 연구하고 있다.
[4] 한정된 수입에서 지출을 최대한 억제하여 향후 구상하는 성과를 달성하기 위한 이월이익잉여금이란 회계제도를 활용하고 있다.
[5] 성백춘 외 2인(2008), 현장실무 위주의 경리실무, P. 13

2. 회계의 분류

본 교재에서는 회계의 구분을 회계정보이용자에 대한 분류와 회계주체의 조직특성에 따른 분류로 구분하여 설명하고자 한다.

(1) 회계정보이용자에 따른 분류

회계는 무엇 때문에 작성되는가? 회계의 목적이 무엇인가에 대한 의문을 품으면 그 해법을 찾을 수 있을 것이다. 따라서 회계는 회계정보이용자의 이용목적에 따라 재무회계, 관리회계, 세무회계 3가지로 분류할 수 있다.

① 재무회계

재무회계(financial accounting)는 기업의 외부정보이용자로 하여금 각종 의사결정을 함에 있어 유용한 정보(useful information)로 제공하기 위하여 작성되는 일반목적 회계(general - purpose accounting)를 말한다. 재무회계는 기업 경영활동에 대한 성과를 외부에 공표함으로서 외부정보이용자들로 유용한 정보로 활용되어지는 전통적인 회계로서 이를 이용하는 외부이용자는 투자자, 채권자, 거래처, 정부 등 다양한 이해관계자그룹을 형성하고 있다.

따라서 기업은 회계정보를 제공함에 있어 각종 이해관계자들이 정확한 의사결정을 할 수 있도록 제공되는 회계정보는 질적으로 매우 우수하여야 한다. 회계정보의 질적 우수성을 확보하기 위해서는

첫째, 일반적으로 인정된 회계원칙(Generally Accepted Accounting Principles, GAAP)에 의해 작성되어야 하고

둘째, 제공된 회계정보는 타 기업과 비교분석이 가능하도록 통일된 형식에 의해 작성 및 제공되어야 한다.

② 관리회계

관리회계(management accounting)는 기업내부의 의사결정자로 하여금 각종 의사결정을 함에 있어 유용한 정보를 제공하기 위하여 작성되는 회계정보로서 이는 일정한 양식에 구애받지 않는다. 또한 재무회계는 회계연도(1년)를 기준으로 작성되어 제공되지만 관리회계는 의사결정권자의 필요에 따라서 수시로 제공되어 진다.

또한 재무회계는 정형화된 틀(GAAP)에 의해 작성되고 공표되는 전통적회계라 할 수 있으나 관리회계는 일정한 규칙이나 양식이 없이 수시로 제공되어 지는 특수목적회계(special-purpose accounting)라 할 수 있다. 또한 재무회계는 수치로 측정가능한 재무적 정보만 제공하지만 관리회계는 비재무적 회계정보를 포함하여 제공한다.

〈표 1-1〉 재무회계와 관리회계의 특징

구 분	재무회계	관리회계
정보이용자	외부정보이용자 (투자자, 채권자, 정부 등)	내부정보이용자 (경영자, 종업원)
회계보고서	일반목적의 재무제표 (전부원가계산에 의한 손익계산서)	특수목적의 재무제표 (변동원가계산에 의한 손익계산서)
정보의 속성	객관성, 신뢰성	적시성, 목적적합성
정보의 제공	결산보고(1년)	수시보고
준거기준	기업회계기준서, 세법, 상법 등	특정원칙 없음, 원가계산준칙
정보범위	계량적 정보	계량적 정보 + 비계량적 정보
측정기준	역사적 원가(취득원가)	공정가액, 기회원가, 관련원가 등
회계대상	조직 전체	조직, 제품, 부문, 지역

출처 : 성백춘외 3인(2015), "대학생과 실무자를 위한 IFRS 회계원리, P.11.

③ 세무회계

세무회계(tax accounting)는 정부에서 국가 또는 지방자치단체의 과세결정에 유용한 정보로 제공되어 지고 있다. 세무회계는 세법의 규정에 따라 공평과세의 원칙을 준수하는 한편, 유망 중소기업 등의 육성을 위해서는 세제감면 등의 제도를 적극 활용하고 있다. 세무회계는 재무회계에서 제공되는 회계정보를 이용하여 산출되므로 재무회계 분야에 해당한다고 할 수 있으나 기업회계와 세무회계의 차이를 조정하는 세무조정과정을 거쳐 결정세액을 확정하는 과정이 재무회계와 구분하여 처리하고 있다.

(2) 회계주체의 조직 특성에 따른 분류

회계실체의 설립목적이 영리목적인가 아니면 비영리목적인가에 따라 영리회계와 비영리회계로 구분되어진다.

① 영리회계

영리회계(profit accounting)는 최종의 목적은 이윤의 극대화를 위한 조직으로서 통상적으로 기업을 말한다. 따라서 영리회계는 통상적으로 기업회계기준에 의거 작성되어진다.

② 비영리회계

비영리회계(nonprofit accounting)는 공익을 목적으로 설립된 조직을 위한 회계로서 주로 예산 집행 및 수입과 지출 계산을 중심으로 하는 회계분야이다. 비영리회계에는 수행 주체에 따라 사회복지회계, 병원회계, 학교회계, 조합회계, 정부회계 등이 포함된다.

3. 회계정보이용자

기업에서 제공되는 회계정보는 회계정보이용자들로 하여금 의사결정에 유용한 정보로 제공하기 위하여 작성되어지는데 회계정보이용자는 채권자, 투자자, 거래처, 정부, 경영자, 조합 등으로 분류할 수 있다.

(1) 투자자

투자자[6]는 기업에 자본을 투자하고, 이익이 발생하면 기업으로부터 배당금을 받는다. 투자자는 기업의 소유주로서 경영활동의 위험을 직접 부담하는데, 기업이 이익을 많이 내는 경우 기대 이상의 배당금을 받을 수 있고 투자지분 가치 상승의 혜택을 볼 수 있지만, 반대의 경우 배당금이나 시세차익을 기대할 수 없다. 투자자는 회계정보를 이용하여 향후 투자수익의 변화를 예측하고 투자지분의 매각이나 추가 취득여부를 결정한다.

---

[6] 주식투자자인 경우 주주이며, 기업의 자본주, 소유주가 된다.

(2) 채권자

채권자 역시 사업이다. 즉, 채권자는 기업과 거래를 통하여 이윤을 획득하는데 목적이 있다. 기업에 자금을 대여함으로서 추후 원금과 이자를 회수함으로서 이자수익을 극대화 하는데 노력하고 있다. 그렇다면 채권자는 기업에 자금을 대여하기 위한 의사결정은 어떤 과정을 통하여 결정하는가? 이 또한 기업에서 제공하는 회계정보를 근거로 자금을 대여할지 여부, 대여한다면 자금의 규모, 이율, 상환조건 등을 결정하게 된다. 반면 기업에 상환능력이 어렵게 되면 채권자 또한 동반 손실을 초래할 수 있다. 때문에 채권자는 추후 대여한 원금 및 이자를 무리 없이 회수하기 위해서는 대여대상 기업에 대한 회계정보를 면밀히 분석하여 결정하게 된다.

(3) 경영자

기업경영의 최고 책임자는 바로 경영자이다. 경영자는 투자자로부터 위탁받은 자원을 성실하게 관리해야 할 수탁책임(stewardship)의 의무를 다해야 한다. 이를 위해서는 사업계획의 수립에서 자금조달, 생산계획, 판매계획, 영업계획, 거래처 관리, 사업의 확장 또는 폐쇄, 신제품의 개발 등 기업경영 전반에 관한 의사결정을 신중히 하여야 한다. 따라서 경영자는 재무회계와는 달리 수시로 회계자료를 보고받고 이를 의사결정에 반영하여야 한다.

(4) 기타 정보이용자

기타 정보이용자로는 국가경영을 위해서 세금의 징수 또는 관련 정책을 수립하는 정부, 임금협상, 복리증진을 위해서 회계정보를 필요로 하는 노동조합, 상품을 선택함에 있어 서비스, 품질, 가격 등의 정보를 필요로 하는 소비자, 회계정보의 활용을 통하여 특정기업의 특성을 분석하는 분석가, 기업의 사회환원사업, 봉사사업, 환경보전사업 등에 대한 기여도 등을 필요로 하는 일반 대중 등이 회계정보를 활용하고 있다.

이와 같이 회계정보는 기업내부의 경영자는 물론 기업외부의 투자자, 채권자, 거래처, 정부, 조합원, 분석가, 일반대중 등 다양한 이해관계자가 이를 활용한다. 따라서 회계정보를 통하여 각종 이해관계자가 의사결정을 하므로 회계정보는 기업의 언어(business language)로 불리고 있다

〈표 1-2〉 회계정보이용자별 회계정보의 이용목적

회계정보이용자	회계정보의 이용목적
투 자 자	이익창출능력(배당금 수령) 평가와 경영자의 성과평가
채 권 자	채무상환능력 평가(대여금의 상환과 이자수령)
경 영 자	경영활동 계획 및 통제
정 부	원활한 경영활동 지원과 창출된 이익에 대한 세금부과 및 규제
종 업 원	직업의 안정성, 기업의 성과평가 및 급여(연봉 결정) 등의 평가
소 비 자	상품 구입 관련 선택과 품질, 브랜드 이미지, 서비스의 평가
투자분석가	특정 기업에 대한 연구나 분석
지 역 주 민	기업의 환경보존 정보나 사회활동 정보

출처 : 성백춘외 3인(2015), "대학생과 실무자를 위한 IFRS 회계원리, P.14.

[그림 1-3] 회계정보이용자별 의사결정 유형

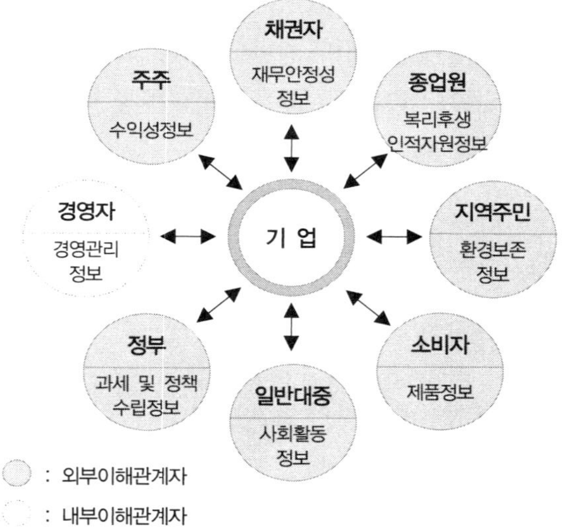

출처 : 성백춘외 3인(2015), "대학생과 실무자를 위한 IFRS 회계원리, P.15.

제3절 회계의 기본개념

1. 재무회계의 개념체계

종전까지는 기업회계기준 제정권을 위탁받은 한국회계기준원(www.kasb.or.kr)과 한국회계기준위원회(Korea Accounting Standard Board: KASB)가 탄생되었는데, 2000년 7월부터 민간기구인 회계기준위원회가 기업회계기준(기업회계기준서) 제정업무를 수행하고 있다.

2011년 7월 한국회계기준원 회계기준위원회는 국제회계기준위원회가 제정한 국제회계기준을 채택하여 기업회계기준의 일부로 구성하기로 한 정책에 따라 재무보고를 위한 개념체계를 제정하였다. 이의 내용은 아래와 같다.[7]

1) 재무회계개념체계의 내용

재무회계는 기업실체에 대한 재무보고의 목적을 명확히 하고 이를 활용하여 의사결정을 함에 유용한 회계정보의 전달에 그 목적을 두고 있으며, 구체적인 내용은 다음과 같다.

① 재무보고의 목적
② 회계정보의 질적특성
③ 재무제표
④ 재무제표의 기본요소
⑤ 재무제표 기본요소의 인식
⑥ 재무제표 기본요소의 측정
⑦ 자본 및 자본유지의 개념

---

[7] 성백춘외 3인(2015), 대학생과 실무자를 위한 IFRS 회계원리. P.15

[그림 1-4] 재무회계개념체계

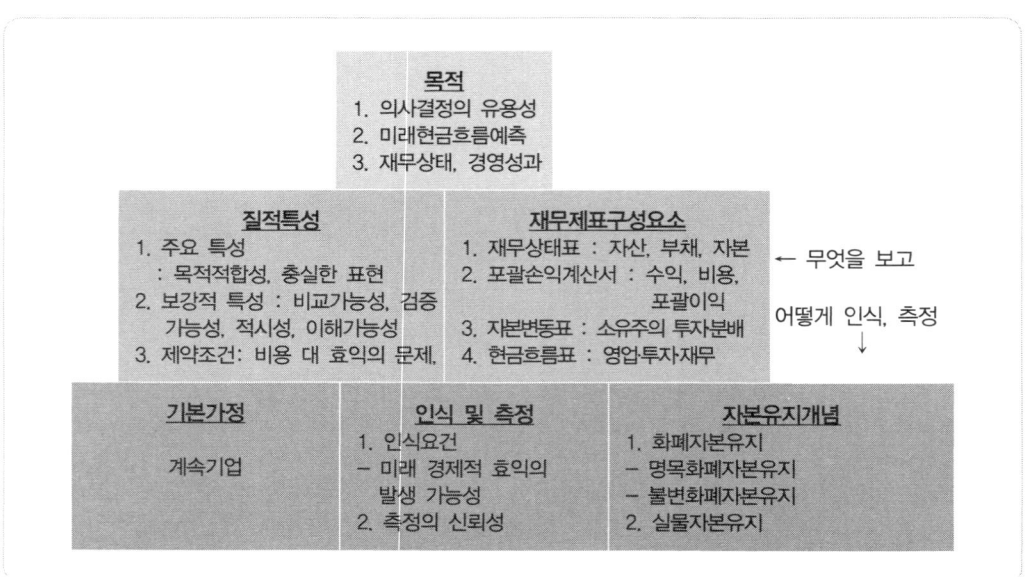

출처 : 성백춘외 3인(2015), "대학생과 실무자를 위한 IFRS 회계원리, P.16.

2) 재무보고

재무보고(financial reporting)는 현재 잠재적인 투자자 및 채권자, 거래처 등 다양한 이해관계자들로 하여금 합리적인 의사결정을 함에 있어 유용한 정보를 제공하는 것을 목적으로 작성되며, 재무보고의 핵심은 재무제표이다. 각종 의사결정권자들이 의사결정을 위한 정보의 활용은 그 기업에 대한 미래의 현금흐름의 크기, 시기 등 불확실성 하에서의 예측가능성을 높여주는 정보를 적극 활용한다. 따라서 재무보고는 이러한 내용을 빠짐없이 기록하여 제공하여야 한다.

(1) 재무제표(financial statements)

재무제표는 재무보고를 위한 수단이며, 재무보고 내용이 기록된 실질적이고 핵심적인 기업회계기준서에서는 외부의 정보이용자들로 하여금 유용한 정보의 제공 및 활용을 위해서 다음과 같이 재무제표를 작성 및 보고하도록 하고 있다.

① 재무상태표(statement of financial position)
② 포괄손익계산서(statement of comprehensive income)
③ 자본변동표(statement of changes in equity)
④ 현금흐름표(statement of cash flow)
⑤ 주석(notes)

(2) 기타 재무보고 수단

기타 재무보고의 수단으로는 기존 재무제표에 나타나지 않은 각종 경영분석자료 또는 검토보고서 등의 내용이 제공되어 지며, 경영자의 예측, 기업실체의 사회적 영향 등 재무적으로 접근이 불가능하나 향후 기업경영과정에서 의사결정에 민감한 사항 등이 기타재무보고 수단으로 제공되어 지고 있다.

2. 회계정보의 질적특성

회계정보의 질적특성이란 각종 의사결정권자에게 제공되는 회계정보가 기업의 내부 및 외부관계자에 대한 구분 없이 유용한 정보로서의 가치를 지니는 최소한의 속성을 의미한다. 회계정보의 질적특성으로는 목적적합성과 신뢰성이 우선되어야 한다.

1) 목적적합성

목적적합성은 의사결정권자가 의사결정을 하고자 하는 목적에 부합하는 회계정보를 제공하여야 하며, 목적적합성에는 예측가치와 피드백가치를 들 수 있다.

(1) 예측가치

예측가치란 정보이용자에게 제공된 회계정보를 근거로 기업의 미래적 가치를 예측하는데 도움이 되도록 제공되는 정보이여야 한다. 기업의 미래적 가치란 제공된 회계정보를 분석하여 향후 기업의 재무상태, 경영성과 등을 예측함으로서 그 기업에 대한 투자 등의 의사결정을 할 수 있기 때문이다.

(2) 피드백가치

피드백가치란 정보이용자에게 제공된 회계정보가 정보이용자로 하여금 확신 또는 수정 등 의사결정에 영향을 미칠 수 있는 정도의 정보수준을 의미한다.

(3) 적시성

적시성이란 정보이용자에게 제공되는 회계정보가 시·공간적 모순을 제거하고 필요한 시점에 의사결정이 가능하도록 적시에 제공되는 정보를 의미한다.

2) 신뢰성

정보이용자에게 제공되는 회계정보는 목적에 부합됨은 물론 제공되는 회계정보가 신뢰성이 있어야 한다. 신뢰성을 확보하기 위해서는 ① 재무보고에 기록되는 내용이 표현에 충실하여야 하고 ② 기록된 회계정보의 내용이 객관적으로 검증이 가능하여야 하고 ③ 회계정보의 작성시 중립성이 유지되어야 한다.

[그림 1-5] 회계정보의 질적특성

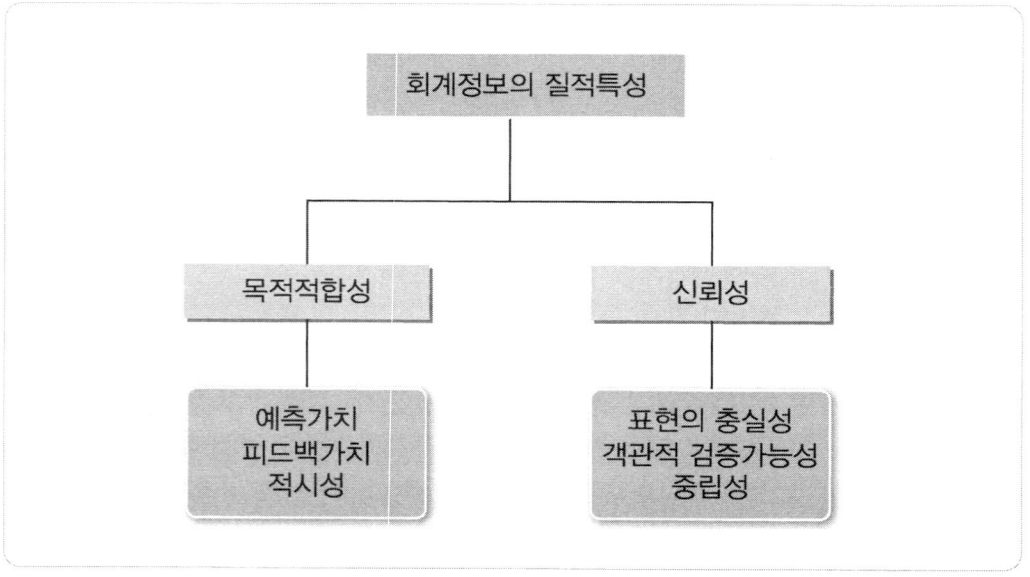

제 2 장 병원회계의 특성

1. 비영리조직회계

조직의 체계를 살펴보면 영리조직과 비영리조직으로 구분할 수 있다. 영리조직은 통상적으로 영리를 목적으로 하는 단체, 즉, 기업을 의미한다고 할 수 있다.

반면 비영리조직은 영리를 목적으로 하지 않고 고유목적을 가지고 설립된 조직, 즉, 정부·지방자치단체를 비롯하여 교육기관, 의료기관, 사회복지기관, 학술단체, 사단법인 등을 들 수 있다.

영리조직에서 발행한 일련의 거래를 처리하는 회계형태를 영리회계, 비영리조직에서 발생한 일련의 거래의 처리형태를 비영리회계라고 한다.

비영리법인은 민법상 설립의 조직, 특별법에 의한 비영리조직으로 구분할 수 있는데 민법상 비영리법인은 학술, 종교, 자선, 기타 영리를 목적으로 하지 않는 사업을 주된 사업으로 하는 사단법인 또는 재단법인을 말하며, 특별법에 의해 설립된 비영리법인은 사립학교법에 의한 학교법인, 의료법에 의한 의료법인, 사회복지법인, 공익법인 등을 들 수 있다.

비영리조직의 특징을 살펴보면
첫째, 영리(이윤추구)를 목적으로 하지 않아야 하며,
둘째, 개인이 조직의 지분을 소유하지 않아야 하며,
셋째, 지분의 양도와 교환이 허용되지 않으며,
넷째, 이윤의 분배가 이루어지지 않아야 한다.
또한 비영리조직의 설립목적에 맞게 운영하도록 구속력의 성격을 가지고 있다.
즉, 비영리조직은 설립목적에 맞게 수행하여야 한다. 비영리조직의 사업내용은 비영리조직 설립목적에 부합하는 고유목적사업과 고유목적사업을 달성하기 위하여 수익사업(영리사업)을 수행할 수 있도록 하고 있다. 따라서 고육목적사업의 수행(비영리)을 위한 사업에 대하여는 소득이 발생하지 않는 것으로 보아 법인세 및 소득세를 과세하지 않는다. 하지만 수익사업(영리사업)을 통한 수익의 창출에 대하여는 법인세 및 소득세의 납세의무를 지도록 하고 있다.

오늘날 회계정보이용자들은 영리조직은 물론 비영리조직의 회계정보에 많은 관심을 가지고 있다. 따라서 비영리조직에서도 회계의 투명성, 공정성, 객관성이 확보된 환경하에서의 회계정보를 생성하고 이를 정보이용자, 이해관계자들에게 제공하여야 한다. 이러한 정보제공의 목적으로 작성, 제공되는 것이 비영리회계라고 한다.

2. 의료기관의 분류와 정의

가. 의료법에 의한 분류

의료법에 의한 의료인을 분류하면 의사, 치과의사, 한의사, 조산사 및 간호사를 말한다. 이러한 의료인이 공중 또는 일반 국민을 대상으로 의료·조산을 업으로 하는 행위를 의료업이라고 한다.

1) 의료기관

의료기관이라 함은 의료인이 공중(公衆) 또는 특정 다수인을 위하여 의료·조산의 업을 하는 곳을 말하며 이는 다시 병원급, 의원급, 조산원으로 구분한다.

(가) 병원급 의료기관

병원급 의료기관은 의사, 치과의사 또는 한의사가 주로 입원환자를 대상으로 의료행위를 하는 의료기관을 말하며 이는
① 병원
② 치과병원
③ 한방병원
④ 요양병원
⑤ 정신병원
⑥ 종합병원

(나) 의원급 의료기관

의사, 치과의사 또는 한의사가 주로 외래환자를 대상으로 각각 그 의료행위를 하는 의료기관을 말하며 이는
① 의원
② 치과의원
③ 한의원

(다) 조산원

조산사가 조산과 임산부 및 신생아를 대상으로 보건활동과 교육·상담을 하는 의료기관을 말한다.

나. 설립주체에 따른 구분

의료기관의 설립은 의료법에 의한 의료인, 국가 및 지방자치단체, 민법이나 특별법에 따라 설립된 비영리법인 등이 의료기관을 설립할 수 있도록 제한하고 있다.

의료기관을 개설할 수 있는 자	의료인이 개설할 수 있는 의료기관	
1. 의료인(의사, 치과의사, 한의사, 또는 조산사) 2. 국가, 지방자치단체 3. 의료업을 목적으로 설립된 의료법인 4. 민법이나 특별법에 따라 설립된 비영리법인 5. 준정부기관, 지방의료원, 한국보훈복지의료공단	의사	종합병원, 병원, 요양병원, 의원
	치과의사	치과병원, 치과의원
	한의사	한방병원, 요양병원, 한의원
	조산사	조산원

개인·병의원	비영리법인 의료기관 설립주체			
	의료법인	학교법인	사회복지법인	국·공립병원

다. 세법적용에 따른 의료기관 분류

같은 기능을 가진 병·의원인 경우라도 설립주체, 설립형태, 설립목적에 따라 각각 다른 세법의 적용을 받는다. 즉, 법인세의 과세 또는 비과세 병원이 있는가 하면 소득세를 과세하는 의원, 병원이 구분된다.

적용세법	과세여부	분류
법인세	비과세	국·공립병원(국립병원, 시립병원)
	과 세 고유목적사업준비금 100% 설정대상	학교법인, 사회복지법인, 국립대학병원, 서울대학교병원, 서울대학교치과병원, 국립암센터, 지방의료원 등
	과 세 고유목적사업준비금 50% 설정대상	의료법인, 재단법인, 지방공사의료원 등
소득세	과 세	개인·병의원

※ 의료기관 회계와 세무실무(삼일인포마인. 2018)

3. 병원회계의 특성

대표적 의료기관인 병원의 설립목적은 국민의 건강복지를 위한 의료서비스에 초점을 두고 있다. 즉, 치료를 요하는 환자에게 의료서비스를 제공함으로서 국민의 건강복지를 증진시키는데 그 목적이 있다고 하겠다.

병원의 설립은 그 형태에 따라 영리성과 비영리성으로 구분하는데 우리나라 대부분의 병원은 비영리성의 특성을 가지고 있다.

설립주체가 법인의 경우 우리나라 의료법인은 법인세법에 적용을 받아 법인세 납세의무가 있으며, 설립주체가 개인의 경우는 소득세법에 적용을 받아 소득세 납세의무를 진다.

병원회계의 특성은 일반 기업과 동일하게 계속하여 존재하고 운영되어진다는 것이다. 즉, 계속성, 연속성이 일반기업과 다를 바 없다. 하지만 병원회계에 대한 관심도는 일반 기업회계에 비해 현저하게 낮은 것이 사실이다. 하지만 최근 의사, 변호사 등 자유업종의 종사자에 대한 조세를 강화하기 위한 방안으로 소득표준율을 인상하는 등 병원에 대한 회계제도를 강화하고 있다. 이러한 조세정책의 성공은 공정성, 투명성, 객관성이 보장된 환경에서 가능하기 때문에 이러한 환경을 구축하는 데는 가장 중요한 것이 회계정보를 근거로 한 조세정책이 우선되어야 한다. 따라서 조세정책의 강화는 병원회계에 대한 관심도를 높이는 결과를 가져오고 있다.

2004년 1월부터 「의료기관회계기준규칙」이 강화되면서 300병상 이상의 종합병원을 시작으로 2006년 1월부터는 100병상 이상의 모든 종합병원에 의료기관회계기준규칙을 강제적용 함에 따라 병원회계시스템은 보다 체계적이고 세부적으로 개선되고 있다. 따라서 병원도 외관상으로는 비영리조직에 해당하나 운영상으로는 영리조직의 형태를 가지고 있어 경영자로서는 그 조직의 특성에 맞는 경영마인드(기업가정신)의 구축을 통한 원가절감, 경영전략, 경영기획, 의료서비스개선을 통한 고객(환자)유입전략 등 질적 개선을 통한 병원의 투명성확보가 요구되는 시점이다.

가. 병원회계의 목적

병원회계 또한 기업회계와 그 목적이 다를 바 없다. 기업회계는 재무회계의 차원에서 기업외부 정보이용자에게 유용한 정보(useful information)를 제공함에 목적이 있고 관리회계 차원에서는 기업 내부 정보이용자에게 유용한 정보(useful information)를 제공함에 그 목적이 있다.

병원회계 역시 외적으로는 금융기관, 기부자, 출연자, 행정당국, 이용고객(환자, 보호자)을 외부 이해당사자(정보이용자)로 볼 수 있으며, 금융기관에서는 자금의 대출 등에 대한 의사결정 자료로, 기부자·출연자 등은 기금의 운영상태, 이용고객(환자, 보호자)은 병원에 대한 신뢰도 측정, 정부당국은 의료행정에 대한 정책자료 등에 활용할 목적으로 병원회계자료를 이용한다.

내적으로는 병원의 장·단기 의사결정에 유용한 자료로 활용하기 위하여 병원회계자료가 필요로 하고 있다. 단기적으로는 의료의 질 개선, 환자 및 보호자의 편익제공, 의사 및 종사자의 근무환경 개선 등의 자료로 활용되어지고 있으며, 장기적으로는 병원은 비영리조직에 해당하지만 병원의 지속적인 경영을 위해서는 유능한 의료진 확보, 최신형 의료기기 확보, 수도권과 지방간의 의료선호도 격차해소를 위한 투자, 외국인 환자 유입정책 등의 의사결정에 유용한 자료로 활용하기 위하여 병원의 회계자료가 필요하다.

[그림 2-1] 기업의 정보이용자

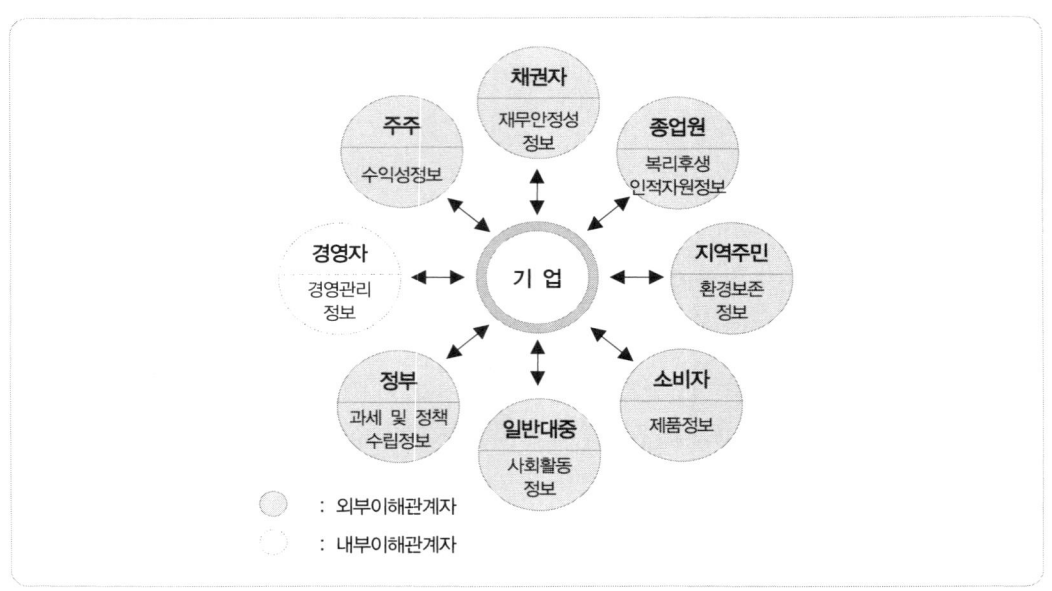

[그림 2-2] 병원의 정보이용자

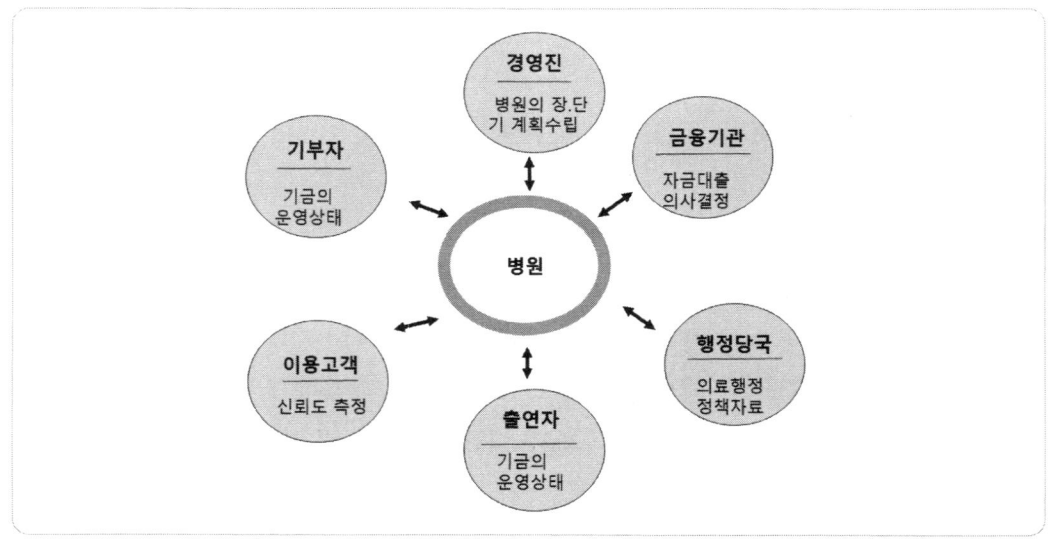

나. 병원회계의 일반적 특성

병원의 특성을 살펴보면 전 국민을 대상으로 환자에게 의료서비스를 제공함으로서 국민건강에 기여하는 조직으로서 사회에서 꼭 필요한 조직이다. 따라서 이는 영리목적이 아닌 공공의 목적을 가진 비영리조직에 해당한다. 하지만 의료행위를 통한 의료비 수수는 그 자체가 영리행위에 해당한다. 따라서 병원조직은 영리와 비영리의 특성을 모두 가지고 있다고 할 수 있다.

1) 병원의 일반적 특성

병원회계를 공부하는 학생들은 약간의 혼란, 혼선을 거쳐 매우 매력 있는 학문으로 발전하는 사례가 많다고 할 것이다. 그 이유는 병원회계의 일반적 특성을 접근해보면 병원회계는 환자들에게 의료서비스를 제공하고 그 대가로 의료비를 받는 과정을 거친다. 이는 곧 기업회계와 같은 영리회계와 다를 바 없다고 할 수 있다.

하지만 병원회계는 국민들에게 의료서비스를 제공하여 국민들의 건강을 보호하고 나아가 건전한 사회조성에 일조를 하는 공익성이 짙은 조직이라는 점에서 비영리회계에 해당한다.

반면 다른 비영리조직에서 도입하지 않은 유형자산에 대한 감가상각제도가 인정되고 있는 것 또한 영리회계의 색깔이 짙다고 할 수 있다. 병원회계의 일반적 특성을 정리하면 다음과 같다.

첫째, 제3의 단체에서 지급받는 의료수익의 비중이 높다.

의료서비스를 제공받는 직접 당사자(환자)에게서 받는 의료비 보다 제 3의 단체를 통하여 획득하는 의료수익의 비중이 크다는 것이다. 여기서 제3의 단체라 함은 건강보험관리공단, 산업재해보험, 의료급여, 자동차보험 등 국가를 대신하여 의료비를 지급하는 단체를 말한다.

둘째, 영리회계의 재무제표를 따르지 않는다.

병원회계는 영리성이 높은 조직이지만 비영리조직이므로 영리조직에서 작성하는 재무제표 중 이익잉여금처분계산서를 작성하지 않는다. 이유는 비영리조직이므로 이익이 발생하지 않으며 그래서 이익에 대한 처분절차가 필요하지 않기 때문이다. 병원에서 발생한 소득(수익)에 대하여는 법인세를 제외한 나머지는 모두 병원 내에 유보된다.

셋째, 전문적인 서비스를 제공하는 조직이다.

병원업무의 특성을 보면 의료인 또는 의료종사자에 의해 제공되는 것이 모두 전문서비스이다(의료인 : 의사, 간호사의 의료행위, 의료종사자 : 방사선사, 물리치료사, 임상병리사, 치위생사 등의 의료보조행위).
따라서 회계의 표시는 재무적으로 접근가능한 부분만 회계표시가 가능하기 때문에 전문 의료서비스가 대부분을 차지하고 있음에도 불구하고 이를 회계처리를 함에 있어 적용할 수 없다는 것이다.

넷째, 타조직의 투자액에 대하여는 처리하는 계정과목이 다르다.

기업에서 타 조직을 지배할 목적으로 주식의 매입 등 투자행위가 이루어지면 이를 투자자산으로 회계처리를 하고 있으나 병원회계에서는 투자행위가 이루어지더라도 이를 관련 비용(기부금)으로 처리한다. 그 이유는 병원은 비영리조직으로서 투자액에 대한 배당금 수익 등을 발생시킬 수 없기 때문이다.

2) 비영리회계로서의 특성

병원이 가지고 있는 비영리회계로서의 특성을 살펴보면

첫째, 국민의 건강을 보호하고 증진하는데 그 목적을 둔 조직의 운영에 관한 회계이다.

둘째, 공익성을 가진 조직으로서 정부 등 관계기관의 의료정책에 활용될 수 있도록 정보를 제공하는 회계이다.

셋째, 각종 이해관계자(금융기관, 출연자, 기부자 등)에게 회계정보를 제공하는 회계이다.

넷째, 병원의 장·단기 의사결정에 유용한 정보를 제공하기 위한 회계이다.

3) 영리회계로서의 특성

병원회계는 비영리회계로서 그 특성을 가지고 있으나 수익사업에 대하여는 영리회계로 처리한다. 따라서 병원에서는 영리사업과 비영리사업이 동시에 발생하는 경우 영리사업에 대해서는 영리회계처리를 한다.

즉 의료업은 법인세법상 수익사업에 해당하기 때문에 양면성의 특성을 가지고 있다. 병원조직은 비영리조직으로 구분되나 의료행위를 통한 의료수익이 영리행위에 해당되므로 영리회계를 적용하고 있다. 비영리회계에서 취급하지 않는 감가상각비 계산이 적용되고 이를 비용(관리운영비)에 적용하는 발생주의 원칙을 적용하고 있다.

연습문제

【문제1】 재무제표의 기본가정에 해당하지 않는 것은?

① 기업실체의 가정　　② 현금주의의 가정
③ 계속기업의 가정　　④ 기간별 보고의 가정

【문제2】 관리회계에 해당하지 않는 것은?

① 1년 동안 회계정보　　② 목적적합성
③ 미래예측정보 포함　　④ 경영자

【문제3】 기업회계기준서의 재무회계 개념 체계에 의한 재무정보이용자에 해당하지 않는 것은?

① 기업실체의 가정　　② 현금주의의 가정
③ 계속기업의 가정　　④ 기간별 보고의 가정

【문제4】 다음 중 비영리조직의 특징에 해당하지 않는 것은?

① 사회적 필요에 의해 설립 및 운영되고 있으며, 이윤획득의 목적이 아니다.
② 고유목적사업을 하는 조직이다.
③ 공공성을 가지고 있는 조직도 있다.
④ 도산을 방지하기 위해서는 이윤획득에 노력하여야 한다.

【문제5】 병원의 재무관리 목표에 해당하지 않는 것은?

① 이윤극대화　　② 공공성 유지
③ 의료서비스의 제공　　④ 회계정보의 제공

정답

1	②	2	①	3	②	4	④	5	①

제 3 장 비영리회계와 재무제표

1. 비영리법인 회계

비영리법인의 회계는 영리법인의 회계와는 달리 일반적으로 인정된 회계원칙(GAAP : Generally Accepted Accounting Principles) 의 규정을 따르지 않는다. 즉, 비영리법인의 회계는 설립주체별 설립근거법에 의해 별도의 회계처리 기준을 갖추고 있다고 할 수 있다.

예를 들면, 사립학교는 「사학기관재무·회계규칙」, 사회복지법인은 「사회복지법인 및 사회복지시설 재무·회계규칙」, 의료법인은 「의료기관회계기준규칙」 등의 규정에 의해 회계처리를 한다.

따라서 비영리법인 형태별 회계처리규칙이 다르기 때문에 회계정보 이용자들에게는 혼선, 혼란을 유발할 수 있다. 이에 한국회계기준원에서는 2003년 비영리법인의 회계처리준칙을 재정하였으나 강제규정이 아닌 관계로 이를 준용하는 사례는 극히 미미하다.

비영리법인의 각 영역별 설립근거법 및 회계처리규칙을 정리하면 다음과 같다.

〈표 3-1〉 비영리법인의 영역별 회계처리 규칙

영역별	설립근거	회계처리규정
공기업 등	정부기업예산법 공공기관의 운영에 관한 법률 공기업의 경영구조개선 및 민영화에 관한 법률 지방공기업법	공기업·준정부기관 회계사무규칙 공기업·준정부기관 회계기준
학교법인	교육기본법 사립학교법 고등학교 이하 각급학교 설립·운영규정 대학설립·운영규정 초·중등교육법 고등교육법	사학기관재무·회계규칙 사학기관재무·회계규칙에 대한 특례규칙 국립초·중등학교회계규칙 공립초·중등학교회계규칙

산학협력단	산업교육진흥및산학협력촉진에관한 법률	산학협력단회계처리규칙 학교기업회계처리규칙
의료법인	의료법	의료기관회계기준규칙 재무제표세부작성방법
사회복지법인	사회복지사업법	사회복지법인 재무·회계규칙
공익법인	공익법인 설립·운영에 관한 법률	동법에서 정한 것 외에는 기업회계원칙을 적용
정부출연 연구기관	정부출연연구기관 등의 설립·운영 및 육성에 관한 법률	정부가 정하는 회계원칙
과학기술분야 정부출연 연구기관	과학기술분야 정부출연연구기관 등의 설립·운영 및 육성에 관한 법률	정부가 정하는 회계원칙
종교법인 향교재단 기타	향교재산법, 시행령 없음	규정없음 규정없음

출처 : 의료기관 회계와 세무실무, 삼일인포마인

비영리법인의 회계는 고유목적사업인 비영리사업과 영리사업을 동시에 하는 경우가 많다. 따라서 영리사업과 비영리사업이 발생할 경우에는 영리사업에 대해서는 법인세 과 부과되기 때문에 영리사업과 비영리사업에 대한 회계처리를 구분 경리하여야 한다. 구분경리라 함은 수익사업과 비수익사업에 대한 회계처리를 각각 별도의 계정과목으로 구분하여 기장한다는 것을 의미한다.

2. 재무제표

재무제표(F/S : Financial Statement)는 기업(조직)의 경영과정에서 발생한 회계정보를 수집, 기록, 관리, 통제하여 이를 체계화된 규칙에 의거 기업의 재무상태와 경영성과 등을 요약·정리한 보고서이다.

재무제표를 작성하는 목적은 기업(조직)의 이해관계자(내부 및 외부)에게 각종 의사결 정을 함에 있어 유용한 정보(useful information)를 제공함에 그 목적을 두고 있다.

따라서 이해관계자가 내부인 또는 외부인에 따라 보고서의 작성방법이 달라진다. 이해관계자가 외부인인 경우에는 불특정 다수인에게 기업(조직)의 회계정보를 제공함으로서 타 기업(조직)의 그것과 비교분석이 가능하도록 통일된 서식, 통일된 용어에 의해 작성되어야 한다. 이것이 영리조직(기업)에서 작성하는 '일반적으로 인정된 회계원칙(GAAP)'이다.

또한 이해관계자가 내부인인 경우에는 내부의 정보이용자가 필요로 하는 형태의 보고서를 작성하면 되므로 별도의 규정, 규칙이 존재하지 않는다.

반면 비영리조직의 회계에 대한 재무제표는 영리조직의 그것과는 조금 다른 차이를 두고 있다. 앞에서 언급하였듯이 관련 근거법에 의해 설립된 비영리법인은 영역별 회계처리기준(규칙)을 달리 정하고 있다.

가. 의료기관회계기준규칙

의료기관회계기준규칙은 의료기관회계의 투명성을 확보하기 위하여 기업회계기준을 근거로 제정되었으며, 재무제표의 명칭과 표시방법은 보건복지부고시 제2003-78호에 의거 '재무제표세부작성방법'을 정하고 해당 계정과목의 설정을 병원의 특성에 맞도록 조정·변경하였다. 이후 고시 제2008-2호, 제2020-25호, 제2015-234호에 의하여 주요 부속명세서를 추가·변경하고 계정과목의 범위를 일부 개정하는 등 의료기관회계의 투명성 확보에 매진해 왔다.

(1) 의료기관회계기준규칙 준수대상

의료기관회계기준규칙은 직전 회계연도 종료일 현재 병상 수가 100병상 이상인 종합병원은 이를 준수하여야 하며, 세무적인 규모 등은 다음과 같다.

〈표 3-2〉 의료기관회계기준규칙 준수 범위

대 상	규 모	적용시기
종합병원	300병상 이상	2004년 1월 1일
	200병상 이상 300병상 미만	2005년 1월 1일
	100병상 이상 200병상 미만	2006년 1월 1일

(2) 회계의 구분

종합병원 설립자(개설자)는 의료법인의 회계와 병원의 회계를 구분하여 표시하여야 한다. 또한 법인이 2개 이상의 병원을 설치·운영하는 경우에는 각 병원별로 회계를 구분하여 처리한 후 결산재무제표를 각각 작성하고 이를 통합하여 연결재무제표로 작성하여야 한다.

(3) 회계연도의 구분

병원의 회계연도는 정부의 회계연도에 따른다. 단, 사립학교법에 따라 설립된 학교법인이 설립자(개설자)인 경우는 사립학교의 회계연도에 따른다.

구 분	회계연도
정부회계연도	1월1일 ~ 12월 31일
학교법인 회계연도	3월 1일 ~ 익년 2월 말일

3. 재무제표의 종류

병원에서 작성하는 재무제표는 회계기간 동안 병원의 재무상태와 운영성과를 나타내기 위하여 작성하는 회계보고서로서 그 종류는 다음과 같다.

가. 재무상태표

재무상태표는 일정한 시점(재무상태표 작성일)의 병원의 자산, 부채, 자본에 관한 항목을 객관적인 자료에 따라 작성한 보고서이다.

재무상태표(statement of financial position)는 특정시점에서의 병원이 보유하고 있는 재무상태를 나타내는 정태적 보고서를 말한다. 여기서 재무상태라 함은 자산, 부채, 자본을 의미한다.

병원들은 회계연도말에 병원결산을 하고 결산결과를 각종 신문, 인터넷 등을 통하여 회계정보를 공시하게 된다. 공시된 회계정보를 통하여 정보이용자들은 그 병원의 자산은 얼마며, 병원이 갚아야 할 부채는 얼마이고 연도별 수익구조 증감 정도는 얼마인가 등에 대한 분석을 하게 된다. 분석결과에 따라 그 병원의 재무건전성, 경영성적 등을 측정하고 나아가 투자를 할 것인가, 거래를 할 것인가 등에 대한 의사결정을 하게 된다. 재무상태표를 통하여 병원의 재산현황, 자산대비 부채현황, 자기자본과 타인자본 현황 등 자산과 부채에 대한 재무상태를 파악할 수 있다.

예를 들어, 20×1년 1월 1일 장수병원이 의료기기(자산)를 웅비은행(채권자)으로부터 차입한 돈 500,000원(부채)과 투자자로부터 출연 받은 돈 3,000,000원(자본)을 합하여 구입한 경우 자산은 얼마인가? 아래와 같은 식에 의해 자산은 ₩10,000이 된다.

$$자산 (3,500,000) = 500,000(부채) + 3,000,000(자본)$$

웅비은행(채권자)으로부터 차입한 돈은 병원이 미래에 상환하여야 할 빚으로서 이를 부채라고 하고, 투자자(출연자)로부터 출연 받은 돈은 병원개시를 위한 투자금으로 이를 자본이라고 한다. 이를 등식으로 표시하면 다음과 같다.

$$자산 = 부채 + 자본$$

위 등식에서 알 수 있듯이 자산에서 부채를 차감한 잔액이 자본이 되며, 회계등식을 이용한 재무상태표를 소개하면 다음과 같다.

재무상태표

장수병원				20×1. 1. 1 현재
자 산	3,500,000	부 채		500,000
		자 본		3,000,000
합 계	3,500,000	합 계		3,500,000

재무상태표의 구성은 분개를 위한 거래의 8요소를 그대로 적용하면 된다. 즉, 거래의 8요소는 자산의 증가는 차변, 부채 및 자본의 증가는 대변에 기입하도록 되어있다. 따라서 재무상태표에도 자산, 부채, 자본의 증가분을 증가되는 변(차변, 대변)에 기입하면 된다. 즉, 거래의 8요소에서 자산의 증가는 차변이므로 재무상태표에 자산은 차변

에 기입하고, 거래의 8요소에서 부채 및 자본의 증가는 대변이므로 재무상태표에 부채 및 자본은 대변에 기입한다.

재무상태표의 구성요소를 나타내면 [그림 3-1]과 같다.

[그림 3-1] 재무상태표 구성요소

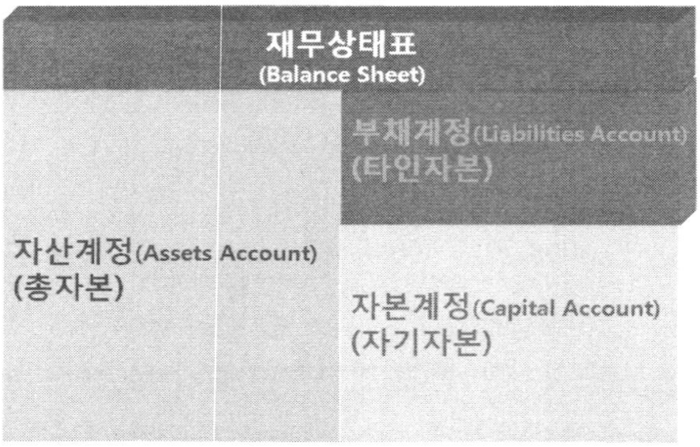

1) 재무상태표 작성기준

의료기관회계에 따른 재무상태표의 작성기준은 일반 기업회계기준과 비슷하다. 재무상태표는 가운데를 중심으로 왼쪽을 차변, 오른쪽을 대변으로 구분하여 차변에는 자산, 대변에는 부채 및 자본을 기입한다.

구 분	작 성 기 준
구분표시	재무상태표는 종류별, 성격별로 자산, 부채, 자본으로 구분한다.
총액표시	재무상태표에 표시되는 금액은 자산, 부채, 자본 총액을 표시하여야 하며, 자산항목과 부채항목 또는 자본항목간의 임의 상계처리는 허용하지 않는다.
회계기준 (1년)	자산은 유동자산, 비유동자산으로 구분하며, 부채는 유동부채, 비유동부채로 구분하며 금액의 표시는 1년을 기준으로 한다.
유동성배열법	재무상태표상의 자산, 부채의 배열은 유동성이 높은 항목부터 배열함을 원칙으로 한다.
미결산항목	가지급금 또는 가수금 등 미결산 항목은 결산서에 그 내용을 나타내는 적절한 과목으로 표시하여야 한다.

2) 재무상태표의 계정과목 분류

의료법인에서 작성하는 재무상태표에 표시되는 자산, 부채, 자본에 대한 계정과목을 나열하면 다음과 같다.

〈표 3-3〉 의료법인의 재무상태표 계정과목 분류

구 분			계 정 과 목
자산	유동자산	당좌자산	현금 및 현금성자산, 예금, 단기금융상품, 단기매매증권, 의료미수금, 단기대여금, 미수금, 미수수익, 선급금, 선급비용, 선급세금 등
		재고자산	약품, 진료재료, 급식재료, 저장품, 의료부대물품
	비유동자산	투자자산	장기금융상품, 투자유가증권, 장기대여금, 퇴직보험예치금, 보증금, 이연법인세차
		유형자산	토지, 건물, 기계장치, 차량운반구, 의료장비, 공구기구비품, 건설중인자산, 구축물
		무형자산	영업권, 산업재산권(특허권, 의장권, 상표권, 실용신안권), 개발비
		기타비유동자산	
부채	유동부채		매입채무(외상매입금, 지급어음), 단기차입금, 미지급금 선수금, 예수금, 선수수익, 미지급비용, 미지급세금, 예수보증금,
	비유동부채		장기차입금, 외화장기차입금, 금융리스미지급금, 장기성매입채무, 퇴직급여충당부채, 이연법인세대, 고유목적사업준비금, 임대보증금
자본	기본금(기본재산)		법인기본금, 기타기본금
	자본잉여금		자산재평가적립금, 기타자본잉여금
	이익잉여금		차기이월이익잉여금, 당기순이익(순손실)
	기타포괄손익누계액		재평가잉여금, 해외사업환산손익

3) 기업회계기준과 차이

재무상태표를 작성함에 있어 자산, 부채의 계정과목에 있어서는 의료법인의 특수성이 고려된 의료관련 계정과목이 추가로 생성되어 있으며, 특히 의료기관회계기준규칙과 기업회계기준과의 비교에서 차이점은 자본에 관한 사항이다. 이는 설립목적이 영리법인과 비영리법인으로서 설립목적이 다르기 때문에 설립(개설)에 투자된 자본금의 용어가 달리 표시되고 있다.

〈표 3-4〉 기업회계기준과 의료기관회계기준규칙간의 자본금 표시방법 비교

일반기업회계기준	의료기관회계기준규칙	
	법인병원	개인병원
Ⅰ. 자본금 1. 보통주 자본금 2. 우선주 자본금	Ⅰ. 기본금(기본재산) 1. 법인기본금 2. 기타기본금	총자산 − 총부채 = 자본 따라서 별도의 구분 없음.
Ⅱ. 자본잉여금 1. 주식발행초과금 2. 자기주식처분이익 3. 감자차익 4. 기타자본잉여금	Ⅱ. 자본잉여금 1. 자산재평가적립금 2. 기타자본잉여금	
Ⅲ. 자본조정 1. 자기주식처분손실 2. 주식할인발행차금 3. 감자차손 4. 자기주식 5. 기타자본조정		
Ⅳ. 이익잉여금 1. 당기순이익(순손실) 2. 미처분이익잉여금	Ⅳ. 이익잉여금 1. 당기순이익(순손실) 2. 차기이월이익잉여금	
Ⅴ. 기타포괄손익누계액 1. 매도가능증권평가손익 2. 해외사업환산손익	Ⅴ. 기타포괄손익누계액 1. 재평가잉여금 2. 해외사업환산손익	

나. 손익계산서

손익계산서는 일정한 기간(회계기간)동안의 병원의 모든 수익과 이에 대응하는 비용에 관한 내용을 객관적인 자료에 따라 작성한 보고서이다.

병원은 비영리조직에 해당하지만 영리조직의 성격을 가지고 있다. 따라서 병원도 경영을 통하여 국민들의 건강과 안전을 유지하는 공익목적과 더불어 이윤창출을 통한 첨단의료기기의 도입, 유능한 의료인의 영입 등 재투자의 기회를 만들어야 한다. 따라서 병원도 일반 영리기업과 같이 경영성과를 높이는데 노력하여야 한다.

병원이 1년 동안 진료행위(의료행위)를 통하여 벌어들인 진료수익은 얼마이고 수익창출을 위해 지출한 비용은 얼마이며, 수익과 비용을 차감한 순이익(net income)은 얼마인가에 대한 관심은 병원 경영자는 물론 정보를 활용하는 정보이용자 또한 지대한 관심을 가지고 있다.

병원의 내부관계자는 경영활동을 통하여 순이익 증감추이를 분석하고 이를 근거로 병원경영의 중·장기 발전계획에 적용하여야 한다. 순이익의 산출은 병원의 경영성과를 근거로 총수익(의료수익, 의료외수익)에서 총비용(의료비용, 의료외비용)을 차감하면 순이익이 된다.

예를 들어, 장수병원이 20 x 1년 1월 1일부터 12월 31일까지 1년간 병원 경영활동의 결과 벌어들인 총수익은 500,000원이며 수익을 창출하기 위하여 지출한 총지출액은 300,000원인 경우 병원의 순이익은 200,000원이 된다.

$$순이익(200,000) = 500,000(수익) - 300,000(비용) = 200,000$$

수익에서 비용을 차감하면 순이익이 되는데, 이를 등식(손익계산서 등식)에 의해 표현하면 다음과 같다.

$$비용 + 순이익 = 수익$$

위의 손익계산서 등식은 경영성과의 기본구조를 설명하고 있다. 병원의 경영성과는 병원이 벌어들인 수익에서 벌기 위해 지출한 비용을 차감한 순이익으로 나타난다. 손익계산서 등식을 이용하여 20x1년 1월 1일부터 20x1년 12월 31일까지의 1년간 손익계산서를 작성하면 다음과 같다.

손익계산서

장수병원　　　　　　20x1. 1. 1 ~ 20x1. 12. 31

비　　용	300,000	수　　익	500,000
당기순이익	200,000		
합　　계	500,000	합　　계	500,000

손익계산서는 재무상태표와 같이 가운데를 중심으로 왼쪽을 차변, 오른쪽을 대변이라고 하고 차변에는 비용과 금액을, 대변에는 수익과 금액을 기입하고 차액을 당기순이익 또는 당기순손실로 표기한다.

본서에서는 손익계산서의 기본구조를 다음과 같이 나타내고, 이에 따라 관련 설명을 하도록 한다.

손익계산서의 기본구조

비　　용	수　　익
당기순이익	

1) 손익계산서 작성기준

의료법인의 손익계산서 작성기준은 기업회계기준과 차이가 없다.

기　준	내　　용
발생주의	모든 수익과 비용은 그것이 발생한 기간에 정당하게 배분되도록 처리하여야 한다. 다만, 수익은 실현시기를 기준으로 계상하고 미실현수익은 당기의 손익계산에 산입 하지 아니함을 원칙으로 한다.
수익비용대응	수익과 비용은 그 발생원천에 따라 명확하게 분류하고 각 수익항목과 이에 관련되는 비용항목을 대응 표시하여야 한다.
총액주의	수익과 비용은 총액에 의하여 기재함을 원칙으로 하고 수익항목과 비용항목을 직접 상계함으로써 그 전부 또는 일부를 손익계산서에서 제외하여서는 아니 된다.
구분계산의 원칙	손익계산서는 의료이익(의료손실), 법인세차감전순이익(순손실), 법인세비용, 고유목적사업준비금설정전 당기순이익(손실), 고유목적사업준비금전입액, 고유목적사업준비금환입액 및 당기순이익(순손실)으로 구분 표시하여야 한다.

2) 손익계산서의 계정과목 분류

손익계산서에 표시되는 계정과목은 수익과 비용으로 구분하는데 수익은 의료수익과 의료외수익으로 구분한다. 비용 또한 계정과목의 분류는 의료비용과 의료외비용으로 구분한다.

구 분		계 정 과 목
수익	의료수익	입원수익, 외래수익 및 기타의료수익
	의료외수익	의료부대수익, 이자수익, 배당금수익, 임대료수익, 단기매매증권처분이익, 단기매매증권평가이익, 연구수익, 외환차익, 외화환산이익, 투자자산처분이익, 유형자산처분이익, 대손충당금환입, 기부금수익, 잡이익, 자산수증이익, 채무면제이익 및 보험차익 등
비용	의료비용	인건비, 재료비 및 관리운영비
	의료외비용	의료부대비용, 이자비용, 기타의 대손상각비, 기부금, 단기매매증권처분손실, 단기매매증권평가손실, 연구비용, 외환차손, 외화환산손실, 투자자산처분손실, 유형자산처분손실, 재고자산감모손, 고유목적사업비, 잡손실 및 재해손실 등
	법인세비용	법인세법등의 법령에 의하여 당해 연도의 부담법인세와 법인세에 부가되는 세액합계에 당기 이연법인세 변동액을 가감하여 법인세비용을 산출한다. 다만, 학교법인병원, 국립대학교병원 및 서울대학교병원 이외의 병원은 법인세부담액을 법인세비용으로 계상할 수 있다.

3) 기업회계기준과 차이

기업회계기준에 따르면 매출액에서 매출원가를 차감하면 매출총이익이 발생하고 여기에 판매비와 관리비를 차감하면 영업이익이 발생하는 구조로 되어 있다. 하지만 의료기관회계기준규칙에 따르면 의료수익에서 의료비용을 총액으로 대응하여 의료이익을 도출하는 구조로 되어있다. 여기서 뚜렷한 차이는 기업회계기준에서는 판매비와 관리비를 별도로 구분경리하고 있으나 의료기관회계기준규칙에서는 판매비와 관리비에 해당하는 항목을 모두 의료비용에 포함하고 있다. 따라서 의료법인의 손익계산서 구조는 기업회계기준과는 달리 의료이익(의료손실), 경상이익(경상손실), 법인세차감전순이익(순손실), 법인세비용 및 당기순이익(순손실)로 구분표시한다.

〈표 3-5〉 기업회계기준과 의료기관회계기준규칙간의 손익계산서 표시방법 비교

일반기업회계기준	의료기관회계기준규칙
Ⅰ. 매출액	Ⅰ. 의료수익
Ⅱ. 매출원가(-)	Ⅱ. 의료비용(-)
Ⅲ. 매출총이익	Ⅲ. 의료이익
Ⅳ. 판매비와관리비(-)	Ⅳ. 의료외수익(+)
Ⅴ. 영업이익	Ⅴ. 의료외비용(-)
Ⅵ. 영업외수익(+)	Ⅵ. 법인세차감전순이익
Ⅶ. 영업외비용(-)	Ⅶ. 법인세비용(-)
Ⅷ. 법인세차감전순이익	Ⅷ. 고유목적사업준비금설정전 당기순이익
Ⅸ. 법인세비용(-)	Ⅸ. 고유목적사업준비금전입액(-)
Ⅹ. 당기순이익	Ⅹ. 고유목적사업준비금환입액(+)
	Ⅺ. 당기순이익

물론 의료법인은 비영리법인의 성격을 가지고 있으므로 고유목적사업준비금 설정에 대한 가감계산이 추가로 산입되어야 한다.

의료기관회계기준규칙에서는 병원이 이익금의 일부 또는 전부를 비영리법인의 목적에 맞게 고유목적사업준비금으로 전입한 경우에는 고유목적사업준비금을 자본과 부채와의 구분을 하기 위하여 별도의 계정과목으로 설정하고 손익계산서상에서 고유목적사업준비금설정 전 당기순이익에서 고유목적사업준비금설정액을 차감하고, 고유목적사업준비금 환입액은 가산한 금액을 당기순이익으로 표시하도록 규정하고 있다.

다. 기본금변동계산서

기본금변동계산서(statement of appropriated retained earnings)는 기본금, 자본잉여금, 기타포괄손익누계액, 이익잉여금(결손금), 이익잉여금처분액 및 차기이월이익잉여금(결손금)으로 구분하여 객관적인 자료에 따라 작성한 보고서이다.

기본금변동계산서는 일정기간 동안 재무상태표에 표시되는 자본의 변동사항을 자세히 보여주는 보고서이다. 재무상태표에 보고되는 자본의 구성요소에 해당하는 각 분류별로 구분하면 기본금 영역에 법인기본금과 기타기본금, 자본잉여금 영역에 자산재평가

적립금과 기타자본잉여금, 기타포괄손익누계액 영역에 재평가잉여금과 해외사업환산손익, 이익잉여금 영역에 차기이월이익잉여금과 당기순이익으로 구분표시하고 있다. 이는 영리조직인 기업회계에서는 자본변동표에 해당한다.

라. 현금흐름표

현금흐름표는 당해 회계기간에 속하는 현금의 유입과 유출내용을 객관적인 자료에 따라 작성한 보고서이다. 다만, 병원의 개설자가 '사립학교법'에 따라 설립된 학교법인 또는 '지방공기업법'에 따라 설립된 지방공사인 경우에는 자금수지계산서로 이를 갈음할 수 있다.

따라서 의료기관회계기준규칙에 의한 재무제표는 기업회계기준에 의한 재무제표와는 다소 차이를 두고 있다. 또한 현금흐름표는 기업회계기준과 같이 영업활동으로 인한 현금흐름, 투자활동으로 인한 현금흐름, 재무활동으로 인한 현금흐름, 현금의 증가, 기초의 현금 및 기말의 현금으로 구분한다.

영업활동은 주로 병원의 주요 수익창출 활동 즉, 의료진의 진료제공, 용역제공에 따른 현금유입으로 발생하는 것을 말한다.

투자활동은 유형자산, 무형자산 및 기타 장기성 자산의 취득과 처분에 따른 현금유출과 관련된 활동을 일컬으며

재무활동은 주식이나 기타 지분상품의 발행에 따른 현금유입 또는 차입금의 상환에 따른 현금유출등과 관련된 활동을 포함한다.

이러한 현금흐름표는 다른 재무제표와 같이 사용되는 경우 순자산의 변화, 재무구조(유동성과 지급능력 포함), 그리고 변화하는 상황과 기회에 적응하기 위하여 현금흐름의 금액과 시기를 조절하는 능력을 평가하는데 유용한 정보를 제공한다.

현금흐름정보는 현금 및 현금성자산의 창출능력을 평가하는데 유용할 뿐만 아니라, 서로 다른 병원의 미래현금흐름의 현재가치를 비교·평가하는 모형을 개발할 수 있도록

한다. 또한 현금흐름정보는 동일한 거래와 사건에 대하여 서로 다른 회계처리를 적용함에 따라 발생하는 영향을 제거하기 때문에 경영성과에 대한 병원 간의 비교가능성을 제고한다.

마. 주석

주석(notes)은 재무상태표, 손익계산서, 기본금변동계산서 및 현금흐름표에 표시하는 정보에 추가하여 이상의 재무제표를 이해하는데 필요한 추가적인 정보나 세부적인 설명을 별지에 기재하는 것을 말한다. 따라서 주석은 재무제표에 표시된 항목을 구체적으로 설명하거나 세분화하고, 재무제표 인식요건을 충족하지 못하는 항목에 대한 정보를 제공한다.

의료법인의 주석은 재무상태표, 손익계산서, 기본금변동계산서 및 현금흐름표에 표시된 개별 항목과 상호 연결시켜 표시하며 다음과 같은 내용을 주석으로 표시한다.

1) 의료기관 회계기준을 준수하였다는 사실
2) 의료기관 회계기준 규칙 제3조에 따른 회계 구분 내역
3) 재무상태표, 손익계산서, 기본금변동계산서 및 현금흐름표에 표시된 항목에 대한 보충 정보

의료기관회계기준규칙과 기업회계기준에 의한 재무제표의 종류를 비교하면 다음과 같다.

〈표 3-6〉 의료기관과 기업회계의 재무제표 비교

일반기업회계기준	의료기관회계기준규칙	
	법인병원	개인병원
1. 재무상태표 2. 포괄손익계산서 3. 자본변동표 4. 현금흐름표	1. 재무상태표 2. 손익계산서 3. 기본금변동계산서 4. 현금흐름표(자금수지계산서)	재무상태표 손익계산서 현금흐름표

4. 재무제표 세부작성방법

의료기관의 재무제표 작성은 보건복지부고시(제2016-206호, 2016.11.1. 일부개정)에 의해 다음과 같이 세부작성방법을 제시하고 있다.

Ⅰ. 일반적 작성기준

1. 회계의 일반원칙

가. 회계처리 및 보고는 신뢰할 수 있도록 객관적인 자료와 증거에 의하여 공정하게 처리 하여야 한다.
나. 재무제표의 양식 및 과목과 회계용어는 이해하기 쉽도록 간단명료하게 표시하여야 한다.
다. 중요한 회계방침과 회계처리기준과목 및 금액에 관하여는 그 내용을 재무제표 상에 충분히 표시하여야 한다.
라. 회계처리에 관한 기준 및 추정은 기간별 비교가 가능하도록 매기 계속하여 적용하고 정당한 사유 없이 이를 변경하여서는 아니 된다.
마. 회계처리와 재무제표 작성에 있어서 과목과 금액은 그 중요성에 따라 실용적인 방법에 의하여 결정하여야 한다.
바. 회계처리과정에서 2 이상의 선택가능한 방법이 있는 경우에는 재무적 기초를 견고히 하는 관점에 따라 처리하여야 한다.
사. 회계처리는 거래의 실질과 경제적 사실을 반영할 수 있어야 한다.

2. 재무제표 및 부속명세서 작성원칙

재무제표는 재무상태표, 손익계산서, 기본금변동계산서, 현금흐름표 및 주기와 주석으로 한다.
가. 재무제표는 이 고시와 의료기관 회계기준 규칙에 따라 작성하되 이 고시 및 동 규칙에 정하지 아니한 사항에 대해서는 의료기관 회계기준 규칙에 반하지 않는 범위 내에서 기업회계기준과 일반적으로 공정타당하다고 인정되는 회계 관행에 따라 처리한다.
나. 재무제표는 당해 회계연도분과 직전 회계연도 분을 비교하는 형식으로 작성하여야 한다.
다. 재무제표의 양식은 보고식을 원칙으로 한다.
라. 기타 필요한 명세서는 부속명세서를 작성하여야 한다.
마. 재무제표에는 이를 이용하는 자에게 충분한 회계정보를 제공하도록 중요한 회계방침 등 필요한 사항에 대하여는 다음의 방법에 따라 주기 및 주석을 하여야 한다.

1) 주기는 재무제표상의 해당과목 다음에 그 회계사실의 내용을 간단한 자구 또는 숫자로 괄호 안에 표시하는 방법으로 한다.
2) 주석은 재무제표상의 해당과목 또는 금액에 기호를 붙이고 난외 또는 별지에 동일한 기호를 표시하여 그 내용을 간결·명료하게 기재하는 방법으로 한다.
3) 동일한 내용의 주석이 2 이상의 과목에 관련되는 경우에는 주된 과목에 대한 주석만 기재하고, 다른 과목의 주석은 기호만 표시함으로써 이를 갈음할 수 있다.

II. 세부 작성기준

1. 재무상태표

가. 재무상태표 작성기준

1) 재무상태표는 자산, 부채 및 자본으로 구분한다.
2) 자산, 부채 및 자본은 총액에 의하여 기재함을 원칙으로 하고, 자산의 항목과 부채 또는 자본의 항목을 상계함으로써 그 전부 또는 일부를 재무상태표에서 제외하여서는 아니 된다.
3) 자산과 부채는 1년을 기준으로 하여 유동자산 또는 비유동자산, 유동부채 또는 비유동부채로 구분하는 것을 원칙으로 한다.
4) 재무상태표에 기재하는 자산과 부채의 항목배열은 유동성배열법에 의함을 원칙으로 한다.
5) 가지급금 또는 가수금 등의 미결산 항목은 그 내용을 나타내는 적절한 과목으로 기재하여야 한다.

나. 자산의 계정과목구분

자산은 유동자산과 비유동자산으로 구분한다.
1) 유동자산은 당좌자산, 재고자산, 기타유동자산으로 구분한다.
  가) 당좌자산은 현금 및 현금성자산, 국고보조금, 단기금융상품, 단기매매증권, 의료미수금, 단기대여금, 대손충당금, 미수금, 미수수익, 선급금, 선급비용, 선급제세, 본지점, 이연 법인세자산 및 기타의 당좌자산으로 구분한다.
    (1) 의료미수금은 진료행위로 인하여 발생한 외상매출금과 받을 어음으로 한다.
      ① 입원환자 재원기간 중 발생한 미수금은 재원미수금, 퇴원환자로부터 발생한 미수금은 퇴원미수금, 외래환자로부터 발생한 미수금은 외래미수금, 기타의료수익의 미수금은 기타의료수익미수금으로 구분한다.

② 의료미수금은 보험자단체 등의 청구미수금과 환자본인부담금미수액을 포함한다.
③ 재원미수금 등은 환자종류에 따라 건강보험미수금, 의료급여미수금, 자동차보험미수금, 산재보험미수금, 일반환자미수금 및 건강검진미수금 등으로 구분할 수 있다.
(2) 미수금은 의료미수금을 제외한 미수채권 등을 말한다.
나) 재고자산은 약품, 진료재료, 급식재료, 저장품, 의료부대물품으로 구분한다.
2) 비유동자산은 투자자산, 유형자산, 무형자산, 기타비유동자산으로 구분한다.
가) 투자자산은 장기금융상품, 투자유가증권, 장기대여금, 장기대여금대손충당금, 퇴직보험예치금, 보증금 및 기타투자자산으로 구분한다.
나) 유형자산은 토지, 건물, 구축물, 기계장치, 의료장비, 차량운반구, 공기구비품, 건설 중인 자산, 기타유형자산, 감가상각누계액 및 국고보조금으로 구분한다. 이 경우 유형자산 과목별로 감가상각방법, 내용연수 등을 주석으로 기재하여야 한다.
(1) 유형자산의 인식시점 이후에는 원가모형이나 재평가모형 중 하나를 회계정책으로 선택하여 유형자산 분류별로 동일하게 적용한다.
다) 무형자산은 영업권 및 산업재산권으로 구분한다.

다. 부채의 계정과목구분

부채는 유동부채와 비유동부채로 구분한다.
1) 유동부채는 매입채무, 단기차입금, 미지급금, 선수금, 예수금, 미지급비용, 미지급제세, 유동성장기부채, 선수수익, 예수보증금, 단기부채성충당금, 임직원단기차입금, 이연법인세부채 및 기타의 유동부채로 구분한다.
2) 비유동부채는 장기차입금, 외화장기차입금, 금융리스미지급금, 장기성매입채무, 퇴직급여충당금, 이연법인세부채 및 임대보증금으로 구분한다.
3) 고유목적사업준비금을 결산서에 인식하는 경우 해당 고유목적사업준비금은 유동부채 및 비유동부채와는 별도로 구분하여 표시한다.

라. 자본의 계정과목구분

1) 법인병원 등은 자본을 기본금, 자본잉여금, 기타포괄손익누계액 및 이익잉여금(결손금)으로 구분한다.
가) 기본금은 법인기본금과 기타기본금으로 구분한다.
나) 자본잉여금은 자본보존목적의 기타 자본잉여금으로 한다.

다) 기타포괄손익누계액은 재평가잉여금과 해외사업환산손익 등으로 구분한다.
　　　라) 이익잉여금(결손금)은 차기이월잉여금(결손금) 및 당기순이익(순손실)으로 구분한다.
　2) 개인병원은 자본금이라는 개념이 없고 총자산에서 총부채를 차감하면 자본이 되므로 이를 구분하지 아니한다.

마. 재무상태표 과목분류 및 내용해설은 별표 1과 같다.

2. 손익계산서

가. 손익계산서 작성기준

1) 모든 수익과 비용은 그것이 발생한 기간에 정당하게 배분되도록 처리하여야 한다. 다만, 수익은 실현시기를 기준으로 계상하고 미실현수익은 당기의 손익계산에 산입 하지 아니함을 원칙으로 한다.
2) 수익과 비용은 그 발생원천에 따라 명확하게 분류하고 각 수익항목과 이에 관련되는 비용항목을 대응 표시하여야 한다.
3) 수익과 비용은 총액에 의하여 기재함을 원칙으로 하고 수익항목과 비용항목을 직접 상계함으로써 그 전부 또는 일부를 손익계산서에서 제외하여서는 아니 된다.
4) 손익계산서는 의료이익(의료손실), 법인세차감전순이익(순손실), 법인세비용, 고유목적사업준비금설정전 당기순이익(손실), 고유목적사업준비금전입액, 고유목적사업준비금환입액 및 당기순이익(순손실)으로 구분 표시하여야 한다.

나. 수익과목 계정과목 구분

수익과목은 의료수익과 의료외수익으로 구분한다.

1) 의료수익은 입원수익, 외래수익 및 기타의료수익으로 구분하며 의료수익감면을 차감한 후의 수익을 계상한다. 이 경우 의료수익감면에 대한 세부내역을 주석으로 기재하여야 한다.
2) 의료수익감면은 진료비에누리(또는 진료비할인), 연구용환자감면 및 자선환자감면 등으로 구분한다.
　가) 진료비에누리는 일정한 요건에 적합한 환자에 대하여 사전에 약정한 할인율에 따라 진료비의 일부 또는 전부를 감액하여 주는 것을 말한다.
　나) 진료비할인은 진료비가 청구되어 의료미수금으로 계상되었으나 환자의 지불능력부족 등의 이유로 진료비의 일부 또는 전부를 감액하여 주는 것을 말한다.

다) 연구용환자나 자선환자에 대해 진료비를 일부 또는 전부를 감면해주는 경우, 환자로부터 수납한 진료비만을 수익으로 계상한다.
3) 의료외수익은 의료부대수익, 이자수익, 배당금수익, 임대료수익, 단기매매증권처분이익, 단기매매증권평가이익, 연구수익, 외환차익, 외화환산이익, 투자자산처분이익, 유형자산처분이익, 대손충당금환입, 기부금수익, 잡이익, 자산수증이익, 채무면제이익 및 보험차익 등으로 구분한다.
   가) 의료부대수익은 주차장직영수익, 매점직영수익, 일반식당직영수익, 영안실직영수익 및 기타 시설직영수입 등으로 구분할 수 있다. 이 경우 의료부대수익에 대한 세부내역을 주석으로 기재하여야 한다.
   나) 임대료수익은 임대한 병원시설에 따라 영안실임대수익 및 매점임대수익 등으로 구분할 수 있다.
   다) 연구수익은 연구가 1년 이상 진행되는 경우 진행기준에 따라 인식한다.

다. 비용과목 계정과목 구분

비용과목은 의료비용과 의료외비용으로 구분한다.
 1) 의료비용은 인건비, 재료비 및 관리운영비로 구분한다.
   가) 인건비는 급여, 제수당 및 퇴직급여로 구분한다.
   나) 재료비는 약품비, 진료재료비 및 급식재료비로 구분하며 약품, 진료재료 등의 매입조건이나 대금지불조건 등에 따라 발생하는 매입대금의 감액은 매입에누리(또는 매입할인)로 분류하고, 약품 등의 매입액에서 직접 차감하여 표시한다.
     (1) 매입에누리는 일정기간의 거래수량이나 거래금액 또는 대금지불조건 등에 따라 약품 등의 매입대금일부를 감액 받는 것을 말한다.
     (2) 매입할인은 약품, 진료재료 등의 매입과 관련하여 발생한 채무를 조기 변제함으로써 상대방으로부터 할인받는 금액을 말한다.
   다) 관리운영비는 복리후생비, 여비교통비, 통신비, 전기수도료, 세금과공과, 보험료, 환경관리비, 지급임차료, 지급수수료, 수선비, 차량유지비, 교육훈련비, 도서인쇄비, 접대비, 행사비, 연료비, 선교비, 의료사회사업비, 소모품비, 자체연구비, 감가상각비, 무형자산상각비, 임차자산개량상각비, 광고선전비, 대손상각비, 피복침구비, 외주용역비, 잡비 및 의료분쟁비용 등으로 구분한다.
     (1) 의료분쟁비용은 의료사고 보상금, 의료사고 처리수수료 등으로 구분할 수 있으며,

이에 대한 세부내역을 주석으로 기재하여야 한다.
2) 의료외비용은 의료부대비용, 이자비용, 기타의 대손상각비, 기부금, 단기매매증권처분손실, 단기매매증권평가손실, 연구비용, 외환차손, 외화환산손실, 투자자산처분손실, 유형자산처분손실, 재고자산감모손, 고유목적사업비, 잡손실 및 재해손실 등으로 구분한다.
　가) 의료부대비용은 주차장직영비용, 매점직영비용, 일반식당직영비용, 영안실직영비용 및 기타 시설직영비용 등으로 구분할 수 있다. 이 경우 의료부대비용에 대한 세부내역을 주석으로 기재하여야 한다.
　　(1) 의료부대비용은 의료비용과 별도로 인건비, 재료비, 관리운영비 등으로 구분하고, 공통비용은 의료기관의 특성을 고려하여 합리적인 기준에 따라 배분한다.
　　　① 인건비는 인력 수, 총 급여 및 투입시간 등의 기준으로 배분한다.
　　　② 재료비는 재료의 투입량, 직접재료비, 사용면적(병실수), 사용인원 등의 기준으로 배분한다.
　　　③ 관리운영비는 매출액, 점유면적, 서비스시간, 사용인원, 관련 유형자산 가액 등의 기준으로 배분한다.
　나) 학교법인병원․국립대학교병원 및 서울대학교병원에서 법인에 전출한 이익금은 고유목적사업비로 처리한다. 이 경우 고유목적사업비의 세부사용내역을 주석으로 기재하여야 한다.
　다) 연구비용은 연구가 1년 이상 진행되는 경우 진행기준에 따라 인식한다.
3) 학교법인․국립대학교병원․서울대학교병원 또는 의료법인 등에서 이익금의 일부 또는 전부를 고유목적사업준비금으로 전입하기 위해 결산서에 반영하는 경우 해당 금액은 고유목적사업준비금전입액으로 처리하고, 고유목적사업준비금전입액은 의료비용 및 의료외비용과는 별도로 구분하여 표시한다. 이 경우 고유목적사업준비금의 세부사용내역을 주석으로 기재하여야 한다.

라. 법인세비용

법인세비용은 법인세법등의 법령에 의하여 당해 연도의 부담법인세와 법인세에 부가되는 세액합계에 당기 이연법인세 변동액을 가감하여 법인세비용을 산출한다. 다만, 학교법인병원․국립대학교병원 및 서울대학교병원 이외의 병원은 법인세부담액을 법인세비용으로 계상할 수 있다.

마. 손익계산서 과목분류 및 내용해설은 별표 2와 같다.

3. 자산부채의 평가
   가. 증여 받은 자산의 평가
   1) 당해 자산의 취득을 위하여 통상적으로 소요되는 가액과 비교하여 현저하게 저렴한 가격으로 취득한 자산 또는 증여 받은 자산은 취득하거나 증여 받은 때의 시가로 평가한다.
   2) 증여 받은 자산의 시가는 「부동산가격공시 및 감정평가에 관한 법률」에 의한 감정평가액에 의함을 원칙으로 하되, 토지의 경우는 동법 제3조의 규정에 의한 당해 토지의 공시지가(당해 토지의 공시지가가 없는 경우는 동법 제9조의 규정에 의하여 산정한 개별토지의 가격)에 의할 수 있다.

   나. 진료비청구액의 삭감
   1) 국민건강보험 등의 적용을 받아 진료비의 일부 또는 전부가 보험자단체에 의하여 지불되는 환자에 대하여 청구한 진료비의 일부가 삭감되는 경우에는 보험자단체의 심사가 완료되어 수납할 금액이 확정된 시점을 기준으로 하여 이미 계상된 의료미수금과 의료수익을 상계 처리한다. 이 경우 의료수익 삭감액에 대한 세부내역을 주석으로 기재하여야 한다.
   2) 삭감된 진료비중 보험자단체에 이의 신청하여 일부 또는 전부가 수납될 경우에는 수납된 시점에 의료수익이 수납액만큼 발생한 것으로 회계 처리한다. 따라서 이의신청 시는 회계처리하지 않으며 이의신청장부에 비망으로 기록한다.

   다. 국고보조금의 처리방법
   1) 국립대학교병원이나 지방공사의료원 등의 공공병원이 적자보전이나 운영비보조 등 다음과 같은 수익적 지출에 충당하기 위해 국고보조금을 받았다면 의료외수익 중 기부금수입으로 처리한다.
      가) 지방자치단체에서 지방공사의료원이 의료급여환자를 많이 진료하여 적자가 발생할 경우 건강보험수가와의 수가차액을 보조해주는 경우
      나) 공공병원이 차관 등의 이자를 지불할 능력이 충분하지 않을 경우 지방자치단체에서 이자비용을 보조해 주는 경우
      다) 기타 공공병원의 운영적자를 지방자치단체에서 보조해 주는 경우
   2) 시설투자목적 등 자본적 지출에 충당할 목적으로 받은 국고보조금은 이를 취득자산에서

차감하는 형식으로 표시하고 당해 자산의 내용연수에 걸쳐 상각금액과 상계하며, 당해 자산을 처분하는 경우에는 그 잔액을 당해 자산의 처분손익에 차감 또는 부가한다.

4. 기본금변동계산서

기본금변동계산서는 기본금, 자본잉여금, 기타포괄손익누계액, 이익잉여금(결손금), 이익잉여금처분액 및 차기이월이익잉여금(결손금)으로 구분한다.

5. 현금흐름표

현금흐름표는 영업활동으로 인한 현금흐름, 투자활동으로 인한 현금흐름, 재무활동으로 인한 현금흐름, 현금의 증가, 기초의 현금 및 기말의 현금으로 구분한다.

6. 주석

가. 주석 작성기준

1) 주석은 재무상태표, 손익계산서, 기본금변동계산서 및 현금흐름표에 표시된 개별 항목과 상호 연결시켜 표시한다.
2) 주석은 일반적으로 다음 순서로 표시한다.
   가) 의료기관 회계기준을 준수하였다는 사실
   나) 의료기관 회계기준 규칙 제3조에 따른 회계 구분 내역
   다) 재무상태표, 손익계산서, 기본금변동계산서 및 현금흐름표에 표시된 항목에 대한 보충정보

III. 결산

결산 시 작성하여야 하는 서류는 다음과 같다.
1. 재무상태표와 그 부속명세서
2. 손익계산서와 그 부속명세서
3. 기본금변동계산서(개인병원은 제외)
4. 현금흐름표
5. 주기와 주석

Ⅳ. 재무제표의 주요부속명세서

재무제표의 부속명세서로 작성하여야 하는 서류는 다음과 같다.

1. 의료미수금명세서(별지 제1호서식과 같다)
2. 재고자산명세서(별지 제2호서식과 같다)
3. 유형자산명세서(별지 제3호서식과 같다)
4. 감가상각누계액명세서(별지 제4호서식과 같다)
5. 차입금명세서(별지 제5호서식과 같다)
6. 진료과별환자종류별 외래(입원)수익명세서(별지 제6호서식과 같다)
7. 직종별 인건비명세서(별지 제7호서식과 같다)
8. 진료과별 환자종류별 입원환자 명세서(별지 제8호서식과 같다)
9. 진료과별 환자종류별 외래환자 명세서(별지 제9호서식과 같다)

Ⅴ. 재검토기한

이 고시는「훈령예규 등의 발령 및 관리에 관한 규정」(대통령훈령 제334호)에 따라 이 고시에 대하여 2017년 1월 1일을 기준으로 매 3년이 되는 시점(매 3년째의 12월 31일까지를 말한다)마다 그 타당성을 검토하여 개선 등의 조치를 하여야 한다.

의료법인의 재무제표 서식은 다음과 같다.

〈표 3-7〉 의료기관 회계기준규칙에 따른 재무상태표 서식

■ 의료기관 회계기준 규칙 [별지 제1호서식] 〈개정 2015.12.31.〉

재무상태표

제 (당)기 　년　　월　　일 현재
제 (전)기 　년　　월　　일 현재

(단위: 원)

계정과목	제 (당)기	제 (전)기
	금액	금액
자산		
Ⅰ. 유동자산		
(1) 당좌자산		
1. 현금 및 현금성자산		
2. 단기금융상품		
⋮		
(2) 재고자산		
1. 약품		
2. 진료재료		
⋮		
Ⅱ. 비유동자산		
(1) 투자자산		
1. 장기금융상품		
2. 투자유가증권		
⋮		
(2) 유형자산		
1. 토지		
2. 건물		
⋮		
(3) 무형자산		
1. 영업권		
2. 창업비		
⋮		
(4) 기타 비유동자산		
(자산총계)		
부채		
Ⅰ. 유동부채		
1. 매입채무		
2. 단기차입금		
⋮		
Ⅱ. 비유동부채		
1. 장기차입금		
2. 외화장기차입금		
⋮		
Ⅲ. 고유목적사업준비금		
Ⅳ. 의료발전준비금		
(부채합계)		

자본
Ⅰ. 기본금(기본재산)
  1. 컵인기본금
  2. 기타기본금
Ⅱ. 자본잉여금
  1. 자산재평가적립금
  2. 기타자본잉여금
Ⅲ. 기타포괄손익누계액
  1. 재평가잉여금
  2. 해외사업환산손익
Ⅳ. 이익잉여금(결손금)
  1. 차기이월잉여금(결손금)
  2. 당기순이익(순손실)
 	
(자본총계)
부채와 자본총계		

210mm×297mm[백상지 120g/㎡]

〈표 3-8〉 의료기관 회계기준규칙에 따른 손익계산서 서식

■ 의료기관 회계기준 규칙 [별지 제2호서식] 〈개정 2015.12.31.〉

손익계산서

제 (당)기   년   월   일부터   년   월   일까지
제 (전)기   년   월   일부터   년   월   일까지

(단위: 원)

계정과목	제 (당)기	제 (전)기
	금액	금액
Ⅰ. 의료수익		
1. 입원수익		
2. 외래수익		
Ⅱ. 의료비용		
(1) 인건비		
1. 급여		
2. 퇴직급여		
(2) 재료비		
1. 약품비		
2. 진료재료비		
(3) 관리운영비		
1. 복리후생비		
2. 여비교통비		
Ⅲ. 의료이익(손실)		
Ⅳ. 의료외수익		
1. 의료부대수익		
2. 이자수익		
Ⅴ. 의료외비용		
1. 의료부대비용		
2. 이자비용		
Ⅵ. 법인세차감전순이익(순손실)		
Ⅶ. 법인세비용		
Ⅷ. 고유목적사업준비금설정전 당기순이익		
Ⅸ. 고유목적사업준비금전입액		
Ⅹ. 고유목적사업준비금환입액		
Ⅺ. 당기순이익(순손실)		

210mm×297mm[백상지 120g/㎡]

〈표 3-9〉 의료기관 회계기준규칙에 따른 손익계산서 서식

■ 의료기관 회계기준 규칙 [별지 제3호서식] 〈개정 2015.12.31.〉

기본금변동계산서

제 (당)기 　년　월　일부터　년　월　일까지
제 (전)기 　년　월　일부터　년　월　일까지

(단위: 원)

계정과목	제 (당)기	제 (전)기
	금액	금액
Ⅰ. 기본금		
1. 법인기본금		
2. 기타기본금		
Ⅱ. 자본잉여금		
1. 자산재평가적립금		
⋮		
Ⅲ. 기타포괄손익누계액		
1. 재평가잉여금		
2. 해외사업환산손익		
⋮		
Ⅳ. 이익잉여금		
1. 전기이월이익잉여금(결손금)		
2. 회계변경의 누적효과		
⋮		
Ⅴ. 이익잉여금 처분액		
1. 기본금대체액		
Ⅵ. 차기이월이익잉여금		

210mm×297mm[백상지 120g/㎡]

〈표 3-10〉 의료기관 회계기준규칙에 따른 손익계산서 서식

■ 의료기관 회계기준 규칙 [별지 제4호서식] 〈개정 2015.12.31.〉

현금흐름표

제 (당)기 년 월 일부터 년 월 일까지
제 (전)기 년 월 일부터 년 월 일까지

(단위: 원)

과목	제 (당)기	제 (전)기
	금액	금액
Ⅰ. 영업활동으로 인한 현금흐름		
(1) 당기순이익(순손실)		
(2) 현금의 유출없는 비용 등의 가산		
1. 감가상각비		
2. 퇴직급여		
(3) 현금의 유입없는 수익 등의 차감		
1. 채무면제이익		
2. 외화환산이익		
(4) 영업활동으로 인한 자산부채의 변동		
1. 재고자산의 감소(증가)		
2. 매출채권의 감소(증가)		
Ⅱ. 투자활동으로 인한 현금흐름		
(1) 투자활동으로 인한 현금유입액		
1. 단기금융상품의 처분		
2. 토지의 처분		
(2) 투자활동으로 인한 현금유출액		
1. 현금의 단기대여		
2. 토지의 취득		
Ⅲ. 재무활동으로 인한 현금흐름		
(1) 재무활동으로 인한 현금유입액		
1. 단기차입금의 차입		
(2) 재무활동으로 인한 현금유출액		
1. 단기차입금의 상환		
Ⅳ. 현금의 증가(감소)(Ⅰ+Ⅱ+Ⅲ)		
Ⅴ. 기초의 현금		
Ⅵ. 기말의 현금		

210mm×297mm[백상지 120g/㎡]

제3장 비영리회계와 재무제표

▌연습문제▐

【문제1】 병원의 재무제표 중에서 학교법인병원 또는 지방공사병원이 현금흐름표 대신 작성하는 것은?

① 손익계산서 ② 자금수지계산서
③ 재무상태표 ④ 기본금변동계산서

【문제2】 다음 중 재무상태표 항목에 해당하지 않는 것은?

① 단기금융상품 ② 교육훈련비
③ 기본금 ④ 매입채무

【문제3】 손익계산서 작성기준에 해당하지 않는 것은?

① 발생주의원칙 ② 현금주의원칙
③ 총액주의원칙 ④ 수익비용대응의원칙

【문제4】 재무제표에 대한 설명에 해당되지 않는 것은?

① 재무상태표는 일정한 시점에 있어 병원의 재무상태를 나타내기 위해 작성하는 회계보고서이다.
② 손익계산서는 일정한 기간 동안의 병원의 경영성과를 나타내기 위해 작성하는 회계보고서이다.
③ 현금흐름표는 일정시점의 현금상태를 나타내기 위해 작성하는 회계보고서이다.
④ 기본금변동계산서는 자산, 부채 자본을 나타내기 위해 작성하는 회계보고서이다.

【문제5】 일정기간동안의 병원의 경영성과를 나타내는 재무제표는?

① 손익계산서 ② 기본금변동계산서
③ 현금흐름표 ④ 재무상태표

【문제6】 다음 중 재무제표에 해당하지 않는 것은?

① 재무상태표　　　　② 손익계산서
③ 시산표　　　　　　④ 기본금변동계산서

【문제7】 일정한 시점에 있어서 병원의 재무상태를 나타내는 표는?

① 손익계산서　　　　② 기본금변동계산서
③ 현금흐름표　　　　④ 재무상태표

【문제8】 다음 중 재무상태표에 표시될 계정과목에 해당하는 것은?

① 미수수익　　　　　② 의료수익
③ 소모품비　　　　　④ 접대비

【문제9】 다음 중 손익계산서에 표시될 계정과목에 해당하는 것은?

① 미수수익　　　　　② 의료기기
③ 소모품비　　　　　④ 특허권

【문제10】 다음 중 기본금명세서에 표시될 계정과목에 해당하는 것은?

① 기본금　　　　　　② 현금
③ 임대료　　　　　　④ 이자비용

정 답

1	②	2	②	3	②	4	④	5	①
6	③	7	④	8	①	9	③	10	①

제 4 장 병원재무회계 기초

1. 회계원칙

가. 회계의 기본원칙

1) 역사적 원가주의

역사적 원가주의(historical cost principle)는 취득원가주의라고도 하며, 현행 일반적으로 인정된 회계원칙에서는 자산의 취득에 대하여 역사적 원가주의를 채택하고 있다. 역사적 원가주의는 취득 당시의 가격으로 인식한다는 것으로서 미래현금유입액의 현행가치 등의 현행원가로 평가하는 시가주의와는 달리 거래 당시의 교환가격으로 거래 사실을 인식하고 측정하고 기록하여야 한다.

2) 수익과 비용의 인식원칙

재화 및 용역의 제공시점과 대금회수 또는 지급시점이 다를 경우 수익과 비용을 어떠한 방법으로 인식·측정하느냐에 따라 재무상태와 경영성과가 큰 영향을 받게 될 것이다. 가장 단순한 형태의 수익과 비용 인식기준으로 현금주의(cash basis)를 들 수 있다. 현금주의에서는 현금이 유입될 때 수익을 인식하고 현금이 유출될 때 비용을 인식한다. 그러나 계속기업의 가정과 기간별보고 가정 하에서의 현금주의의 적용은 수익과 비용 간의 인과관계를 무시하는 결과를 초래하게 된다. 이에 대한 대안으로 발생주의(accrual basis)가 널리 사용되고 있다.

발생주의 회계에서는 수익의 인식기준으로 실현주의를, 비용의 인식기준으로 수익·비용의 대응원칙(matching principle)을 사용하고 있다. 실현주의란 대금을 현금으로 받지 못했더라도 재화를 판매하거나 용역을 제공했을 때 수익을 인식한다는 것이다.

수익·비용의 대응원칙이란 수익 또는 기타 자산이 현금 또는 현금청구권과 교환되는 시점에 수익이 실현되고, 그 수익을 창출하는 대가로 재화의 생산 또는 인도, 용역의 제공 등이 이루어질 때 관련 비용을 인식하는 것을 말한다.[8]

3) 완전공시의 원칙

완전공시(full disclosures)란 회계정보의 질적특성에서 표현의 충실성과 관련이 있는 것으로서 기업실체에 관한 경제적 사건은 빠짐없이 모두 기록하고 공시하여야 한다는 개념이다. 하지만 회계정보를 공시함에 있어 완전공시에 충실하다보면 회계정보의 양이 너무 많아질 수 있으며, 이는 생산비용의 증가를 야기 시키는 요인이 될 수 있어 부수적인 내용은 주석을 활용하는 것도 많이 활용되어지고 있다.

나. 제약조건

기업의 회계처리과정은 회계원칙에 입각하여 일관성 있게 처리하는 것이 원칙이다. 하지만 회계실무상 기업의 여건, 환경 등의 변화에 대응할 수 있는 신축성이 요구되는 경우가 있다. 이러한 경우 회계원칙을 제약적 또는 수정적 회계원칙이라 하고 회계실무에서 대표적인 제약조건으로는 효익과 비용간의 균형을 들 수 있다.

1) 효익과 비용간의 균형

회계의 제약조건에서 효익과 비용이 가장 중요하다고 할 수 있는데 이 중 우선적으로 효익(benefit)이 비용(cost)보다 커야 한다는 것이다. 비용이 효익보다 높다면 이러한 회계의 정보는 질적으로 그 실효성이 없다고 할 수 있다.

2. 부기와 회계

가. 부기와 회계의 구분

부기(bookkeeping)와 회계(accounting)의 구분은 모호하다고 할 수 있겠으나 엄격히 다른 영역을 가지고 있다. 물론 중복되는 영역 포함하고 있다. 부기는 단순히 기업에서 발생한 거래를 장부에 기장하는 역할의 범위라고 이해하면 된다. 하지만 회계는 부기

---

8) 성백춘외 3인(2015), 대학생과 실무자를 위한 IFRS 회계원리. P.15

단계에서 기장된 회계결과를 회계정보화 하여 이를 내부 또는 외부 정부이용자에게 제공하고 정보이용자는 이를 분석하여 각종 의사결정에 반영하는 단계를 회계라고 한다. 즉, 부기의 단계보다 상위단계라고 할 수 있다. 업무취급영역에서 접근하면 부기는 회계실무자의 역할을 의미하고 회계는 이를 정보화 하고 분석 및 의사결정에 활용하는 관리자급 이상의 영역이라고 할 수 있다.

회계와 부기의 관련성을 [그림 4-1]와 같이 나타낼 수 있다.

[그림 4-1] 회계와 부기의 관련성

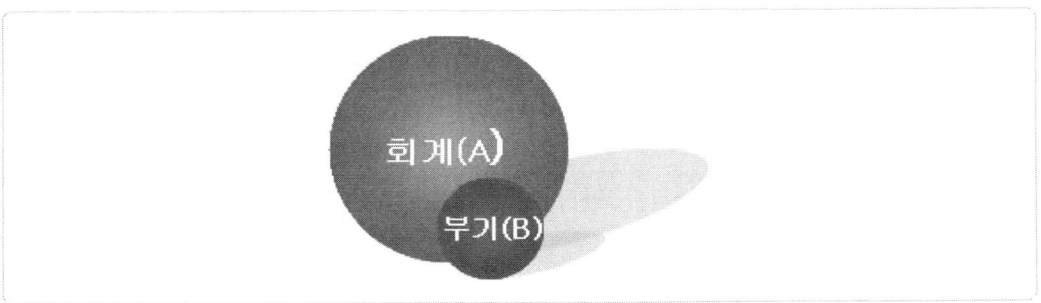

나. 부기의 종류

1) 단식 부기

단식부기(single entry bookkeeping)란 오늘날 가정의 가계부를 대표하는 기장방법이라 할 수 있다. 즉, 하나의 거래에서 여러 항목들을 무시하고 단순하게 현금의 수입 및 지출에 대해서만 기록하는 방법을 의미한다. 즉, 현금 이외의 거래는 기장하지 않고 현금의 유입 및 유출에 대해서만 기장한다고 하여 현금주의라고도 한다. 이는 기업회계에서는 채권·채무 및 상품 등에 대한 평가가 어려워 사용하지 않고 기업에서는 복식부기를 채택하고 있다. 2000년대 초 대학에서 복식부기를 도입하였고, 2008년부터 정부 및 지방자치단체에서 복식부기를 도입하는 등 비영리조직에서도 복식부기를 도입하여 질적으로 높은 회계정보를 생성 및 제공하고 있다.

2) 복식 부기

복식부기(double entry bookkeeping)는 현금의 유입 및 유출은 물론 현금 이외의 거래(외상거래)를 포함하여 거래가 발생하면 즉시 장부에 기장하는 방식이다. 따라서 현금의 유입 및 유출과 관계없이 거래가 발생하면 기장한다고 하여 발생주의라고도 한다. 이는 대차평균의 원리[9]에 입각하여 회계처리를 하기 때문에 기업의 채권, 채무는 물론 자산의 변동사항에 대하여 수시로 파악이 가능하고 이는 기업의 재무상태와 경영성과를 분석하는데 유용하게 활용되어 지고 있다. 따라서 현행 법률에서는 기업의 장부는 모두 복식부기를 채택하도록 규정하고 있다.

다. 거래

1) 회계상의 거래

기업은 재산변동을 가져다주는 무엇이(대상), 얼마에(금액), 어떻게(변동) 되었는지 등의 구체적인 내역을 장부에 기록해야 한다.

회계에서 기록의 대상으로 삼아야 하는 것은 기업 재산의 증감에 영향을 주는 내역이 해당된다. 즉, 회계상의 거래란 자산, 부채, 자본에 증감변화를 가져오는 경제적 사건으로서 화폐단위로 측정할 수 있는 것을 말하며, 매매, 도난, 화재, 분실, 감가, 대손 등이 해당된다.
일반적인 거래란 기업과 소비자, 개인과 개인과의 매매와 금전대차, 계약, 약속, 주문 등이 해당되며, 이는 회계상 기록의 대상이 되지 않는다.
따라서 거래라 함은 회계상의 거래를 일컫는다. 어떠한 경제적 사건으로 인하여 거래가 발생하면 증빙서류로서 세금계산서, 계산서, 영수증, 신용카드매출전표 등을 발행·교부하게 된다. 이러한 증빙서류에 의해 회계상의 거래만을 장부에 기록한다.
회계상의 거래는 결과적으로 기업의 재무상태와 경영성과에 영향을 미치기 때문에 그 변동의 정도를 정확하게 장부에 기록해야 한다. 회계상 거래의 유형은 다음과 같이 크게 세 가지로 나누어 볼 수 있다.

---
9) 차변과 대변의 금액이 항상 일치하여야 한다는 원리

첫째, 자산의 취득과 처분, 현금의 차입 및 각종 비용의 지급 등과 같이 기업 외부와의 관계에서 이루어지는 대부분의 회계상 거래 유형

둘째, 각종 자산(설비자산, 비품 등)의 비용화 처리, 원재료의 사용과 같은 기업 내부에서 발생하는 거래 유형

셋째, 반복적·일상적 형태는 아니지만 기업의 재무상태와 경영성과에 영향을 미치는 경제적 사건으로서 각종 재해로 인한 손실과 같은 거래 유형

여기서 유의해야 할 점은 회계상의 거래는 일상생활에서 사용하고 있는 거래의 개념과 반드시 일치하지는 않는다는 것이다. 구체적인 차이는 다음과 같이 나누어 볼 수 있다.

(1) 회계상의 거래이면서 동시에 일반적인 거래인 사건

상품의 매매나 각종 자산의 취득과 처분, 채권·채무의 발생과 변제와 같은 사건들은 자산, 부채, 자본에 영향을 미치기 때문에 회계상의 거래이면서 동시에 일상적인 거래로 통용되고 있다.

(2) 회계상의 거래이나 일반적인 거래가 아닌 사건

화재나 도난으로 인하여 자산에 손실을 입었을 경우 그만큼 자산이 감소한 것으로 보기 때문에 회계에서는 거래로 보지만 일상생활에서는 거래로 보지 않는다.

(3) 일반적인 거래이나 회계상의 거래가 아닌 사건

부동산의 임대차계약이나 상품의 매매계약과 같은 것은 일상생활에서는 거래로 통용되지만, 거래시점에서 자산, 부채, 자본에 아무런 증감변동을 가져오지 않는 단순한 계약행위이기 때문에 회계에서는 거래로 보지 않는다.

예제 ①

다음 중 회계상의 거래인 것에는 ○표, 회계상의 거래가 아닌 것에는 ×표를 하고, 그 이유를 말하라.

① (　) 병원 원무과에 사용할 컴퓨터 1대를 100,000원에 현금으로 구입하다.
② (　) 현금 200,000원을 웅비은행에서 빌려오다.
③ (　) 웅비약품(주)에 소독약 5,000,000원어치를 주문하다.
④ (　) 응급차량 보험료 300,000원을 현금으로 지급하다.
⑤ (　) 3월 한달간 진료수익 1,000,000원 중 700,000원을 현금으로 받았다.
⑥ (　) 병원 회계과에 월 2,000,000원을 주기로 하고 종업원을 채용하는 계약을 체결하다.
⑦ (　) 약품 100,000원어치를 도난당하다.

》 풀이

① (○) 구입 거래 자산(비품)이 100,000원이 증가하고 자산(현금))이 감소하므로 회계상 거래이다.
② (○) 채무 발생 거래 자산(현금)이 200,000원 증가하고, 부채(단기차입금)가 200,000원 증가하였으므로 회계상의 거래이다.
③ (×) 계약 약품을 매입하기로 계약을 하였지만 상품 또는 현금 등의 수·지출이 발생하지 않았기 때문에 회계상의 거래가 아니다.
④ (○) 현금 지출 거래 비용(보험료)이 300,000 발생하고, 자산(현금)이 자산(현금) 300,000이 감소하므로 회계상의 거래이다.
⑤ (○) 수익 거래 진료수익 중 일부 700,000원이 증가하고, 자산(현금) 700,000이 증가하고 자산(미수수익) 300,000원이 증가하였으므로 회계상의 거래이다.
⑥ (×) 계약 종업원을 채용하기로 계약만 하고 근로의 제공이나 임금을 지급하지 않았기에 회계상 거래가 아니다.
⑦ (○) 재고자산의 감소 거래 비용(재고자산감모손실)이 100,000 발생하고, 재고자산(약품)이 100,000 감소하였으므로 회계상의 거래이다.

라. 대차평균의 원리

복식부기(double entry bookkeeping)에서는 거래가 발생하면 항상 차변과 대변으로 구분하여 기록을 한다. 이때 차변과 대변금액은 항상 일치하여야 하는데 이를 대차평균의 원리(principle of equilibrium)라 한다.

모든 거래는 거래의 이중성에 의해 계정에 기입할 때에는 한 계정의 차변에 기입하고 반드시 그와 동일한 금액을 다른 계정의 대변에 기입해야 한다. 따라서 일정기간 또는 1 회계기간 동안 많은 양의 거래가 발생하고 이를 장부에 기장하더라도 항상 차변과 대변의 합계 및 잔액은 일치하게 된다.

각 계정 차변 합계의 총액 = 각 계정 대변 합계의 총액
각 계정 차변 잔액의 총액 = 각 계정 대변 잔액의 총액

마. 거래의 이중성

복식부기에 의한 기업회계는 어떠한 경우라도 항상 인과관계에 의해 거래가 성립한다. 따라서 차변에 증감요인이 발생하면 반대편인 대변 역시 동일한 금액으로 증감요인이 발생하게 된다. 따라서 기업회계에서는 어떠한 거래가 발생하더라고 항상 차변과 대변으로 나누어 기록하게 된다.

회계상의 거래는 항상 자산, 부채, 자본의 증가와 감소, 수익, 비용의 발생과 소멸의 두 가지 측면에 영향을 미치게 되는데, 이것을 거래의 이중성(a dual aspect of an accounting transaction)이라 한다.

▶ **차변(借邊)과 대변(貸邊)**

복식부기에서는 거래가 발생하면 항상 차변과 대변으로 나누어 기장을 하게 된다. 차변(debtor, Dr)과 대변(creditor, Cr)의 의미를 풀이하면 차변은 왼쪽을 의미하며 대변은 오른쪽을 의미한다. 고대 로마시대에서 유래된 것으로서 금전의 대차에서 발전하였다. 차변에는 금전을 차입한 것을 기록하고 대변에는 금전을 대여한 것을 기록한다는 취지에서 시작하게 되었다.

예제 ②

다음을 거래의 이중성에 의해 분석하라.

① 현금 10,000,000원을 출연하여 병원을 설립(개설)하다.
② 응급차량 1대를 2,000,000원에 구입하고 대금은 현금으로 지급하다.
③ 현금 800,000원을 웅비은행으로부터 1년만기 조건으로 빌려오다.
④ 진료용 재료의 외상매입금 100,000원을 현금으로 지급하다.
⑤ 건물 화재보험료 500,000원을 현금으로 지급하다.
⑥ 웅비은행의 단기차입금 800,000과 이자 80,000원을 현금으로 상환하다.

≫ 풀이

①	(차) 현　　금 　　 (자산의 증가)	10,000,000	(대) 기본금 　　 (자본의 증가)	10,000,000
②	(차) 차량운반구 　　 (자산의 증가)	2,000,000	(대) 현　　금 　　 (자산의 감소)	2,000,000
③	(차) 현　　금 　　 (자산의 증가)	800,000	(대) 단기차입금 　　 (부채의 증가)	800,000
④	(차) 외상매입금 　　 (부채의 감소)	100,000	(대) 현　　금 　　 (자산의 감소)	100,000
⑤	(차) 보험료 　　 (비용발생)	500,000	(대) 현　　금 　　 (자산의 감소)	500,000
⑥	(차) 단기차입금 　　 (부채의 감소) 　　 이자비용 　　 (비용발생)	800,000 80,000	(대) 현　　금 　　 (현금)	880,000

바. 거래의 8요소

병원에서 발생하는 거래는 거래의 이중성에 의해 차변과 대변으로 구분하여 발생하는데 거래의 유형과 상관없이 자산의 증가와 감소, 부채의 증가와 감소, 자본의 증가와 감소, 그리고 비용의 발생과 수익의 발생, 총 8개의 거래요소로 분해된다. 차변에는 자산의 증가, 부채의 감소, 자본의 감소, 비용발생, 대변에는 자산의 감소, 부채의 증가, 자본의 증가, 수익의 발생으로 구분된다. 이러한 거래의 결합관계를 거래의 8요소(the eight elements of transaction)라고 한다.

[그림 4-2] 거래의 8요소

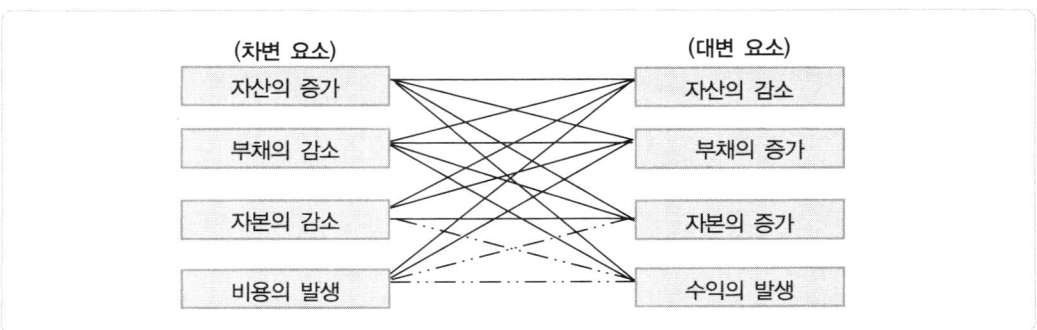

거래는 자산, 부채, 자본의 증가와 감소, 수익, 비용의 발생과 소멸에 영향을 미치며, 수많은 거래가 발생하더라도 영향을 미치는 거래요소는 [그림 4-2]과 같이 나타낼 수 있다. 위의 그림에서 보는 바와 같이, 모든 거래는 반드시 차변요소와 대변요소가 여러 가지 형태로 결합하여 나타난다. 각 거래의 결합관계를 설명하면 다음과 같다.

첫째, 거래의 결합관계는 회계등식을 근거로 하여 만들어졌다. 즉, 회계등식에서 자산이 차변 항목이므로 자산의 증가는 차변에 표시되며, 감소는 반대 상황이므로 대변요소로 표시된다. 마찬가지로 부채와 자본은 대변 항목이므로 부채와 자본의 증가는 대변에 표시되나, 감소는 반대 상황이기 때문에 차변에 표시되어야 한다.

둘째, 거래의 결합관계는 회계등식과 더불어 손익계산서 등식을 기초로 하여 만들어졌다. 그래서 비용의 발생은 자본의 감소에 해당되어 차변 요소가 되며, 수익의 발생은 자본의 증가에 해당되므로 대변 요소가 된다.

셋째, 회계상의 모든 거래는 거래의 8요소에 속하게 되며, 차변 요소와 대변 요소로 결합되게 된다. 차변 요소와 차변 요소, 대변 요소와 대변 요소가 상호 결합될 수는 없다. 즉, 자산의 증가가 부채의 감소나 자본의 감소와 결합될 수 없으며, 자산의 감소가 부채의 증가나 자본의 증가와 결합될 수 없는 것이다. 또한 거래는 반드시 차변 요소와 대변 요소가 하나씩만 결합하는 것이 아니라, 양쪽이 상호 하나 이상의 요소가 결합하는 경우도 많다.

거래요소의 결합관계를 나타낸 [그림 4-2]에서 점선으로 표시된 결합관계는 일상적인 영업활동에서 자주 발생하지 않는 결합 형태이다.

이제까지 설명한 거래요소의 결합관계를 예를 들어 좀 더 자세하게 분해하여 살펴보기로 한다.

(1) 자산의 증가와 대변 요소

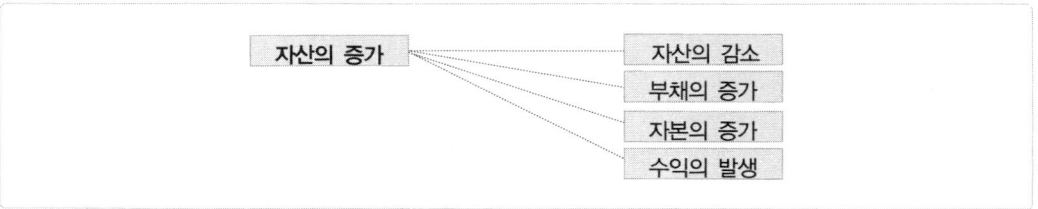

① 자산의 증가와 자산의 감소를 가져오는 거래
  예) 의료기기 1대를 ₩100,000에 구입하고 대금은 현금으로 지급하였다.
    자산(기계장치)의 증가 ₩100,000 — 자산(현금)의 감소 ₩100,000

② 자산의 증가와 부채의 증가를 가져오는 거래
  예) 의료약품 ₩20,000을 외상으로 구입하다.
    자산(약품)의 증가 ₩20,000 — 부채(미지급금)의 증가 ₩20,000

③ 자산의 증가와 자본의 증가를 가져오는 거래
  예) 현금 ₩50,000을 출연하여 병원을 개원하다.
    자산(현금)의 증가 ₩50,000 — 자본(자본금)의 증가 ₩50,000

④ 자산의 증가와 수익의 발생을 가져오는 거래
  예) 진료비 ₩30,000을 현금으로 받다.
    자산(현금)의 증가 ₩30,000 — 수익(의료수익)의 발생 ₩30,000

(2) 부채의 감소와 대변 요소

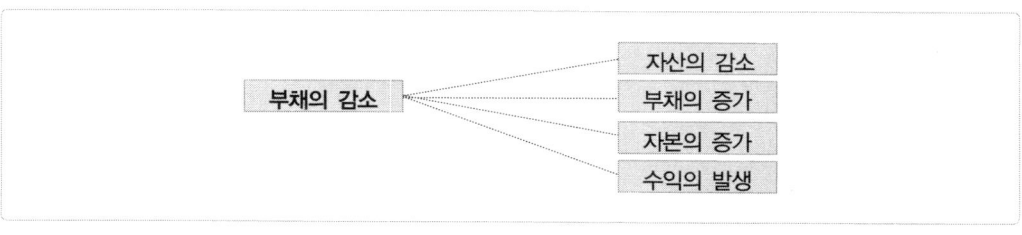

① 부채의 감소와 자산의 감소를 가져오는 거래
　예) 단기차입금 ₩70,000을 현금으로 상환하다.
　　　부채(단기차입금)의 감소 ₩70,000 — 자산(현금)의 감소 ₩70,000

② 부채의 감소와 부채의 증가를 가져오는 거래
　예) 외상매입금 ₩25,000을 약속어음을 발행하여 지급하다.
　　　부채(외상매입금)의 감소 ₩25,000 — 부채(지급어음)의 증가 ₩25,000

③ 부채의 감소와 자본의 증가를 가져오는 거래
　예) 사채 ₩40,000을 자본금으로 전환하게 되다.
　　　부채(사채)의 감소 ₩40,000 — 자본(기본금)의 증가 ₩40,000

④ 부채의 감소와 수익의 발생을 가져오는 거래
　예) 채권자로부터 차입금 ₩30,000의 상환을 면제 받다.
　　　부채(차입금)의 감소 ₩30,000 — 수익(채무면제이익)의 발생 ₩30,000

(3) 자본의 감소와 대변 요소

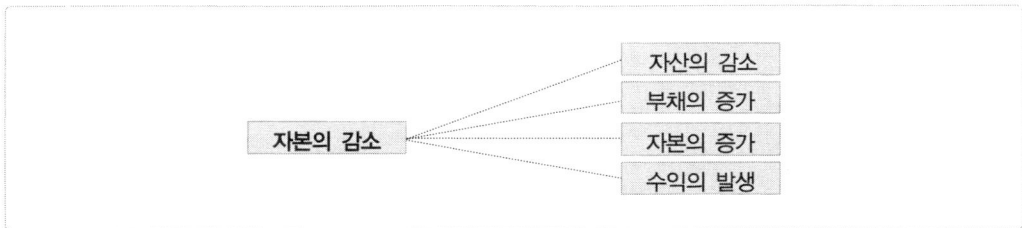

① 자본의 감소와 자산의 감소를 가져오는 거래
　예) 출연한 자본금 중 ₩100,000을 현금으로 인출해 가다.
　　　자본(기본금)의 감소 ₩100,000 — 자산(현금)의 감소 ₩100,000

② 자본의 감소와 부채의 증가를 가져오는 거래
　예) 자본주 갑이 퇴사할 때 인출해 가지 않은 출자금 ₩20,000을 차입금으로 대체하다.
　　　자본(자본금)의 감소 ₩20,000 — 부채(차입금)의 증가 ₩20,000

③ 자본의 감소와 자본의 증가를 가져오는 거래

　예) A의 출자금 ₩50,000을 B의 출자금으로 대체하다.
　　　자본(A 자본금)의 감소 ₩50,000 — 자본(B 자본금)의 증가 ₩50,000

④ 자본의 감소와 수익의 발생을 가져오는 거래

　예) 자본금 ₩30,000을 무상으로 감자하다.
　　　자본(기본금)의 감소 ₩30,000 — 수익(감자차익)의 발생 ₩30,000

(4) 비용의 발생과 대변 요소

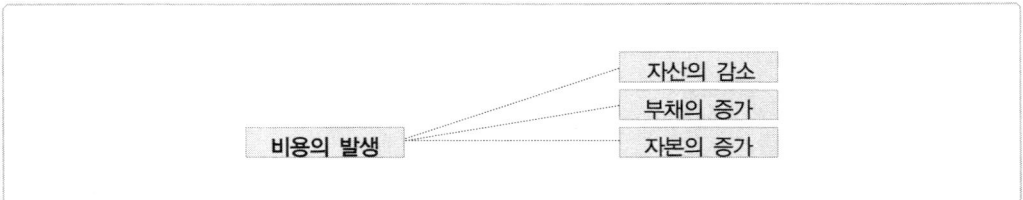

① 비용의 발생과 자산의 감소를 가져오는 거래

　예) 간호사 급여 ₩5,000,000을 현금으로 지급하다.
　　　비용(급여)의 발생 ₩5,000,000 — 자산(현금)의 감소 ₩5,000,000

② 비용의 발생과 부채의 증가를 가져오는 거래

　예) 당월분 전화료 ₩3,000이 발생하였으나, 기말 현재 지급하지 않았다.
　　　비용(통신비)의 발생 ₩3,000 — 부채(미지급비용)의 증가 ₩3,000

③ 비용의 발생과 자본의 증가를 가져오는 거래

　예) 직원들에게 상여금 명목으로 ₩40,000을 주식을 발행하여 지급하다.
　　　비용(상여금)의 발생 ₩40,000 — 자본(기본금)의 증가 ₩40,000[10]

---

10) 성백춘외 3인(2015), 대학생과 실무자를 위한 IFRS 회계원리. P.15

•예제 ③

다음은 장수병원의 20x1년 4월의 거래이다. 이들 거래의 결합관계를 회계등식을 이용하여 표시하라.

① 현금 500,000, 건물 1,000,000, 자동차 300,000을 출연하여 병원을 개원하다.
② 진료용 약품 600,000원을 매입하고 대금은 현금으로 지급하다.
③ 웅비은행으로부터 현금 3,000,000원을 1년만기 상환조건으로 차입하다.
④ 병원 회계과 사무실용 에어컨 1대를 500,000에 현금으로 구입하다.
⑤ 물리치료사 사무실에서 사용할 소모품 200,000을 현금으로 구입하다.
⑥ 간호사 사무실에 사용할 책상 5개를 400,000원에 구입하고 대금은 병원카드로 결재하다.
⑦ 진료비 미수금 700,000을 현금으로 회수하다.
⑧ 카드로 결재한 책상 구입대금 400,000원이 보통예금에서 인출되어 결재되었다.

≫ 풀이

①	자산(현금)의 증가	500,000	- 자본(기본금)의 증가	1,800,000
	자산(건물)의 증가	1,000,000		
	자산(차량운반구)의 증가	300,000		
②	자산(약품)의 증가	600,000	- 자산(현금)의 감소	600,000
③	자산(현금)의 증가	3,000,000	- 부채(단기차입금)의 증가	3,000,000
④	자산(소모공구기구비품)의 증가	500,000	- 자산(현금)의 감소	500,000
⑤	자산(소모품)의 증가	200,000	- 자산(현금)의 감소	200,000
⑥	자산(소모공구기구비품)의 증가	400,000	- 부채(미지급금)의 증가	400,000
⑦	자산(현금)의 증가	700,000	- 자산(진료비미수금)의 감소	700,000
⑧	부채(미지급금)의 감소	400,000	- 자산(보통예금)의 감소	400,000

사. 거래의 분류

1) 현금수입과 지출에 의한 분류

거래 발생 시 현금의 수입과 지출 여부에 따라 현금거래와 대체거래로 구분된다.

(1) 현금거래

현금거래라 함은 거래 발생 시 현금의 수입과 지출이 이루어지는 거래이다.
① 입금거래: 거래 발생 시 현금이 수입되는 거래이다.
② 출금거래: 거래 발생 시 현금이 지출되는 거래이다.

(2) 대체거래

대체거래라 함은 현금의 수입과 지출이 이루어지지 않는 외상거래와 어음거래 등의 거래를 말한다.

2) 손익과의 관계에 의한 분류

수익과 비용의 발생을 수반하는 거래로서 거래 유형에 따라 교환거래, 손익거래, 혼합거래로 구분된다.

(1) 교환거래

거래내용이 수익과 비용의 발생을 수반하지 않고, 자산, 부채, 자본만 발생한 거래를 말한다. 즉, 자산의 증감, 부채의 증감, 자본의 증감만이 발생하는 거래가 이에 해당된다.

(2) 손익거래

거래내용이 자산, 부채, 자본의 수반은 물론 비용과 수익이 동반하는 거래를 의미하나 차변 또는 대변의 금액 중 전부가 비용이거나 수익인 거래를 말한다.

(3) 혼합거래

거래내용이 손익거래와 유사한 것으로서 자산, 부채, 자본의 수반은 물론 비용과 수익이 동반하는 거래를 의미하나 손익거래와는 달리 차변 또는 대변 금액 중 일부가 비용이거나 수익인 거래를 말한다.

> **예제 ④**
>
> 다음의 거래를 손익관계에 의해 분류하라.
>
> ① 의료장비 1대를 5,000,000에 구입하고 대금은 현금으로 지급하다.
> ② 병원 임대료 700,000원을 현금으로 받다.
> ③ 웅비은행으로부터 현금 200,000을 1년만기 상환조건으로 차입하다.
> ④ 미소약품㈜의 외상매입금 600,000을 현금으로 지급하다.
> ⑤ 병원건물에 대하여 화재보험에 가입하고 보험료 100,000을 현금으로 지급하다.
> ⑥ 환자를 진료하고 진료비 700,000이 입금되지 않았다.
>
> ≫ 풀이
>
> ① 교환거래 : 자산 증가 - 자산 감소
> ② 손익거래 : 자산 증가 - 수익 발생
> ③ 교환거래 : 자산 증가 - 부채 증가
> ④ 교환거래 : 부채 감소 - 자산 감소
> ⑤ 손익거래 : 비용 발생 - 자산 감소
> ⑥ 혼합거래 : 자산 증가 - 자산 감소, 수익 발생

3. 계정과 계정기입

가. 계정의 의의

계정(account, a/c)이라함은 병원에서 발생하는 거래에 대하여 해당 장부에 기입하는 것을 의미하는 것으로서, 병원에서는 하루에 많게는 수십 건에 이르는 거래가 발생한다. 거래내역 또한 단순한 거래부터 매우 복잡한 거래까지 1 회계기간 동안 다양한 종류의 거래가 발생한다. 이러한 거래를 체계적이고 조직적으로 관리하고 거래의 이중성, 거래의 8요소에 입각하여 해당 장부에 기입하고 마감함으로서 질적으로 우수한 회계정보가 생성된다. 이러한 질적특성을 가진 회계정보를 생성하기 위한 단계로서 발생한 거래를 해당 장부에 기입하고 관리하는 계산단위를 계정(account, a/c)이라고 한다.

▶ 계정과목

회계정보를 생성하고 이를 회계보고서화 하여 외부의 정보이용자에게 제공되는 것이 재무제표이다. 재무제표에는 재무상태표와 손익계산서가 있는데 재무상태표에는 자산, 부채, 자본이 표시되고, 손익계산서에서는 수익과 비용이 표시된다. 하지만 병원에서 수많은 자산, 부채, 자본, 수익, 비용이 발생하는데 단순하게 자산, 부채, 자본, 수익, 비용으로만 구분하여 표시한다면 이를 해석하여 의사결정에 반영한다는 것은 그 효율성을 기대하기가 어렵다. 따라서 자산, 부채, 자본, 수익, 비용의 계정을 다시 세분화하여 해당 과목에 표시할 필요가 있다. 이러한 계정별 세분화된 과목을 계정과목이라고 한다. 하지만 계정의 세분화는 병원마다 임의로 정하는 것이 아니고 의료기관회계기준규칙에서 규정하고 있는 계정과목을 따라야 하며, 이렇게 통일된 계정과목을 사용함으로서 정보이용자들은 병원 간 비교분석이 가능해진다. 병원 간 통일된 계정과목을 통하여 비교분석이 가능한 계정과목을 우리는 회계의 공통언어라고도 한다.

나. 계정의 분류

계정은 여러 가지 기준에 의하여 분류될 수 있으나, 의료기관회계기준규칙에 의해 계정을 분류하면 재무상태표 계정과 손익계산서 계정으로 나눌 수 있다. 재무상태표 계정은 실질계정(real account)이라고 하는데, 이 계정은 개별적으로 확인이 가능하기 때문이다. 이에 반해 손익계산서 계정은 자본이 변동하게 된 원인을 기록한 가상의 계정에 불과하기 때문에 명목계정(nominal account)이라고 한다.

재무상태표 계정은 자산 계정, 부채 계정, 자본 계정으로, 손익계산서 계정은 수익 계정, 비용 계정으로 세분된다.

(1) 재무상태표 계정

① **자산** : 현금, 예금, 의료미수금, 받을어음, 선급금, 미수수익, 약품, 진료재료, 급식재료, 저장품, 의료부대물품, 공구기구비품, 의료장비, 토지, 건물, 차량운반구, 산업재산권 등
② **부채** : 외상매입금, 지급어음, 단기차입금, 미지급금, 선수금, 미지급비용, 예수금 등
③ **자본** : 기본금, 자본잉여금, 이익잉여금, 차기이월이익잉여금 등

(2) 손익계산서 계정

① 수익 : 입원수익, 외래수익, 의료부대수익, 이자수익, 임대료수익 등
② 비용 : 급여, 제수당, 퇴직급여, 약품비, 진료재료비, 급식재료비, 복리후생비, 여비교통비, 통신비, 임차료, 감가상각비, 환경관리비, 수선비, 의료사회사업비, 이자비용 등

▶ **통합계정**

의료기관회계기준규칙에서는 재무제표를 작성하여 외부에 공시하는 경우 외상매출금 계정과 받을 어음계정을 매출채권 계정으로, 외상매입금과 지급어음 계정을 매입채무 계정으로 표시하도록 규정하고 있다.

이와 같은「매출채권 계정」,「매입채무 계정」을 통합계정이라 한다. 하지만 병원에서는 발생한 거래에 대하여 통합계정으로 분개하지 않고 기존 외상매출금, 받을어음, 외상매입금, 지급어음으로 분개 및 기록하고 외부에 공시되는 재무제표에만 통합하여 표시한다.

다. 계정의 양식

계정 양식에는 표준식(standard form)과 잔액식(balance form)의 두 가지가 있는데, 현행 회계실무에서는 주로 잔액식이 많이 이용한다. 표준식과 잔액식의 양식은 [그림 4-3]과 같다.

[그림 4-3] 계정의 양식

— 표준식 —
현금 계정

차 변	분면	적 요	분면	대 변
①	②	③		

— 잔액식 —
의료수익 계정

적 요	분면	차 변	대 변	차 또는 대	잔 액
③	②	①	①	④	

① 거래금액
② 분개장 페이지
③ 상대계정과목
④ 잔액이 차변에 있으면 '차', 대변에 있으면 '대'라고 기입

표준식은 계정계좌를 왼쪽과 오른쪽으로 나누어 거래의 차변과 대변의 기록을 간편하게 할 수 있도록 되어 있으나, 계정 잔액을 수시로 파악할 수 없다는 단점이 있다. 잔액식은 계정계좌에 잔액란이 설정되어 있어서 언제든지 계정 잔액을 알 수 있는 장점이 있다. 그러나 학생들의 회계실무 능력향상을 위한 기장연습을 위해서는 양식의 그리는 번거로움을 해소하기 위하여 또 다른 간편한 T계정을 많이 사용하고 있다.

공구기구비품 계정

차변	대변

라. 계정기입의 방법

계정 기입방법이란 장부에 기입하는 것을 말한다. 여기서 계정이란 각 장부의 원장을 의미하는 것으로 병원에서 발생한 거래를 해당 장부에 거래날짜, 거래내역, 거래금액 등의 내용을 기입하는 절차를 말한다.

다음의 거래를 T계정에 기입하는 예를 나타내면 다음과 같다.

[거래]
    7월 23일   현금 500,000을 출연하여 병원을 개원하다.
    7월 25일   응급용 차량 1대를 구입하고 대금 3,000,000은 현금으로 지급하다.

[거래요소의 결합관계]
    7월 23일   자산(현금)의 증가 500,000 - 자본(기본금)의 증가 500,000
    7월 25일   자산(차량운반구)의 증가 3,000,000 - 자산(현금)의 감소 3,000,000

[계정 기입]

```
                            현    금
        7/23        500,000  |  7/25      3,000,000

                           차량운반구
        7/25      3,000,000  |

                            기본금
                              |  7/23        500,000
```

앞의 현금 계정에서 7월 23일 현금이 500,000원 증가, 7월 25일 현금이 3,000,000원 감소하여 7월 25일 현재 현금 잔액이 2,500,000이라는 것을 알 수 있다. 차량운반구 계정에서 7월 25일 차량운반구가 3,000000 증가하였고, 기본금 계정에서 7월 22일 자본금이 500,000 증가하였다는 것을 알 수 있다.

4. 분개와 분개장

가. 분개

병원의 경영활동에서 발생한 거래는 해당 장부에 기입하기 전에 이를 차변요소와 대변요소를 구분하는 절차가 선행되어야 한다. 차변과 대변요소로 구분하는 과정에서 계정과목 및 금액이 확정되고 이러한 절차는 거래의 8요소에 입각하여 이루어지며, 차변에 기입될 계정과목과 금액이 발생하면 반드시 대변에도 계정과목과 금액이 발생하여야 하는 즉, 거래의 이중성에 적용을 받는다.

기업에서 발생한 각종 거래를 체계적이고 효과적으로 기록하기 위해서는 ① 거래가 되는지 여부를 확인하고, ② 거래의 8요소에 입각하여 차변과 대변에 기입할 계정과목과 금액을 확정하고, ③ 거래의 이중성에 의해 반드시 차변과 동일한 금액을 대변에 기입하는 절차가 필요하다. 이러한 일련의 절차를 분개(journalizing)라고 하며, 분개의 과정을 [그림 4-4]와 같이 나타낼 수 있다.

[그림 4-4] 분개의 과정

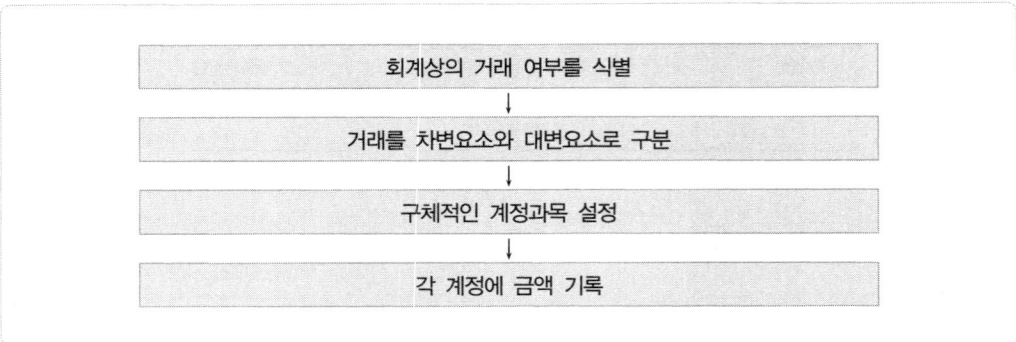

병원의 회계실무자로서의 기본은 분개를 얼마나 정확하게 하느냐에 달렸다고 해도 과언이 아닐 정도로 분개가 차지하는 역할과 효과는 대단하다고 할 수 있다. 따라서 분개는 거래의 8요소에 입각하여 차변과 대변으로 구분하여야 하며, 이를 다시 요약하여 정리하면 다음과 같다.

① 자산의 증가는 왼쪽 차변에, 자산의 감소는 오른쪽 대변에
② 부채의 감소는 왼쪽 차변에, 부채의 증가는 오른쪽 대변에
③ 자본의 감소는 왼쪽 차변에, 자본의 증가는 오른쪽 대변에
④ 비용의 발생은 왼쪽 차변에, 수익의 발생은 오른쪽 대변에 기록한다.

회계상의 거래들을 발생순서에 따라 분개를 통하여 계정에 기입하면 다음과 같은 장점이 있다.

첫째, 거래가 발생순서로 기입되기 때문에 기업의 재무적 역사를 알 수 있다.
둘째, 기록상의 누락이나 오류를 추적할 수 있도록 거래를 완전히 기록할 수 있다.
셋째, 각종 거래를 재분류하고 분석하는데 기초자료가 된다.

제4장 병원재무회계 기초

예제 ⑤

다음은 장수병원의 20x1년 7월 중의 거래이다. 이를 분개하라.

① 7월 4일 현금 ₩250,000 건물 ₩200,000, 차량운반구 ₩70,000을 출연하여 병원을 개원하다.
② 7월 8일 현금 ₩100,000을 거래은행인 웅비은행의 보통예금 계좌에 입금하다.
③ 7월 9일 전설제약(주)로부터 진료용 약품 ₩70,000을 외상으로 구입하다.
④ 7월 11일 웅비은행으로부터 ₩40,000을 차입(2년 만기 상환)하다.
⑤ 7월 16일 외상매입금 ₩25,000을 어음을 발행하여 지급하다.
⑥ 7월 18일 병원 회계과 직원의 급여 ₩80,000을 보통예금에서 이체하여 지급하다.
⑦ 7월 22일 물리치료실에 사용할 컴퓨터 ₩50,000을 구입하고, 대금 중 ₩10,000은 현금으로 지급하고 나머지 ₩40,000은 병원 신용카드로 결제하다.
⑧ 7월 23일 전설제약(주)로부터 소독약품 ₩100,000을 외상으로 구입하다.
⑨ 7월 25일 외래진료환자에게 진료를 하고 진료비 ₩330,000을 외상으로 하다.
⑩ 7월 27일 물리치료실에서 구입한 컴퓨터 대금의 잔금 ₩40,000을 현금으로 지급하다.
⑪ 7월 30일 외상매입금 ₩45,000을 현금으로 지급하다.

≫ 풀이

① 7월 4일	(차)	현금	250,000	(대)	기본금	520,000
		건물	200,000			
		차량운반구	70,000			
② 7월 8일	(차)	보통예금	100,000	(대)	현금	100,000
③ 7월 9일	(차)	약품	70,000	(대)	외상매입금	70,000
④ 7월 11일	(차)	현 금	40,000	(대)	장기차입금	40,000
⑤ 7월 16일	(차)	외상매입금	25,000	(대)	지급어음	25,000
⑥ 7월 18일	(차)	급여	80,000	(대)	보통예금	80,000
⑦ 7월 22일	(차)	공구기구비품	50,000	(대)	현금	10,000
					미지급금	40,000
⑧ 7월 23일	(차)	약품	100,000	(대)	외상매입금	100,000
⑨ 7월 25일	(차)	의료미수금	330,000	(대)	의료수익	330,000
⑩ 7월 27일	(차)	미지급금	40,000	(대)	현금	40,000
⑪ 7월 30일	(차)	외상매입금	45,000	(대)	현금	45,000

나. 분개장

회계에서는 거래가 발생할 때마다 거래의 내용을 분석하여 장부에 그 변동사항을 기록하게 된다. 이 경우 거래의 내용을 직접 각 계정에 기록할 수도 있으나, 그렇게 하면 착오가 생기기 쉬우므로 우선 분개장이라고 하는 장부에 기입한 후 이를 해당 계정에 옮겨 적게 된다.

회계 S/W 프로그램을 이용하여 회계처리 하는 경우 전표를 이용하여 거래를 기록하므로 분개장은 조회만 한다.

분개장(journal)은 거래를 분석해서 그것을 발생순서에 따라 분개하고 기록하는 장부로서, 거래를 각 해당 계정에 기입하기 위한 준비 또는 매개 역할을 한다. 또한 분개장은 거래가 발생한 날짜 순서대로 기입하기 때문에 영업일지의 역할을 한다.

분개장을 작성하는 방법은 다음과 같다.

① **일자란** : 거래가 발생한 날짜를 기입한다.
② **적요란** : 왼쪽에는 차변 계정과목을 기입하고, 한 줄 아래 오른쪽에 대변 계정과목을 기입하는데, 계정과목에 ( )를 붙이고, 그 밑에 거래 내용을 기입한다.
　　　　　거래 내역을 추후 확인할 때 누구나 알 수 있도록 기입해야 하고, 담당자가 바뀌어도 파악할 수 있도록 거래 내역을 정확하게 기입해야 한다.
③ **원면란** : 분개장에서 총계정원장에 전기하는 것을 빠짐없이 하기 위해 분개장에서 총계정원장에 전기한 후에 총계정원장의 해당 계정의 계좌번호 또는 페이지를 기입한다. 원면란은 분개장의 내역과 원장의 내역을 대조해야 할 때를 대비하여 기록하는 것이다. 요즘 대부분의 기업에서는 회계 S/W 프로그램을 이용하여 회계장부를 작성하므로, 본서에서는 원면란을 생략한다.
④ **차변란** : 차변 계정과목의 금액을 기입한다.
⑤ **대변란** : 대변 계정과목의 금액을 기입한다.

【예제 ⑤】의 거래에 대한 분개를 분개장에 예시한 것이 [그림 4-5]이다.

[그림 4-5] 분 개 장

일자		적 요	차 변	대 변
7	4	(현금)	250,000	
		(건물)	200,000	
		(차량운반구)	70,000	
		제좌*		
		(기본금)		520,000
		현금, 건물, 차량운반구 출연하여 병원개원		
	8	(보통예금)	100,000	
		(현금)		100,000
		현금을 보통예금 계좌에 입금		
	9	(약품)	70,000	
		(외상매입금)		70,000
		진료용 약품을 외상으로 구입		
	11	(현금)	40,000	
		(장기차입금)		40,000
		2년 만기 상환으로 거래은행에서 차입		
	16	(외상매입금)	25,000	
		(지급어음)		25,000
		외상대금 어음 발행 지급		
	18	(급여)	80,000	
		(보통예금)		80,000
		급여를 보통예금 계좌에서 이체 지급		
	22	(공구기구비품)	50,000	
		(현금)		10,000
		(미지급금)		40,000
		제좌*		
		컴퓨터 구입, 일부 현금지급, 나머지 카드		
	23	(약품)	100,000	
		(외상매입금)		100,000
		약품을 외상으로 구입		
	25	(의료미수금)	330,000	
		(의료수익)		330,000
		진료비 미입금		
	27	(미지급금)	40,000	
		(현금)		40,000
		컴퓨터 할부금 현금 지급		
	30	(외상매입금)	45,000	
		(현금)		45,000
		외상대금 현금 지급		
			1,400,000	1,400,000
	31	차면이월		

* 회계 S/W 프로그램을 이용하여 회계처리 할 때는 「제좌」를 사용하지 않음.

다. 전표제도

병원의 성장에 따라 병원의 규모가 거대해지고 이와 병행하여 진료를 받는 환자 또한 증가하여 많은 양의 진료거래가 발생한다. 거대병원에서 발생하는 많은 양의 진료거래를 처리하기 위하여 개발된 것이 전산회계프로그램이다. 과거에는 수작업으로 회계처리를 하였으나 오늘날 삶의 질이 좋아짐에 따라 모두들 건강관리에 많은 비중을 두고 있다. 이는 곧 조기 건강진단으로 이어져 진료의 횟수가 증가하고 이러한 병원경영의 변화를 실시간으로 신속하고 정확한 정보를 생성하고 제공하기 위해서는 컴퓨터의 힘을 빌릴 수밖에 없다. 회계프로그램의 등장으로 분개장의 역할이 사라지고 전표로서 모든 회계처리를 하게 된다. 전표는 3전표제(입금전표, 출금전표, 대체전표), 5전표제(입금전표, 출금전표, 대체전표, 대체차변전표, 대체대변전표)가 있으나 주로 3전표제를 많이 사용한다.

1) 전표의 개념

[그림 4-6]을 보면 거래의 유형별로 작성된 전표의 전기 과정을 알 수 있다.

[그림 4-6] 전표의 작성순서

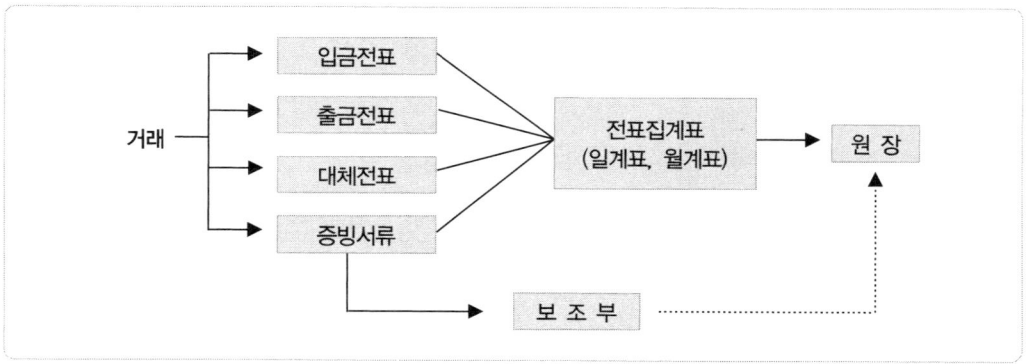

전표는 매일 또는 일정한 날에 묶음으로 다음과 같이 원장에 전기한다.
① 모든 전표를 차변 계정과목과 대변 계정과목으로 분류한다.
　차변 계정과목 - 출금전표, 차변대체전표
　대변 계정과목 - 입금전표, 대변대체전표
② 차변과 대변으로 구분된 단계에서 계정과목별로 분류하여 전표를 작성하고 첨부한다.

③ 모든 계정과목별로 작성된 전표에 의하여 일계표나 월계표를 작성하거나 원장으로 전기한다.

2) 전표의 종류

[그림 4-7]과 같이 전표에는 현금의 수지출에 따라 현금이 입금되면 입금전표, 현금이 지출되면 출금전표를 작성하고 현금의 입·출금이 발생하지 않은 거래는 대체전표를 작성한다.

[그림 4-7] 전표의 종류

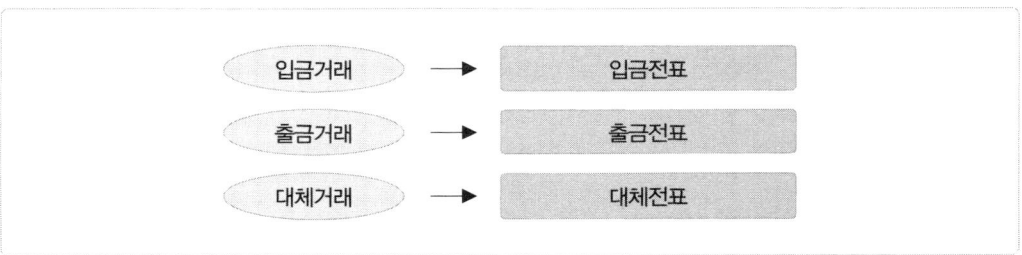

(1) 입금전표

입금전표는 현금의 입금 시 작성하는 것으로서 전표의 색은 적색으로 표시한다.
입금전표는 현금의 입금을 의미하므로 현금에 대한 표기는 하지 않으며, 계정과목에는 상대계정과목 즉, 분개에서 나타나는 대변의 계정과목을 기입하고 금액은 입금액을 기입하며, 적요란에는 거래내역을 이해할 수 있도록 요약하여 기록한다.

입금전표
20x1년 7월 23일

과목	의료수익	항목		금			액			병원장
적		요								부원장
외래진료		성백춘		₩	2	0	0	0	0	부장
										과장
합		계		₩	2	0	0	0	0	담당

(2) 출금전표

출금전표는 현금의 지출 시 작성하는 것으로서 전표의 색은 청색으로 표시한다. 출금전표는 현금의 출금을 의미하므로 현금에 대한 표기는 하지 않으며, 계정과목에는 상대계정과목 즉, 분개에서 나타나는 차변의 계정과목을 기입하고 금액은 출금액을 기입하며, 적요란에는 거래내역을 이해할 수 있도록 요약하여 기록한다.

출금전표

20x1년 7월 20일

과목	공구기구비품	항목		금			액				병원장
적		요									부원장
방사선사 사무실 컴퓨터 1대 구입 (주)C&S				₩	7	0	0	0	0	0	부장
											과장
합 계				₩	7	0	0	0	0	0	담당

(3) 대체전표

대체전표는 현금의 입출금이 발생하지 않은 거래를 기입하는 전표이다. 따라서 입금 또는 출금전표와는 달리 차변과 대변으로 구분 기입하도록 되어 있다. 거래내역을 분개한 결과 차변계정과목은 대체전표의 차변에, 대변계정과목은 대체전표의 대변에 기입하며 금액 또한 차변금액은 차변에, 대변금액은 대변에 기입한다. 적요는 거래내역을 이해할 수 있도록 요약하여 기록한다.

대체전표

20x1년 7월 12일

					병원장	부원장	부장	과장	담당
과 목	차 변				과 목	대 변			
외상매입금	₩ 2 0 0 0 0 0				지급어음	₩ 2 0 0 0 0 0			
합 계	₩ 2 0 0 0 0 0				합 계	₩ 2 0 0 0 0 0			
적 요	외상매입금 상환					(주)성수			

연습문제

【문제1】 재무제표의 기본가정에 해당하지 않는 것은?

① 기업실체의 가정 ② 현금주의의 가정
③ 계속기업의 가정 ④ 기간별 보고의 가정

【문제2】 관리회계에 해당하지 않는 것은?

① 1년 동안 회계정보 ② 목적적합성
③ 미래예측정보 포함 ④ 경영자

【문제3】 기업회계기준서의 재무보고 개념체계에 의한 재무정보이용자에 해당하지 않는 것은?

① 회계정보의 질적특성 ② 회계원칙
③ 재무제표 ④ 재무제표의 기본가정

【문제4】 분개에 대한 설명으로 적절하지 않은 것은?

① 회계기록과정에서 발생하는 오류를 방지할 수 있다.
② 거래를 어떤 계정의 대차 어느 쪽에 기입할 것인가를 결정하는 것이다.
③ 거래를 발생순서로 기록할 필요는 없다.
④ 분개장에는 특정거래와 관련된 모든 정보가 한 곳에 나타난다.

【문제5】 차입금을 현금으로 상환한 경우의 거래의 결합관계로서 적당한 것은?

① 자산 감소-부채 감소 ② 부채 감소-자산 감소
③ 자본 감소-부채 감소 ④ 부채 감소-자본 감소

【문제6】 다음 중 회계상의 거래가 아닌 것은?

① 임대차계약 ② 공장건물 화재
③ 상품의 매입 ④ 상품의 도난

【문제7】 회계의 순환과정을 바르게 나타낸 것은?

① 거래의 발생 → 기말결산 → 분개장기입 → 원장전기 → 거래의 분석
② 거래의 발생 → 거래의 분석 → 원장전기 → 분개장기입 → 기말결산
③ 거래의 분석 → 거래의 발생 → 분개장기입 → 원장전기 → 기말결산
④ 거래의 발생 → 거래의 분석 → 분개장기입 → 원장전기 → 기말결산

【문제8】 발생주의에 대한 설명으로 적절하지 않은 것은?

① 현금이 지출되었더라도 비용이 발생하지 않았으면 비용으로 계상하지 않는다.
② 현금은 아직 못 받았으나 기간의 경과로 수익의 획득과정이 완료 되었으면 수익으로 인식한다.
③ 일반적으로 인정된 회계원칙은 아니다
④ 수익은 실현된 시점에서 인식하고 비용은 발생된 시점에서 인식한다.

【문제9】 회계거래를 기록할 때 반드시 준수해야할 지침은?

① 회계목적
② 회계기준
③ 회계공준
④ 회계개념

【문제10】 과거의 거래로 현재 기업실체에 의해 지배되고 미래의 경제적 효익을 창출할 것으로 기대되는 것은?

① 자산
② 부채
③ 자본
④ 수익

【문제11】 기업의 유동성 정보에 가장 큰 관심을 가지고 있는 이해관계자는?

① 현재 및 미래의 주주
② 현재 및 미래의 채권자
③ 노동조합
④ 정부

【문제12】 주주의 자산과 기업의 자산을 명확히 구분해야 한다는 재무제표의 기본가정은?

① 계속기업의 가정　　　　　　② 기간별 보고의 가정
③ 기업실체의 가정　　　　　　④ 화폐평가의 가정

【문제13】 일반적 상거래 이외에서 발생한 수취채권에 대한 대손상각이 속하는 것은?

① 영업외 비용　　　　　　　　② 판매비와 관리비
③ 매출원가　　　　　　　　　　④ 영업외 수익

【문제14】 회계정보의 신뢰성을 보장하는 회계정보의 질적 특성이 아닌 것은?

① 적시성　　　　　　　　　　　② 검증가능성
③ 표현의 충실성　　　　　　　④ 중립성

【문제15】 병원의 재무회계정보이용자에 해당하지 않는 것은?

① 출자자　　　　　　　　　　　② 정부기관
③ 환자　　　　　　　　　　　　④ 경영자

【문제16】 다음 중 자산계정과목에 해당하지 않는 것은?

① 의료수익　　　　　　　　　　② 현금및현금등가물
③ 의료기기　　　　　　　　　　④ 차량운반구

【문제17】 병원의 경영활동에서 수익창출을 위해 소비된 재화나 용역의 원가는?

① 자산　　　　　　　　　　　　② 부채
③ 수익　　　　　　　　　　　　④ 비용

【문제18】 유동자산과 비유동자산, 유동부채와 비유동부채의 분류기준은?

① 1년　　　　　　　　　　　　② 2년
③ 3년　　　　　　　　　　　　④ 4년

【문제19】 병원의 손익계산서 중 관리운영비에 해당하지 않는 것은?

① 복리후생비　　　　　　　② 재해손실
③ 소모품비　　　　　　　　④ 접대비

【문제20】 다음 설명 중 옳지 않은 것은?

① 재무회계는 병원 외부정보이용자에게 유용한 정보를 제공한다.
② 관리회계는 병원 내부정보이용자에게 유용한 정보를 제공한다.
③ 관리회계를 위하여 작성하는 것이 재무제표이다.
④ 관리회계는 재무적 정보와 비재무적 정보를 포함한다.

정 답

1	②	2	①	3	①	4	③	5	②
6	①	7	④	8	③	9	②	10	①
11	②	12	③	13	①	14	①	15	④
16	①	17	④	18	①	19	②	20	③

제 5 장 계정과목의 이해와 회계처리

1. 자산계정과목의 이해

자산(assets)이란 기업이 과거부터 현재까지 경영활동에 의한 사건이나 결과로서 현재 보유하고 있거나 미래에 경제적 효익을 창출할 수 있는 자원을 말한다. 현재 보유하고 있는 자산으로는 구매활동, 진료활동, 영업활동 등 병원경영활동을 위해 보유하고 있는 현금, 예금, 토지, 건물, 기구공구비품, 차량운반구, 원재료, 약품, 소모품, 저장품 등을 말하고, 미래의 경제적 자원은 이러한 병원경영활동의 결과로서 미래의 경제적 가치로서 의료미수금, 대여금, 미수금, 선급금, 미수수익 등의 채권을 말한다. 자산은 환자의 욕구를 충족시키기 위하여 진료서비스나 용역의 생산이 이용된다. 또한 환자는 제공된 진료서비스나 용역에 대하여 그에 상응하는 대가를 지급하게 되고 이는 현금흐름의 창출로 이어지게 된다.

또한 자산은 다른 대체자산의 교환, 부채의 상환 등의 목적으로도 활용되어지며, 자산은 대체로 물리적형태가 형성되어 있지만 그렇다고 물리적형태가 자산의 본질적인 특성을 갖는 것은 아니다. 물리적 형태가 없는 영업권, 어업권, 산업재산권 등과 같이 무형의 권리를 행사 할 수 있는 무형자산도 존재하기 때문이다.

우리나라 의료기관회계기준규칙에서는 자산을 크게 유동자산과 비유동자산으로 분류하고 있으며, 유동자산과 비유동자산의 분류 기준은 1년을 기준으로 한다.

유동자산은 다시 당좌자산과 재고자산으로 분류하며, 비유동자산은 투자자산, 유형자산, 무형자산, 기타비유동자산으로 분류한다.

가. 유동자산

유동자산(current assets)은 1년 이내에 현금화가 가능한 자산으로 이는 다시 당좌자산과 재고자산으로 분류하고 있다.

1) 당좌자산(quick assets)

당좌자산은 유동자산 중에서 환금성(cash convertibility)이 높은 자산으로서, 대부분이 화폐성 자산이다. 당좌자산의 종류로는 현금 및 현금성자산, 단기금융상품, 단기매매증권, 매도가능증권, 의료미수금, 받을어음, 미수금, 미수수익, 선급금, 단기대여금, 선급비용 등이 있다.

〈표 5-1〉 당좌자산 계정과목의 해설

계정과목	해 설
1. 현금성자산	가. 현금 및 타인발행수표 등 통화대용증권과 당좌예금·보통예금 및 현금등가물을 포괄 나. 현금등가물은 큰 거래비용 없이 현금전환이 용이하고 이자율 변동에 따른 가치변동위험이 중요하지 않은 유가증권 및 단기금융상품으로서 취득당시 만기가 3월내에 도래하는 것
2. 단기금융상품	금융기관이 취급하는 정기예금·정기적금·사용이 제한된 예금 및 기타 정형화된 상품 등으로 단기자금운용목적으로 소유 또는 기한이 1년내 도래하는 것
3. 단기매매증권	시장성 있는 회사채·국공채 등과 같은 유가증권으로 단기자금운용목적으로 소유한 것
4. 의료미수금	가. 진료행위로 인하여 발생된 의료미수금, 받을어음, 부도어음 등 나. 의료미수금은 입원 중 발생하여 계상되는 재원미수금, 퇴원환자진료비·외래환자진료비·기타의료수익 중 미회수금액(청구분 및 본인부담금) 다. 재원미수금, 퇴원미수금, 외래미수금은 환자종류에 따라 보험, 급여(보호), 자보, 산재, 일반, 건강진단 등으로 분류
5. 단기대여금	회수기간이 1년 이내 도래하는 대여금(임직원에게 대여한 1년 이내 회수가능한 채권 등)
6. 대손충당금	매출채권의 징수불능에 대비하여 설정한 평가성충당금
7. 미수금	의료미수금을 제외한 미수채권
8. 미수수익	이자, 임대료 등 당기에 속하는 수익 중 미수액
9. 선급금	의료장비 등의 발주를 위해 선급한 금액 ※ 병원을 둘 이상 운영하는 법인이 본원과 분원 간에 전도해준 전도금 　(선급은 결산시 정산하여 해당금액으로 처리)
10. 선급비용	선급된 비용 중 1년 내에 비용으로 되는 것으로서 선급보험료·선급이자·선급리스료 등
11. 선급제세	의료수익이나 이자수입 중 원천징수된 세금과 중간예납한 세금 등
12. 본지점	
13. 이연법인세자산	자산·부채가 회수·상환되는 미래기간의 과세소득을 감소시키는 효과를 가지는 일시적 차이 등

14. 기타의 당좌자산	기타 다른 계정에 속하지 아니하는 당좌자산
15. 국고보조금	자산취득을 위한 국고보조금에 대한 예금(현금) 차감계정

2) 재고자산(inventory assets)

재고자산은 비화폐성자산(non-monetary assets)으로 분류되는 자산으로서 유동자산 중에서 진료서비스 제공을 거쳐 환금화가 가능한 자산으로서 약품, 진료재료, 급식재료, 저장품, 의료부대물품 등이 있으며, 장래의 수익획득을 위하여 경영과정에 투입되었으나 아직 회수되지 않은 자산을 말한다.

〈표 5-2〉 재고자산 계정과목의 해설

계정과목	해 설
1. 약품	가. 진료목적으로 보유하고 있는 일반약품, 주사약품, 마취약품, 마약, 소독약품, 약국재료 등 나. 약품매입시 또는 대금결제시의 에누리·할인·할증·판매장려금 등은 약품매입액에서 차감하여 계상 다. 약국재료는 조제를 위한 약포장지·약병·연고튜브·약조제기기·실험정보실재료 등 간접재료
2. 진료재료	가. 진료목적으로 보유하고 있는 각종재료와 진료용구로서 1년 이내에 사용되는 재료 나. 진료재료는 방사선재료, 검사재료, 수술재료, 치과재료, 의료소모품, 혈액, 동위원소재료 등으로 분류 - 방사선재료 : 진단방사선과의 방사선필름·현상약품·조영제·필름봉투 등 - 검사재료 : 임상검사과·병리과·기능검사실 등의 시약·초자류 등 - 수술재료 : 수술시 환자체내에 삽입되는 심장판막·인공수정체·인공관절 등 - 치과재료 : 치과에서 치료시 사용하는 금·지경·석고·은·질렉스·징크세멘·수은 등 - 의료소모품 : 중앙공급실에서 공급하는 수술이나 처치용 소모품(붕대·거즈 등) 및 내구성 의료용소도구(청진기, 혈압계, 감자류 등) - 동위원소재료 : 핵의학과의 동위원소(1년내 사용분)·필름·시약·장갑·컵 등
3. 급식재료	급식을 위한 채소류·육류·생선류·미곡류 등의 재료와 급식용구(접시, 수저 등)
4. 저장품	가. 약품, 진료재료 및 급식재료 이외의 사무·수선·청소·냉난방을 위한 저장품 나. 사무용·관리용 사무용품(장부·각종서식·인쇄물·문방구류), 기계부품 등 수선용부품, 냉난방을 위한 유류, 인쇄물, 청소용구·청소용품 등 환경용품, 직원복리를 위한 제복·포상용 상품 등의 저장품으로 구분
5. 의료부대물품	의료부대수익을 위하여 보유하고 있는 장의용품, 매점용품 등

나. 비유동자산

비유동자산(Non-current assets)은 1년 이내에 현금화가 불가능한 자산으로 이는 다시 투자자산, 유형자산, 무형자산, 기타비유동자산으로 분류한다.

1) 투자자산

투자자산(investments)은 다른 기업을 지배·통제할 목적, 또는 장기간의 투자이익을 얻을 목적으로 장기적으로 투자하여 보유하는 자산이다. 이는 기업회계기준에서 명시한 정의를 의미하고 병원회계에서는 주로 투자목적으로 보유하고 있는 자산이 이에 해당하며, 장기금융상품, 투자유가증권, 장기대여금, 장기대여금대손충당금, 퇴직보험예치금, 보증금, 기타투자자산 등으로 분류한다.

〈표 5-3〉 투자자산 계정과목의 해설

계정과목	해 설
1. 장기금융상품	유동자산에 속하지 않는 자산으로서 금융상품 중 만기일이 1년 후에 도래하는 자산
2. 투자유가증권	투자목적으로 보유하는 유동자산에 속하지 않는 자산
3. 장기대여금	회수기간이 1년을 초과하는 장기성대여금
4. 장기대여금 대손충당금	장기대여금의 징수불능에 대비하여 설정한 평가성충당금
5. 퇴직보험 예치금	국민연금 전환금과 퇴직보험 예치금의 합이 퇴직급여 충당금을 초과한 금액
6. 보증금	전세보증금·전신전화가입보증금·영업보증금 등
7. 기타 투자자산	콘도회원권·골프회원권·임차자산개량비 등의 투자자산

2) 유형자산

유형자산(tangible assets)은 병원이 정상적인 경영활동과정에서 진료서비스의 제공 및 용역제공, 타인에 대한 임대 또는 자체적으로 사용할 목적으로 보유하는 물리적 형체가 있는 자산을 말하며, 1년을 초과하여 장기간 사용할 것으로 예상하고 있는 자산을 말한다.

유형자산은 토지, 건물, 구축물, 기계장치, 의료장비, 차량운반구, 공구기구비품, 건설중인자산, 국고보조금, 기타유형자산, 감가상각누계액 등으로 분류한다.

〈표 5-4〉 유형자산 계정과목의 해설

계정과목	해 설
1. 토지	병원이 보유하는 업무용·비업무용 토지
2. 건물	병원이 보유하는 병동·관리동·직원숙소와 같은 일체의 건물과 전기·기관·난방·승강기·급배수·위생·기송관 등의 부속설비
3. 구축물	굴뚝·문·울타리·옹벽·도로·정원 등과 같이 건물 및 부속설비 이외의 공작물이나 토목설비로서 토지에 고정되어 있는 시설
4. 기계장치	전기설비·기계설비·냉동설비·주방설비(싱크대, 전기밥솥 등)·세탁설비 등의 기계장치
5. 의료장비	환자진료를 위해 사용되는 의료기구나 용구(병실침대 포함)
6. 차량운반구	승용차, 구급차와 기타의 육상운반구
7. 공기구비품	내용연수가 1년 이상이고 구입가액이 상당액 이상인 일반가구류·전기가구류·사무용비품·병실용비품(상두대)·공구류·집기류·전자계산기 등
8. 기타유형자산	도서, 예술품(그림 등) 등 기타 유형자산에 속하지 아니하는 자산
9. 건설중인 자산	유형자산의 건설을 위해 투입된 재료비, 인건비, 경비, 도급금 등
10. 감가상각 누계액	유형자산에 대한 감가상각비의 누계액을 기재하며 당해자산에서 차감형식으로 기재
11. 국고보조금	자산취득을 위해 국가 또는 지방자치단체가 이를 조성하거나 재정상의 원조를 하기 위해 교부하는 보조금, 부담금 등 정부, 지자체로부터 받은 금액

3) 무형자산

무형자산(intangible assets)은 물리적 형체가 없지만 식별가능하며, 병원이 통제하고 있으며, 미래 경제적 효익이 있는 비화폐성 자산을 말한다.
무형자산은 영업권, 산업재산권 등으로 분류한다.

〈표 5-5〉 무형자산 계정과목의 해설

계정과목	해 설
1. 영업권	합병, 영업양수 및 전세권 취득 등의 경우 유상으로 취득한 권리
2. 산업재산권	특허권, 의장권, 상표권 등의 재산권
3. 광업권	광업(연탄, 무연탄 등) 채취권
4. 어업권	바다 양식장 등 일정한 범위내 어업을 할 수 있는 권리
5. 개발비	특정제품을 개발하기 위하여 투자된 원가
6. S/W	프로그램 개발에 따른 이용권(사용권)

4) 기타 비유동자산

기타비유동자산은 자산·부채가 회수 또는 상환되는 미래기간의 과세소득을 감소시키는 효과를 가지는 일시적 차이 등을 말하며 이연법인세자산, 기타비유동자산으로 분류한다.

〈표 5-6〉 기타비유동자산 계정과목의 해설

계정과목	해 설
1. 이연법인세자산	자산·부채가 회수·상환되는 미래기간의 과세소득을 감소시키는 효과를 가지는 일시적 차이 등

2. 부채계정과목의 이해

부채(liabilities)란 미래의 현금유출을 의미하는 것으로서 기업이 미래에 상환하여야 할 의무를 화폐로 표시한 것이다. 현금을 차입하면 차입금이란 부채가 증가되고 상품을 외상으로 구입하면 외상매입금이란 부채, 상품, 원재료 이외의 자산(토지, 건물, 비품, 차량운반구, 기계장치 등)을 구입하고 대금을 지급하지 않으면 미지급금이란 부채, 상품을 매출하기로 하고 계약금을 미리 받으면 선수금이란 부채 등이 발생하게 된다. 부채는 유동부채와 비유동부채로 분류하는데 분류기준은 1년으로 한다.

가. 유동부채

유동부채는 1년 이내에 부채를 상환하여야 하는 것으로서 대부분의 부채가 여기에 해당되며 그 예를 들면 외상매입금, 지급어음, 미지급금, 선수금 등이 해당된다.

〈표 5-7〉 유동부채 계정과목의 해설

계정과목	해 설
1. 매입채무	약품 등 재고자산매입대가의 미지급금
2. 단기차입금	금융기관으로부터 차입한 1년 이내에 상환할 부채
3. 미지급금	일반적 상거래 이외의 거래에서 발생한 1년 이내에 지급할 금액
4. 선수금	일반적 상거래에서 발생한 선수금
5. 예수금	거래상대방 또는 병원직원으로부터 원천징수하여 납부시까지 예수하고 있는 제세와 예수금
6. 미지급비용	발생된 비용 중 미지급한 금액(미지급급여·미지급집세·미지급이자 등) 등
7. 미지급제세	당기소득에 대해 납부할 법인세 등 기타 제세의 미지급액
8. 유동성 장기부채	장기부채 중 1년 이내에 상환할 부채
9. 선수수익	현금으로 수령하였으나 차기이후에 속하는 것(선수임차료·선수이자·선수수수료 등)
10. 예수보증금	업무상 일시적으로 보관하는 보증금(입원보증금·하자보증금 등)
11. 단기부채성충당금	1년 이내에 사용되는 부채성충당금(임직원의 상여금지급충당금·연월차수당충당금 등)
12. 임직원단기 차입금	임원이나 직원으로부터 일시적으로 차입한 금액(가수금)
13. 이연법인세부채	자산·부채가 회수·상환되는 미래기간의 과세소득을 증가시키는 효과를 가지는 일시적 차이 등
14. 기타의 유동부채	기타 다른 계정에 속하지 아니하는 유동부채

나. 비유동부채

비유동부채는 1년 이상 장기간에 걸쳐 상환하는 부채로서 사채, 장기차입금, 퇴직급여충당부채 등이 비유동부채에 해당된다.

〈표 5-8〉 비유동부채 계정과목의 해설

계정과목	해 설
1. 장기차입금	상환기일이 1년 이후에 도래하는 차입금
2. 외화장기 차입금	외화표시차입금으로서 상환기일이 1년 이후에 도래하는 차입금
3. 금융리스 미지급금	상환기일이 1년 이후에 도래하는 금융리스 미지급금
4. 장기성 매입채무	지급기일이 1년 이후에 도래하는 매입채무
5. 퇴직급여 충당금	임직원이 일시에 퇴직할 경우에 지급할 금액으로 국민연금 퇴직전환금, 퇴직보험 예치금을 차감하는 형식으로 기재
6. 이연법인세부채	자산부채가 회수·상환되는 미래기간의 과세소득을 증가시키는 효과를 가지는 일시적 차이 등
7. 임대보증금	임대계약 등을 확실히 하기 위하여 1년 이상 보관하는 보증금
□ 고유목적사업준비금	법인의 고유목적사업 또는 기부금에 지출하기 위하여 설정한 준비금
□ 의료발전준비금	고유목적사업준비금의 사용

3. 자본계정과목의 이해

자본(capital)은 기업의 순자산을 의미하기도 한다. 즉, 자산에서 부채를 차감한 잔액이 자본이 된다. 또한 자본은 소유주 또는 주주에게 귀속되는 지분이므로 소유주지분(owners' equity) 또는 주주지분(stockholders' equity)이라고도 한다.

주주로부터 출자 받은 자본은 기업의 영업활동을 통하여 순이익을 창출하게 되는데 이는 다시 주주지분의 증가로 이어지게 된다. 따라서 기업의 경영성과가 좋아 순이익이 발생하게 되면 그 기업의 자본금 또한 증가하게 된다.

가. 개인병원의 자본회계

개인병원이라 함은 의료인 개인이 개설한 병원을 말하는데 이는 기업 중 개인기업의 개념과 같다고 할 수 있다. 개인병원은 개인기업과 같이 1인이 출자하여 개원한 병원으로 소유권 또한 출자한 1인이 가진다. 부채 또한 개인병원 개설자가 무한책임을 진다.

개인병원은 1인이 출자하여 개설한 병원이므로 주식회사와 같이 주주, 잉여금의 처분 등의 절차가 필요하지 않다.

개인병원의 자본금에 대한 회계처리는 일반기업회계기준에서 처리하는 형태와 같다고 할 수 있다. 다만 기업회계에서는 '자본금'계정을 사용하고 병원에서는 '기본금'계정을 사용한다. 이는 영리조직이 아닌 비영리조직이라는 특성상 '기본금'계정을 사용한다. 개인병원 개설자가 출자한 기본금(자본금)에서 일부를 인출해가면 '인출금'계정으로 처리하고 결산시까지 이를 변재하지 않으면 기본금에서 차감한다. 따라서 결산재무제표에는 인출금계정이 표시되지 않는다. 이는 일반 기업회계기준과 동일한 회계처리방법이다.

예제 ①

다음의 거래를 분개하시오.

① 3월1일 현금 5,000,000원, 건물 10,000,000원을 출자하여 병원을 개원하다.
② 5월20일 병원장이 개인용도로 사용하기 위하여 현금 200,000원을 인출해가다.
③ 6월21일 병원장 가정에 사용할 냉장고 1대를 300,000원에 구입하고 대금은 병원의 현금으로 지급하다.
④ 7월5일 병원장이 병원의 시설개선을 위하여 추가로 현금 1,000,000원을 출자하다.
⑤ 9월30일 병원장이 그동안 개인적으로 사용한 인출금 500,000원을 변재하다.
⑥ 결산시 당기순이익 3,000,000원을 손익계정에서 기본금계정에 대체하다.

▶ 풀이

①	(차변)	현 금 건 물	5,000,000원 10,000,000원	(대변)	기본금	15,000,000원
②	(차변)	인출금	200,000원	(대변)	현 금	200,000원
③	(차변)	인출금	300,000원	(대변)	현 금	300,000원
④	(차변)	현 금	1,000,000원	(대변)	기본금	1,000,000원
⑤	(차변)	현 금	500,000원	(대변)	인출금	500,000원
⑥	(차변)	손 익	3,000,000원	(대변)	기본금	3,000,000원

나. 공동개업병원의 자본회계

둘 이상의 의사들이 공동의 계약에 의해 재산, 노무 등을 출자하여 개원한 병원을 공동개업병원이라고 한다. 회계처리방법은 개인병원의 회계처리와 차이는 없으나 둘 이상의 의사들이 모여 공동으로 개설한 병원인 관계로 손익의 분배, 신규 출자자의 가입 또는 탈퇴에 따른 회계처리문제가 추가로 발생하는 차이점이 있다.

또 다른 차이점은 둘 이상의 의사들이 공동으로 출자하고 공동으로 경영하는 특징을 가지고 있어 출자금에 대한 계정과목의 설정 또한 개인병원의 '자본금'이 아닌 '출자금'계정을 사용한다. 즉, 갑출자금 ○○○원, 을출자금 ○○○원 등으로 표시한다.

예제 ②

다음 거래를 분개하시오.

① 5월1일 갑과 을은 공동으로 출자하여 공동으로 병원을 개설하기로 하고 갑은 현금 5,000,000원, 차량1대 2,000,000원을, 을은 현금 5,000,000원, 건물1동 10,000,000원을 출자하여 병원을 개설하다.
② 6월20일 갑이 개인용도로 사용하기 위하여 현금 700,000원을 가져가다.
③ 9월30일 갑이 개인용도로 가져간 현금 700,000원을 변재하다.
④ 결산결과 당기순이익 11,000,000원이 발생하여 출자액에 비례하여 분배하다.

풀이

① (차변)	현　　　금	10,000,000원	(대변)	갑출자금	7,000,000원
	차량운반구	2,000,000원		을출자금	15,000,00원
	건　　　물	10,000,000원			
② (차변)	갑인출금	700,000원	(대변)	현　　　금	200,000원
③ (차변)	현　　　금	700,000원	(대변)	갑인출금	300,000원
④ (차변)	손　　　익	11,000,000원	(대변)	갑출자금	3,500,000원
				을출자금	7,500,000원

다. 의료법인의 자본회계

의료법인이라 함은 법인형태의 병원을 말한다. 병원의 법인설립은 특별법에 의하여 의료법인으로 설립한다. 의료법인은 비영리법인에 해당하므로 영리법인의 투자금과는 개념이 다르며, 회계처리 또한 달리한다. 따라서 의료법인의 출연금은 추가출연 등으로 인한 출연금의 증가는 가능하나 영리법인과 같이 자본금의 감소(감자)는 성립되지 않는다. 따라서 의료법인의 출연금은 당초 출연금 또는 추가 출자로 인한 출연금의 합계액으로 계속 남아있어야 한다.

의료법인의 출연금과 관련된 회계처리는 법인의 개설(설립)에 필요한 기본재산의 출연과 개인병원에서 법인병원(의료법인)으로 전환하는 과정에서 당초 개인병원의 자산(토지, 건물, 차량운반구, 비품 등)으로 구분할 수 있다.

또한 국내외의 다른 기관으로부터 의료장비의 개선, 시설투자 등의 용도로 보조금, 전입금 등을 받는 경우도 있다.

의료법인의 기본재산은 병원을 설립하는데 투자된 토지, 건물, 차량운반구, 비품, 의료기기, 현금, 예금 등이 이에 해당한다.

예제 ③

다음의 거래를 분개하시오.

현금 10,000,000원, 의료기기 50,000,000원, 토지 30,000,000원, 건물 50,000,000원을 출자하여 의료법인 장수병원을 설립하다.

》 풀이

(차변)	현 금	10,000,000원	(대변)	법인기본금	100,000,000원
	의료기기	50,000,000원			
	토 지	30,000,000원			
	건 물	10,000,000원			

라. 보조금과 전입금회계

의료법인은 병원경영에서 발생하는 의료수익, 의료외수익으로 구분하나 그 외 보조금 등의 수입 또한 발생한다.

국공립병원 등이 국가나 지방자치단체로부터 받는 보조금, 사립대학의 부속병원이 학교법인으로부터 받는 전입금 등이 이에 해당한다. 보조금 및 전입금은 그 용도가 병원의 시설투자 등에 사용하는 목적으로 받는 경우에는 이를 출연금으로 회계처리한다. 또한 종교재단의 산하 병원의 경우에는 종교단체나 일반 기부자로부터 약품, 의료기기 등을 지원받기도 한다. 이 경우 기부의 성격에 따라 회계처리를 달리하는데 의료기기의 경우는 출연금으로, 약품 등 소모성의 기부는 의료외수익으로 회계처리한다.

마. 적립금과 준비금회계

적립금과 준비금은 자산재평가적립금, 임의평가적립금, 고유목적사업준비금 등으로 구분한다.

(1) 자산재평가적립금

자산재평가법의 규정에 따라 비유동자산에 대한 자산의 평가로 나타나는 적립금을 말한다.

(2) 임의평가적립금

자산재평가법에 의한 평가절차를 거치지 아니하고 임의로 자산을 평가한 경우에 장부가액과 재평가액의 차이를 말한다. 하지만 비영리법인인 의료법인의 경우 임의평가에 의한 평가차익은 인정되지 않는다.

(3) 고유목적사업준비금

잉여금에 대한 회계처리로서 영리법인의 경우 배당금, 임원상여금 등 사외유출의 회계가 발생할 수 있으나 비영리법인에 해당하는 의료법인의 경우에는 병원외 유출이 허용되지 않는다. 따라서 병원경영에서 발생한 잉여금은 비영리법인으로 설립된 고유의 목적에 사용되어져야 한다. 따라서 이를 고유목적사업준비금으로 병원내 유보로 처리하고 이후 이를 의료법인의 질적개선(시설확장준비금, 의료장기구입준비금, 의학연구준비금 등)을 위한 목적으로 사용된다.

예제 ④

다음의 거래를 분개하시오.

① 의료법인 장수병원은 결산결과 10,000,000원의 잉여금이 발생하였다.
② 위 잉여금 중 5,000,000원을 시설확장의 목적으로 처분하였다.
③ 의사회 결의에 따라 잉여금 중 2,000,000원을 결손보전에 처분하기로 의결하다.
④ 의료법인 장수병원은 지방자치단체로부터 의료장비 구입 등의 목적으로 국고보조금 30,000,000원을 받았다.

》 풀이

① (차변)	손 익	10,000,000원	(대변) 차기이월이익잉여금		10,000,000원
② (차변)	차기이월이익잉여금	5,000,000원	(대변) 고유목적사업준비금 (시설확장준비금)		5,000,000원
③ (차변)	차기이월이익잉여금	2,000,000원	(대변) 이월결손금		2,000,000원
④ (차변)	현 금	30,000,000원	(대변) 국고보조금		30,000,000원

바. 이익잉여금

의료법인의 이익잉여금은 영리법인의 결산결과에서 산출되는 잉여금과 같다고 할 수 있다.

하지만 의료법인의 이익잉여금은 차기이월이익잉여금(결손금) 당기순이익(순손실)로 구분 한다.

비영리법인의 형태의 병원은 의료기기투자세액공제를 받는 경우에 병원합리화적립금을 적립하도록 되어있다. 하지만 개인병원의 경우는 이러한 적립금을 적립할 필요가 없다.

〈표 5-9〉 기업회계기준에 의한 자본금의 분류

대분류	중분류	소분류
자본금	보통주자본금, 우선주자본금	
자본잉여금	주식발행초과금	
	기타자본잉여금	감자차익, 자기주식처분이익
자본조정	자기주식	
	기타자본조정	주식할인발행차금, 출자전환채무 주식매수선택권, 감자차손, 자기주식처분손실
이익잉여금	법정적립금	상법상 이익준비금, 상법 이외 적립금 자본금의 1/2에 달 할 때까지 금전에 의한 배당금의 10이상 적립 처분 : 결손보전, 자본전입에 제한
	임의적립금	주총 및 정관 등에 의한 적립금, 사업확장적립금, 배당평균적립금, 결손보전적립금, 감채적립금
	미처분이익잉여금	
기타포괄손익누계액	매도가능증권평가손익, 현금흐름위험회피파생상품평가손익, 해외사업환산손익	

〈표 5-10〉 자본금 계정과목의 해설

계정과목	해 설
□ 기본금(기본재산)	
1. 법인기본금	병원설립을 위하여 출연한 금액
2. 기타기본금	병원증축 등을 위해 출연한 금액 중 미등기금액 또는 이익잉여금의 기본금대체액(정부로부터 받는 출연금 포함)
□ 자본잉여금	
1. 자산재평가적립금	
2. 기타자본잉여금	자본보존 목적의 자본잉여금
□ 기타포괄손익누계액	
1. 재평가잉여금	재평가되는 유형자산의 공정가치와 장부금액과의 차이
2. 해외사업환산손익	해외사업소의 외화자산 및 부채의 환산과정에서 발생하는 환산손익
□ 이익잉여금(결손금)	
1. 차기이월 잉여금(결손금)	차기로 이월될 잉여금(결손금)
2. 당기순이익(순손실)	

4. 수익계정과목의 이해

수익(revenue)이란 병원이 의료서비스(진료)활동을 통하여 환자에게 의료서비스를 제공하여 발생한 자산의 증가를 말하는 것으로서 즉, 환자에게 의료서비스를 제공하고 발생한 의료수익, 의료외수익 등이 이에 해당한다. 수익이 발생하면 일반적으로 현금이나 의료미수금 등 채권의 증가가 수반된다.

(1) 수익과목 계정과목 구분

수익과목은 의료수익과 의료외수익으로 구분한다.

가) 의료수익은 입원수익, 외래수익 및 기타의료수익으로 구분하며 의료수익감면을 차감한 후의 수익을 계상한다. 이 경우 의료수익감면에 대한 세부내역을 주석으로 기재하여야 한다.

나) 의료수익감면은 진료비에누리(또는 진료비할인), 연구용환자감면 및 자선환자감면 등으로 구분한다.
  (1) 진료비에누리는 일정한 요건에 적합한 환자에 대하여 사전에 약정한 할인율에 따라 진료비의 일부 또는 전부를 감액하여 주는 것을 말한다.
  (2) 진료비할인은 진료비가 청구되어 의료미수금으로 계상되었으나 환자의 지불능력 부족 등의 이유로 진료비의 일부 또는 전부를 감액하여 주는 것을 말한다.
  (3) 연구용환자나 자선환자에 대해 진료비를 일부 또는 전부를 감면해주는 경우, 환자로부터 수납한 진료비만을 수익으로 계상한다.

다) 의료외수익은 의료부대수익, 이자수익, 배당금수익, 임대료수익, 단기매매증권처분이익, 단기매매증권평가이익, 연구수익, 외환차익, 외화환산이익, 투자자산처분이익, 유형자산처분이익, 대손충당금환입, 기부금수익, 잡이익, 자산수증이익, 채무면제이익 및 보험차익 등으로 구분한다.
  (1) 의료부대수익은 주차장직영수익, 매점직영수익, 일반식당직영수익, 영안실직영수익 및 기타 시설직영수입 등으로 구분할 수 있다. 이 경우 의료부대수익에 대한 세부내역을 주석으로 기재하여야 한다.

(2) 임대료수익은 임대한 병원시설에 따라 영안실임대수익 및 매점임대수익 등으로 구분할 수 있다.

(3) 연구수익은 연구가 1년 이상 진행되는 경우 진행기준에 따라 인식한다.

〈표 5-11-1〉 수익 계정과목의 해설

□ 의료수익	
1. 입원수익	① 입원환자 진료에 따른 제반 의료수익 ② 환자 종류별로 보험·급여·산재·일반·자보수익 등으로 구분 가능 ③ 사전에 정한 할인율에 따라 특정기관 및 개인에게 진료비를 에누리 또는 할인해 준 금액, 극빈환자 등을 위한 자선진료에 따른 무료 또는 감면액, 연구용환자에 대한 진료비감면액을 차감하여 계상
2. 외래수익	① 외래환자진료에 따른 제반 의료수익 ② 환자종류별로 구분 가능 ③ 진료비의 에누리 등은 입원수익과 같은 방법으로 차감하여 계상
3. 기타의료수익 - 건강진단수익	종합건강진단·신체검사·건강상담·예방접종 등에 따른 제반수익
- 수탁검사수익	타 병원으로부터 검사·촬영 등을 의뢰받아 발생한 수익
- 직원급식수익	병원의 주방시설을 이용하여 병원직원 및 내방객 등에게 식사를 제공하여 발생한 수익
- 제증명료수익	진단서 등의 발급에 따른 수익
- 구급차 운영수익	환자에게 구급차를 제공하여 발생한 수익
- 기타수익	기타 다른 계정에 속하지 아니하는 의료수익 (단, 금액적으로 중요한 경우 독립된 계정과목을 설정)

〈표 5-11-2〉 수익 계정과목의 해설

□ 의료외수익	
1. 의료부대수익	① 병원이 주된 의료사업 이외의 영안실·매점·슈퍼마켓 등의 부대사업을 직영하여 발생한 수익 ② 시설직영수익 금액이 큰 경우에는 독립과목으로 계상
2. 이자수익	제예금·국공채 등의 이자 및 어음매입할인료 등의 수익
3. 배당금수익	투자한 회사로부터의 배당금수익
4. 임대료수익	병원건물 또는 시설(영안실, 식당 등)을 임대하여 발생한 수익
5. 단기매매증권처분이익	① 투자자산인 투자주식·투자사채의 처분에 따른 이익 ② 매매수수료를 비롯한 처분에 소요된 비용은 처분가액에서 공제하여 계상
6. 단기매매증권평가이익	투자자산인 투자주식·투자사채의 평가에 따른 이익
7. 연구수익	
- 연구중심병원 연구수익	① 연구중심병원으로 지정된 기관의 총 연구수익 및 연구중심병원이 아닌 기관에서 수행한 수탁연구수익
- 수탁연구수익	② 의약품 등의 안전성·유효성을 심의하기 위하여 병원에서 실시되는 임상시험 수익 등
- 임상시험수익	
- 기타연구수익	③ 1년 이상 진행되는 연구의 경우 진행기준에 따라 연구수익을 인식하여야 함
8. 외환차익	외환의 매입 및 매각에 따라 발생하는 이익
9. 외화환산이익	연도 말에 외화자산 또는 외화부채를 결산일 현재의 환율로 평가하여 발생하는 이익
10. 투자자산 처분이익	투자자산의 처분시 처분가액이 장부가액(취득원가 - 감가상각누계액)보다 많아서 발생한 이익
11. 유형자산 처분이익	유형자산의 처분시 처분가액이 장부가액(취득원가 - 감가상각누계액)보다 많아서 발생한 이익
12. 대손충당금환입	초과 설정된 대손충담금의 환입에 따른 이익
13. 기부금수익	① 병원이 재화 및 용역의 제공 없이 제3자로부터 무상으로 받은 수입 등 ② 공공병원이 정부 등으로부터 결손보전 또는 운영비보조목적으로 받은 보조금
14. 잡이익	기타 다른 계정에 속하지 아니하는 의료외수익
15. 자산수증이익	의료장비 등의 재산을 무상으로 증여 받은 경우 증여자산의 가액을 계상
16. 채무면제이익	채권자로부터 채무액을 변제 받은 금액
17. 보험차익	보험에 든 재고자산과 유형자산의 멸실 등의 사고시 수령한 보험금액이 자산가액보다 많은 경우의 이익

5. 비용계정과목의 이해

비용(expense)이란 병원이 의료서비스 활동을 통하여 의료수익을 창출하기 위하여 소비된 재화나 용역의 원가를 말하는 것으로서 즉, 환자에게 의료서비스를 제공하는 과정에서 발생하는 인건비, 재료비, 및 관리운영비 등이 이에 해당되며, 비용의 발생은 자산의 감소를 수반한다.

1) 비용과목 계정과목 구분

비용과목은 의료비용과 의료외비용으로 구분한다.

가) 의료비용은 인건비, 재료비 및 관리운영비로 구분한다.
  (1) 인건비는 급여, 제수당 및 퇴직급여로 구분한다.
  (2) 재료비는 약품비, 진료재료비 및 급식재료비로 구분하며 약품, 진료재료 등의 매입조건이나 대금지불조건 등에 따라 발생하는 매입대금의 감액은 매입에누리(또는 매입할인)로 분류하고, 약품 등의 매입액에서 직접 차감하여 표시한다.
    (가) 매입에누리는 일정기간의 거래수량이나 거래금액 또는 대금지불조건 등에 따라 약품 등의 매입대금일부를 감액 받는 것을 말한다.
    (나) 매입할인은 약품, 진료재료 등의 매입과 관련하여 발생한 채무를 조기 변제함으로써 상대방으로부터 할인받는 금액을 말한다.
  (3) 관리운영비는 복리후생비, 여비교통비, 통신비, 전기수도료, 세금과공과, 보험료, 환경관리비, 지급임차료, 지급수수료, 수선비, 차량유지비, 교육훈련비, 도서인쇄비, 접대비, 행사비, 연료비, 선교비, 의료사회사업비, 소모품비, 자체연구비, 감가상각비, 무형자산상각비, 임차자산개량상각비, 광고선전비, 대손상각비, 피복침구비, 외주용역비, 잡비 및 의료분쟁비용 등으로 구분한다.
    (가) 의료분쟁비용은 의료사고 보상금, 의료사고 처리수수료 등으로 구분할 수 있으며, 이에 대한 세부내역을 주석으로 기재하여야 한다.
  (4) 의료외비용은 의료부대비용, 이자비용, 기타의 대손상각비, 기부금, 단기매매증권처분손실, 단기매매증권평가손실, 연구비용, 외환차손, 외화환산손실, 투자자산처분손실, 유형자산처분손실, 재고자산감모손, 고유목적사업비, 잡손실 및 재해손실

등으로 구분한다.
- (가) 의료부대비용은 주차장직영비용, 매점직영비용, 일반식당직영비용, 영안실직영비용 및 기타 시설직영비용 등으로 구분할 수 있다. 이 경우 의료부대비용에 대한 세부내역을 주석으로 기재하여야 한다.
  - ① 의료부대비용은 의료비용과 별도로 인건비, 재료비, 관리운영비 등으로 구분하고, 공통비용은 의료기관의 특성을 고려하여 합리적인 기준에 따라 배분한다.
    - 인건비는 인력 수, 총 급여 및 투입시간 등의 기준으로 배분한다.
    - 재료비는 재료의 투입량, 직접재료비, 사용면적(병실수), 사용인원 등의 기준으로 배분한다.
    - 관리운영비는 매출액, 점유면적, 서비스시간, 사용인원, 관련 유형자산 가액 등의 기준으로 배분한다.
  - ② 연구비용은 연구가 1년 이상 진행되는 경우 진행기준에 따라 인식한다.
- (5) 학교법인병원·국립대학교병원 및 서울대학교병원에서 법인에 전출한 이익금은 고유목적사업비로 처리한다. 이 경우 고유목적사업비의 세부사용내역을 주석으로 기재하여야 한다.
  - (가) 학교법인·국립대학교병원·서울대학교병원 또는 의료법인 등에서 이익금의 일부 또는 전부를 고유목적사업준비금으로 전입하기 위해 결산서에 반영하는 경우 해당 금액은 고유목적사업준비금전입액으로 처리하고, 고유목적사업준비금전입액은 의료비용 및 의료외비용과는 별도로 구분하여 표시한다. 이 경우 고유목적사업준비금의 세부사용내역을 주석으로 기재하여야 한다.

2) 법인세비용

법인세비용은 법인세법등의 법령에 의하여 당해 연도의 부담법인세와 법인세에 부가되는 세액합계에 당기 이연법인세 변동액을 가감하여 법인세비용을 산출한다. 다만, 학교법인병원·국립대학교병원 및 서울대학교병원 이외의 병원은 법인세부담액을 법인세비용으로 계상할 수 있다.

〈표 5-12-1〉 비용 계정과목의 해설

□ 의료비용	
(1) 인건비	
1. 급여	① 본봉·직책수당 등 명칭에 관계없이 근로의 대가로 지급하는 비용 ② 의사급여·간호직급여·약무직급여·의료기사직급여·영양직급여·사무직급여·기술직급여·기능직급여·보조직급여 등으로 나누어 계상 ③ 의사급여에는 전문의와 전공의급여, 간호직급여에는 간호사와 조산사, 간호조무사급여, 약무직급여에는 약사와 한약사급여, 의료기사직급여에는 의료기사 등의 급여, 영양직급여에는 영양사·조리사 등의 급여, 사무직급여에는 행정직원과 전산직원급여, 기술직급여에는 의공, 전기, 기계, 열관리, 환경관리 등 면허보유 기술자의 급여, 기능직급여에는 운전기사·교환원·경비원·목공·보일러공·미화원·세탁원 등의 급여, 보조직급여에는 기사 및 기능사 자격이 없는 일용인력, 보조인력, 배식인력 등의 급여를 계상 ④ 대학병원에서 의료 활동의 대가로 임상교원에게 지급하는 본봉·진료수당·선택진료성과금 등의 급여 ⑤ 대학병원의 경우 고유목적사업비(전출금)는 임상교원의 급여를 차감한 전액을 계상
2. 제수당	급여외 지급되는 각종수당
3. 퇴직급여	보수규정에 의한 퇴직급여계상액 또는 지급액 (사학연금 또는 공무원연금 부담액 포함)
(2) 재료비	
1. 약품비	① 환자의 진료를 위하여 실제로 소모된 약품비 포함 ② 약품종류에 따라 일반약품비·주사약품비·마취약비·마약비·소독약품비·약국재료비 등으로 분류
2. 진료재료비	① 환자의 진료를 위하여 실제로 소모된 진료재료비 ② 진료재료의 종류에 따라 방사선재료비·검사재료비·수술재료비·치과재료비·의료소모품비·혈액비·동위원소재료비·기타재료비 등으로 분류
3. 급식재료비	환자·환자보호자·병원직원 등을 위한 급식에 소모된 급식재료와 급식용구
(3) 관리운영비	
1. 복리후생비	① 직원복지후생을 위한 복지후생적인 비용 ② 복리후생비는 그 성질에 따라 직원의료비, 병원이 부담하는 3대보험료(건강보험부담금·고용보험부담금·산재보험료), 국민연금부담금, 단체활동비, 축조의금, 당숙직비, 직원피복비 등으로 구분

2. 여비교통비	출장여비규정에 의한 국내외 출장여비·업무활동을 위한 시내교통비·통근버스임차료·의사 등의 부임여비 및 이와 유사한 성질의 교통비	
3. 통신비	전신·전화·Fax·우편사서함 등 통신시설의 이용료 및 우편료	
4. 전기수도료	전력료와 상·하수도료	
5. 세금과공과	비용처리 되는 재산세·종합토지세·주민세(균등할)·사업소세·공동시설세·도시계획세, 인지 및 증지비용, 대한병원협회 등 관련단체에 납부하는 회비 등의 공과금	
6. 보험료	건물 및 의료장비에 대한 화재보험, 보증보험, 의료사고보험 등의 보험료 (단, 차량보험은 제외)	
7. 환경관리비	소독용역비, 오물수거비, 쓰레기종량제봉투비 등	
8. 지급임차료	건물·시설·의료기기 등의 임차 및 리스비용	
9. 지급수수료	법률 및 경영업무를 위한 자문수수료, 경영진단·회계감사·세무조정 등에 대한 수수료, 등기비용, 송금수수료, 기타소송비	
10. 수선비	① 유형자산의 수선유지를 위하여 외부수선업체에 지불한 금액과 수선을 위하여 소모된 수선용품비(단, 차량수선비는 차량비에 계상) ② 유형자산의 종류에 따라 의료장비수선비·건물수선비 등으로 구분	
11. 차량유지비	차량의 운영 및 유지에 드는 통행료·주차비·자동차세·차량면허세·책임 및 종합보험료·유류대·수선비 등	
12. 교육훈련비	① 직원의 교육 및 훈련을 위한 각종 세미나 및 연수참가비·외부강사의 강사료·직원의 해외교육비용·예비군 및 민방위훈련비 등 ② 교육훈련비는 직종에 따라 의사교육훈련비·간호직원교육훈련비 등으로 구분	
13. 도서인쇄비	연구용도서를 포함한 도서·잡지·신문의 구입 및 구독비용, 복사비 및 제규정·사내보·예산서·처방전·장표 등의 인쇄비용	
14. 접대비	업무와 관련하여 거래와 관계있는 자의 접대 및 사례비	
15. 행사비	병원장 취임식, 체육대회 등 각종행사에 소요된 비용	
16. 연료비	보일러 및 냉난방시설을 위한 가솔린, 중유, 가스 등의 비용 (단, 차량유류대는 제외)	
17. 선고비	원목활동을 위한 비용(원목실 운영지원비 등)	
18. 의료사회 사업비	부인암 검진사업, 방역사업 및 의료계몽과 관련하여 발생하는 재료비, 출장비 등의 제반비용, 무의촌진료비, 채헌혈비 등(단, 연구용 및 자선진료감액은 해당 의료수익에서 차감하여 계상)	

19. 소모품비	장부, 제용지, 볼펜, 제서식 등의 사무용품비와 감가상각 대상은 아니나 1년 이상 사용하는 비품 중 금액이 적어 비용처리 되는 소모품비	
20. 자체연구비	병원의 자체연구 활동과 직접 관련이 있거나 합리적이고 일관성 있는 기준에 따라 그러한 활동에 배부될 수 있는 모든 지출(연구용 동물구입비 및 의국운영비 포함)	
21. 감가상각비	① 유형자산에 대한 감가상각계산액 ② 유형자산 종류에 따라 건물·구축물·기계장치·의료장비·차량운반구·공기구비품 등으로 구분	
22. 무형자산상각비	창업비, 장기의 외화채권 또는 외화채무에서 발생한 임시거액의 평가차손(환율조정차)의 상각비 등	
23. 임차자산개량상각비	타인명의 자산에 가산된 자본적 지출에 대한 상각비	
24. 광고선전비	직원채용, 입찰, 기타 홍보를 위한 비용	
25. 대손상각비	의료미수금 등 채권에 대한 대손충당금전입금과 불량채권의 대손처리비용	
26. 피복침구비	환자에 제공된 피복침구의 소모금액, 환자 및 직원피복침구의 세탁에 따른 비누, 소독제 등의 비용(외주로 처리시는 외주용역비에 계상·직원피복비는 복리후생비로 분류)	
27. 외주용역비	외부전문 업체에 청소·세탁·시설관리·임상검사 등을 위탁하고 그 대가로 지불하는 비용	
28. 잡비	각종 회의를 위한 다과비용 및 기타 상기 관리운영비에 해당되지 아니하는 비용	
29. 의료분쟁비용	의료사고 등 의료분쟁으로 인해 발생한 손해배상 또는 합의 비용 등의 금액	

〈표 5-12-2〉 비용 계정과목의 해설

□ 의료외비용	
1. 의료부대비용	① 병원이 주된 의료사업 이외의 영안실·매점·슈퍼마켓 등의 부대사업을 직영하여 발생한 비용 ② 시설직영수익을 독립과목으로 계상한 경우에는 해당비용도 독립과목으로 계상
2. 이자비용	장단기차입금 및 기타 채무에 대하여 지급한 이자 및 어음할인료
3. 기타의 대손상각비	일반적 매출채권(의료미수금)외 채권의 대손발생액
4. 기부금	불우이웃돕기, 기타 외부기관에의 기부금 및 의연금 등
5. 단기매매증권 처분손실	유가증권 처분시 취득가액이 처분가액보다 낮아서 발생한 손실
6. 단기매매증권평가손실	시장성 있는 유가증권의 시가가 현저히 저락하여 시가로 평가시 발생한 손실
7. 연구비용 - 연구중심병원 연구비용 - 수탁연구비 - 임상시험비 - 기타연구비	① 연구중심병원으로 지정된 기관의 총 연구비용 및 연구중심병원이 아닌 기관에서 수행한 수탁연구비용 등 ② 의약품 등의 안전성·유효성을 심의하기 위하여 의료기관에서 실시되는 임상시험으로 인해 발생한 비용 ③ 연구비용은 1년 이상 진행되는 연구의 경우 진행기준에 따라 연구비용을 인식하여야 한다.
8. 외환차손	외환채권의 회수 또는 외화부채의 변제시 환율변동에 따라 발생한 손실
9. 외화환산 손실	외화부채의 결산기말 원화환산액이 장부가액보다 많을 때의 차액
10. 투자자산 처분손실	투자자산의 처분시 처분가액이 장부가액보다 낮아서 발생한 손실
11. 유형자산 처분손실	유형자산의 처분시 처분가액이 장부가액보다 낮아서 발생한 손실
12. 재고자산 감모손	재고자산의 실사결과 실사된 재고량이 장부상 수량보다 부족하여 손실처리할 금액
13 고유목적사업비	① 대학 및 학교법인의 고유목적사업을 위하여 전출한 금액 ② 대학병원의 경우 임상교원의 급여와 연구보조비를 차감한 잔액을 계상
14 잡손실	기타 다른 계정에 속하지 아니하는 의료외비용
15 재해손실	화재, 도난 등 우발적인 재해로 인한 손실

□ 법인세비용	
1. 법인세비용 (소득세 등)	법인세 등에 의거 당기과세소득에 대해 당기부담할 법인세 및 부가되는 세액합계에 당기이연법인세변동액을 가감·산출된 금액

□ 고유목적사업 준비금 전입액	법인의 고유목적사업인 연구용진료·건물증축·의료장비구입·대학운영 등을 위하여 준비금을 설정하여 결산서에 반영한 경우 준비금 전입액

□ 고유목적사업 준비금 환입액	고유목적사업준비금 미사용분 및 의료발전준비금환입액

6. 병원리스회계

1) 리스의 의의

리스(lease)란 특정 자산을 직접 구입하지 않고 물건의 사용권을 일정기간 동안 리스회사(lessor)가 리스이용자(lessee)에게 이전하고 그 대가인 리스료를 정기적으로 리스회사에 지급하기로 약정하는 장기 임대차계약을 말한다.

우리나라에서는 리스거래에 관한 회계처리를 「리스회계처리준칙(이하 : 리스준칙)」에서 규정하고 있으며, 리스의 적용대상은 임대차 및 렌탈거래를 포함한 모든 리스거래에 적용하도록 하고 있다.

이와 같은 리스는 거래의 본질을 어떻게 보느냐에 따라 운용리스(operating lease)와 금융리스(financial lease)로 구분된다.

먼저 운용리스란 단순한 임대차 형식으로 권리(효익)와 의무(위험)가 리스이용자에게 이전되지 않는 형태의 리스를 말하며,

금융리스란 리스이용자가 물적금융(physical financing)의 수단으로 리스계약을 체결하는 경우 경제적인 소유권이 실질적으로 리스이용자가 소유하는 것으로 보아 자산을 할부매입 하여 보유하는 경우와 유사하게 회계처리 하는 것을 말한다. 따라서 금융리스의 경우에는 모든 권리(효익)와 의무(위험)가 리스이용자에게 이전되는 것으로 보기 때문에, 자산의 할부구입의 경우에 준해서 회계처리하면 된다.

▶ 리스

오늘날에는 대규모의 설비투자를 필요로 하는 사업의 경우뿐만 아니라 심지어 회사에서 사무용 비품이나 사원용으로 운용하는 소형자동차의 경우에도 리스를 많이 이용하고 있는 것을 보게 된다.

리스의 장점은 기술의 변화에 신속하게 대응하는 방안 중의 하나로 고가의 기자재, 의료기기 등을 구입하였을 시 급변하는 기술의 변화, 진부화 등으로 기존의 고가의 의료기기 등은 그 활용가치가 없어져 크나큰 손실을 초래할 우려가 있다.

특히 4차 산업혁명시대에는 쓰나미 보다 더 빠른 속도로, 산술급수식이 아닌 기하급수식으로 급변하는 현실에서는 고가의 의료장비를 구입하는 것보다는 리스를 이용하는 방안이 최선의 방법이 될 수 있다.

리스이용자는 기업에서 생산설비, 승용차 등을 많이 이용하고 있으나 병원에서도 의료장비 등 고가의 기기는 리스를 이용하는 사례가 늘고 있다.

▶ 운용리스와 금융리스

"리스"란 리스제공자가 특정 자산의 사용권을 일정 기간 동안 리스이용자에게 이전하고 리스이용자는 그 대가로 사용료를 리스제공자에게 지급하는 계약을 말하며 금융리스와 운용리스로 구분된다. 예를 들어 대규모 공장설비가 필요한 경우는 금융리스라 볼 수 있으며 사업용으로 사용하는 사무용비품이나 승용차와 같은 경우는 일반임대차와 같아서 운용리스로 볼 수 있다.

▶ 운용리스

일반적으로 운용리스란 즉시해약조건부 리스로서 재산의 이용에 따른 소유자부담의 비용 및 위험을 회피하면서 필요한 이용을 할 수 있다. 따라서 리스이용자는 유지·수선·보험료·조세공과를 부담하면서 재산을 임대하게 되므로 임대료는 상대적으로 높다.

▶ 금융리스

그러나 금융리스는 일정기간 리스이용자가 임차료를 지급하고 재산의 사용권을 획득하는 리스로서 원칙적으로 리스기간 중에는 해약할 수 없다. 금융리스는 당초 다액의 설비투자가 필요 없이 설비를 이용할 수 있는 장점이 있다.

▶ **운용리스와 금융리스의 분류**

리스는 단순한 법률적 형식에 의해서가 아니라 경제적 실질에 따라 회계 처리하여야 한다. 즉, 리스자산을 소유함으로써 발생하는 위험과 효익이 리스이용자에게 대부분 전가되어 있다고 판단되면 이는 리스이용자에게 리스자산이 실질적으로 인도되었다고 볼 수 있으므로 금융리스로 분류한다.

이때 위험이란 자산의 운휴, 기술의 진부화로 인한 손실 및 경제여건의 변화에 따른 수입액의 변동가능성을 포함하며, 효익이란 자산의 경제적 내용연수에 걸친 수익성이 있는 운용과 가치의 증대 혹은 잔존가치의 실현에서 발생하는 이익의 기대치를 말한다.

리스의 분류는 계약의 형식보다는 거래의 실질에 따라 분류하여서 아래의 경우 중 하나 또는 그 이상에 해당하면 일반적으로 금융리스로 한다.

> (1) 리스기간 종료 시 또는 그 이전에 리스자산의 소유권이 리스이용자에게 이전되는 경우
> (2) 리스실행일 현재 리스이용자가 염가매수선택권을 가지고 있고, 이를 행사할 것이 확실시 되는 경우
> (3) 리스자산의 소유권이 이전되지 않을지라도 리스기간이 리스자산 내용연수의 상당부분을 차지하는 경우
> (4) 리스실행일 현재 최소리스료를 내재이자율로 할인한 현재가치가 리스자산 공정가치의 대부분을 차지하는 경우
> (5) 리스이용자만이 중요한 변경 없이 사용할 수 있는 특수한 용도의 리스자산인 경우

법인세법에서는 금융리스자산은 리스이용자의 감가상각자산으로, 금융리스 외의 운용리스자산은 리스회사의 감가상각자산으로 하도록 규정하고 있다(법령 제24조 ⑤).

(1) 리스거래의 절차

① 먼저, 리스이용자가 리스자산을 선택한다.
② 리스회사와 리스이용자가 쌍방 간에 리스계약을 체결한다.
③ 리스회사가 리스자산을 공급자인 판매회사 또는 제조회사에 발주한다.

④ 공급자가 리스자산을 직접 리스이용자에게 인도한다.
⑤ 리스회사가 공급자에게 리스자산의 대금을 지급한다.
⑥ 리스이용자는 리스회사에게 리스료를 지급한다.
⑦ 마지막으로 리스자산의 공급자는 리스자산에 대한 사후 관리를 한다.

(2) 리스의 용어

① 리스실행일(inception of the lease) : 리스계약 조항에 따라 리스료가 최초로 기산되는 일자를 말한다.

② 리스기간(lease term) : 리스실행일로부터 리스계약상 명시된 종료시점까지의 기간을 말한다. 이 기간은 리스계약의 재리스기간이나 해지불능여부와는 관계없는 계약상의 기간을 의미한다.

③ 리스실행가능일 : 리스자산의 취득이 사실상 완료되어 리스목적에 사용할 수 있는 날을 말한다. 즉, 리스이용자가 정한 후 취득한 리스자산의 경우 리스실행일과 사실상 동일한 날이다.

④ 기본리스료 : 리스이용자가 리스자산에 대한 사용대가로써 리스회사에게 계약상 지급하기로 약정한 금액을 말한다. 기본리스료에는 연간리스료, 소유권 이전시 확정된 양도가액, 염가구매선택권 약정액 및 보증잔존가액(무보증잔존가액 제외) 등이 일반적으로 포함된다. 리스료에 포함하여 리스이용자가 지급하는 리스자산 관련 세금과공과, 보험료 등은 기본리스료에서 제외하고 별도로 비용으로 처리한다.

⑤ 조정리스료 : 리스실행일 이후 기본리스료 산정요소(이자율과 환율은 제외)의 변동에 따라 기본리스료보다 증감되는 차액을 말한다.

⑥ 염가구매선택권(bargain purchase option) : 리스이용자의 선택에 따라 리스이용자가 당해 자산에 대한 구매선택권 가능일 현재의 공정가액보다 현저하게 낮은 가액으로 구매하거나 계약을 갱신할 수 있는 권리를 의미한다.

⑦ 공정가액(fair price) : 리스실행일 현재 합리적인 판단력과 거래 의사가 있는 매수자와 매도자간에 공정한 거래에 의하여 교환될 수 있는 가액으로, 기본리스료의 현재가치와 무보증잔존가액의 현재가치를 합한 금액을 말한다. 단, 리스회사가 신규로 자산을 취득하는 경우에는 취득가액을 공정가액으로 한다.

⑧ 무보증잔존가액(unguaranteed residual value) : 리스실행일 현재 추정된 리스자산의 잔존가액 중에서 리스이용자 등이 지급을 보증하지 아니한 금액을 말하며, 이 가액은 기본리스료에는 포함되지 않는다.

⑨ 내재이자율 : 리스실행일 현재 기본리스료와 무보증잔존가액의 합계액의 현가를 리스자산의 공정가액과 일치시키는 할인율을 말한다.

⑩ 가중평균차입이자율 : 차입금의 이자율을 리스실행일 현재의 차입금을 기준으로 가중 평균한 이자율을 말한다.

7. 리스의 분류

금융리스는 리스자산의 경제적 소유권, 위험, 효익이 실질적으로 리스이용자에게 이전되는 경우에는 리스거래를 자본화하며, 운용리스는 경제적 소유권, 위험, 효익이 실질적으로 이전되지 않을시 자본화하지 않는 경우로 분류한다. 그리고 리스의 특수형태로써 판매형 리스, 판매 후 리스, 공동리스 등으로 분류한다.

(1) 금융리스

금융리스(financial lease)란 리스계약에 있어 리스자산을 리스이용자의 자산으로 자본화하는 경우를 말하며, 자본리스(capital lease)라고도 한다. 자본리스에는 리스회사가 리스료의 최초 기산일인 리스실행일에 처분손익을 인식할 수 없는 금융리스와 처분손익을 인식할 수 있는 판매형리스(sales-type lease)로 나눌 수 있다. 우리나라의 리스준칙에서는 자본리스를 금융리스로 표현하고 있으며, 판매형리스의 경우에 대해서는 직접적인 언급이 없다. 그러나, 판매(제조)업자가 리스회사인 경우의 규정에 관한 내용이 판매형리스에 해당된다.

금융리스는 단순한 법률적 형식에 의해서가 아니라 경제적 실질에 따라 리스자산을 소유함으로써 발생하는 효익과 위험이 리스이용자에게 대부분 전가되어 귀속된 경우를 말하므로, 리스이용자가 리스자산을 할부 매입하는 경우와 유사하다고 하겠다.

우리나라 리스회계처리준칙에 의하면 리스이용자가 리스자산을 금융리스로 자본화하기 위한 조건은 리스기간 중 리스이용자에게 실질적인 계약해지금지(non-cancellable)

조건이 부과된 리스로써 아래 기준 중 하나 이상을 충족시키는 경우에는 금융리스로, 그렇지 않은 경우에는 운용리스로 분류한다.

〈표 5-13〉 금융리스와 운용리스의 분류기준

구 분	분 류 기 준
금융리스	· 실질적인 계약해지금지 조건이 부여되면서 다음 중 하나의 조건을 충족하는 경우 · 리스기간 종료시 또는 그 이전에 리스물건의 소유권을 무상 또는 일정한 가액으로 리스이용자에게 이전하기로 약정한 경우 · 리스물건의 염가구매선택권이 리스이용자에게 주어진 경우 · 리스기간 ≥ 리스자산의 내용연수 × 75%인 경우 · 기본리스료의 현재가치 ≥ 리스자산의 공정가액 × 90%인 경우
운용리스	위의 조건을 하나도 충족하지 못하는 경우

〈표 5-13〉에서 네 가지 조건을 충족하지 못하더라도 리스회사가 외화차입금을 이용하여 리스자산을 취득하고 동 외화와 동일한 외화로 리스료를 수령하는 계약의 경우, 또는 범용성이 없는 자산을 리스하는 경우 등은 금융리스로 분류한다.

한편, 리스의 분류기준은 리스회사와 리스이용자에게 공통적으로 적용되어야 하며, 만약 이자율 적용의 차이 등으로 리스회사나 리스이용자 각각의 입장에서 리스를 분류한 결과가 서로 상이하게 나타날 경우 리스회사의 분류기준을 적용하여야 한다.

(2) 운용리스

운용리스(operating lease)란 소유하고 있는 리스자산의 효익과 위험이 리스이용자에게 이전되지 않는 형태를 말한다. 우리나라 리스회계처리준칙에 의하면 운용리스는 금융리스로 분류되기 위한 조건을 충족시키지 못한 경우이므로, 리스자산의 소유권은 당연히 리스회사에 귀속된다.

따라서 운용리스의 경우는 리스이용자는 단순히 리스자산을 임대차한 거래와 거의 유사한 회계처리를 하면 된다. 그리고 리스회사는 기본적으로 운용리스자산에 대해 리스회사가 보유하는 동종 또는 유사한 유형자산의 취득·유지·처분 등에 관한 회계처리를 준용하면 된다.

예제 ⑤

전설리스(주)는 20x1년 3월 2일 의료법인 장수병원과 리스자산의 해지불능리스계약을 다음과 같이 체결하였으며, 그 구체적인 계약내용은 다음과 같다.

구 분	甲 리스자산	乙 리스자산
취 득 원 가	₩6,000,000	₩6,000,000
리 스 기 간	5년	5년
내 용 연 수	7년	7년
내재이자율	16%	16%
리 스 료	₩1,614,345	₩1,614,345
5년 후 잔존가액	₩1,500,000	₩1,500,000
보증잔존가액	₩1,500,000	₩0

리스료는 매년 말에 지급하며, 리스물건의 염가구매선택권은 주어지지 않았을 경우 리스자산을 분류하라.

≫ 풀이

(1) 甲 리스자산
   ① 소유권이전약정계약이 없으므로 금융리스로 분류 불가
   ② 염가구매선택권이 주어지지 않으므로 금융리스로 분류 불가
   ③ 리스기간(5년)≥내용연수(7년)×75%에 해당되지 않으므로 금융리스로 분류 불가
   ④ 공정가치회수액 = 기본리스료의 현가(₩1,614,345×3.27429) + 보증잔존가액의 현가
                    (₩1,500,000×0.47611) = ₩1,200,000
   ∴ 위 ④의 기본리스료 현재가치와 리스자산의 공정가액이 각각 ₩1,200,000으로 동일하므로 금융리스로 분류한다. 그러므로 위 네가지 조건 중에서 하나를 충족하므로 금융리스로 분류한다.

(2) 乙 리스자산
   ①, ②, ③ 리스자산은 甲 리스자산과 동일
   ④ 공정가치회수액 = 기본리스료의 현가(₩1,614,345×3.27429) + 보증잔존가액의 현가
                    (₩0×0.47611) = ₩1,057,167
   ∴ 위 ④의 기본리스료 현재가치보다는 리스자산의 공정가액이 많으므로 운용리스로 분류한다. 그러므로 위 네 가지 조건 중에서 하나의 조건도 충족하지 못하므로 운용리스로 분류한다.

(3) 판매형 리스

판매형 리스(sales-type lease)란 금융리스 중에서 판매(제조)업자가 리스회사와 동일한 경우를 말하며, 리스자산과 관련된 손익은 당해 자산의 리스자산처분손익과 리스와 관련된 금융리스 이자수익으로 나누어진다.

판매(제조)업자가 구매(제조)한 자산의 리스계약은 구매(제조)자산의 매매거래와 이에 대한 자금대여거래로 구분하며, 리스회사는 총수익을 매출액과 금융수익으로 구분하여 인식한다. 여기서 매출액과 이에 대한 금융리스채권은 기본리스료 및 무보증잔존가액의 합계액을 가중평균차입이자율로 할인한 금액과 당해 자산의 공정가액 중에서 낮은 금액으로 계상한다.

이러한 이유는 일반거래시의 판매가액을 초과하지 못함과 동시에 가중평균차입이자율을 적용한 현재가치가 공정가액보다 낮은 가격으로 계산되는 금액을 매출액으로 계상하는 것이 거래의 실질에 부합하기 때문이다.

즉, 판매형 리스의 경우 리스이용자는 리스회사의 가중평균차입이자율을 우선적으로 적용하여야 하며 내재이자율을 적용해서는 안 된다. 이때 매출액은 동종 재고자산의 일반적인 판매가액을 적용하여야 하며, 리스회사와 리스이용자가 상호 협의하에 결정한 금융리스채권가액을 적용하여서는 안 된다.

〈표 5-14〉 판매형리스의 회계처리

구 분	판 매 시 회 계 처 리			
판매회사가 리스회사인 경우	(차변) 금융리스채권*	×××	(대변) 선급리스자산 리스자산처분이익	××× ×××
판매회사가 리스회사가 아닌 경우	(차변) 금융리스채권 (차변) 매 출 원 가	××× ×××	(대변) 재고자산매출 (대변) 재 고 자 산	××× ×××

* 기본리스료 및 무보증잔존가액의 합계액을 내재이자율이 아닌 가중평균차입이자율로 할인한 현재가치와 당해 자산의 공정가액 중 낮은 금액임.

(4) 판매후 리스

판매후 리스(sales and lease back)란 리스이용자가 신규로 구입(제조)한 자산 또는 사용 중인 자산을 리스회사에 판매한 후 동 자산을 리스하는 경우를 말한다. 이 리스는 리스이용자가 리스자산을 리스회사에 직접 판매하는 경우뿐만 아니라, 제3자에게 매각한 자산을 리스회사가 취득하여 이를 리스하는 경우도 포함된다.

일반적으로 판매후 리스거래는 판매회사의 자금확보 등의 목적으로 이루어지는 경우가 대부분이며, 이 경우 판매후 리스거래의 실질은 차입거래이다. 따라서 판매와 관련된 활동은 자금의 융통을 위한 보조수단일 뿐 그 자체를 회계상 독립적인 거래로써 인식하기는 곤란하다. 따라서 판매후 리스거래와 관련된 손익은 이연하여 리스기간에 걸쳐 배분한다.

〈표 5-15〉 판매후 리스의 회계처리

판매자산의 구분	리스거래의 구분	회계처리	
		매매거래 및 처분손익	리스거래
신규취득 자산	금융리스	처분손익을 이연하여 리스기간에 걸쳐 환입	금융리스로 회계처리
	운용리스	〃	운용리스로 회계처리
중고자산	금융리스	매매거래가 아니라 대차거래로 처리	금융리스로 회계처리
	운용리스	〃	금융리스로 회계처리

* 운용리스거래는 판매가격 및 리스료가 공정가액에 근거한 경우에는 일시에 처분손익으로 인식가능함.

(5) 공동리스

공동리스란 2개 이상의 리스회사가 공동으로 취득한 자산을 리스 하는 경우를 말한다. 리스회사는 리스자산에 대한 리스회사의 투자지분을 기초로 하여 선급리스자산으로 계상한다. 이후 리스실행일이 되면 각자의 투자지분에 따라 금융리스와 운용리스로 구분하여 회계처리한다.

예를 들면, A리스회사와 B리스회사가 공동으로 ₩50,000,000의 리스자산을 공동으로 취득하면서 각 50%씩을 부담하였다면 각 회사가 계상해야 할 선급리스자산은 각각 ₩25,000,000이 된다. 그리고 두 회사가 금융리스채권 회수액 및 금융리스수익으로 매기 인식할 금액은 금융리스채권 상각표상에 나타날 금액의 50%씩이 되며, 공동리스의 경우 리스이용자의 회계처리는 일반적인 리스와 동일하다.

8. 리스의 회계처리

1) 금융리스

금융리스(financial lease)는 이미 설명한 것처럼 리스자산에 대한 법적 소유권을 리스회사가 가지면서도 리스자산을 소유함에 따른 효익과 위험이 리스이용자에게 이전·귀속되는 형태의 리스를 말한다. 따라서 리스회사는 금융리스채권만을 가지며, 리스이용자는 리스물건을 자산으로 보고함과 동시에 동일한 금액을 부채로 계상한다.

(1) 리스실행일 및 리스기간 중의 회계처리

① 리스회사

금융리스채권은 리스실행일 현재의 리스자산의 공정가액으로 계상하며, 리스회사가 신규로 취득하여 리스 하는 자산인 경우에는 취득원가를 공정가액으로 한다. 따라서 취득원가에는 금융리스자산의 취득에 사용된 차입금에 대하여 리스실행가능일까지 발생한 금융비용이 포함된다.

기본리스료는 유효이자율법을 적용하여 금융리스채권의 원금상환부분과 리스이자수익으로 구분하여 처리한다. 그리고 조정리스료는 발생기간에 수익으로 인식하며, 회수여부가 확정되지 않은 경우에는 회수기일도래기준을 적용한다. 단, 조정리스료의 금액이 중요한 경우에는 원금 및 이자부분으로 구분처리가 가능하다.

② 리스이용자

금융리스자산과 부채의 평가는 리스계약상 지급하기로 한 기본리스료를 내재이자율로 할인한 가액과 금융리스자산의 공정가액 중 낮은 금액으로 계상한다. 즉, 리스실행일의 경우 리스이용자는 기본리스료를 내재이자율로 할인한 현재가치가 금융리스자산의 공정가액보다 낮을 경우에는 기본리스료의 현재가치를 금융리스자산과 부채로 계상해야 한다.

> 금융리스의 자산·부채 = Min[기본리스료의 현재가치, 금융리스자산의 공정가액]

또한, 금융리스자산은 리스이용자가 소유하고 있는 동종 또는 유사한 다른 유형자산과 동일한 방법으로 내용연수에 걸쳐 감가상각 회계처리한다.

기본리스료는 유효이자율법에 의하여 리스이자비용과 부채원금으로 구분하여 리스기간에 걸쳐 균등하게 배분한다. 여기서 유효이자율법이란 매기 리스료 지급기간 초일 현재의 금융리스 채무잔액에 대하여 리스료 지급기간마다 지급이자율이 일정하도록 이자액을 산정하는 방법을 말한다. 조정리스료는 발생기간에 비용으로 인식하며, 지급여부가 확정되지 않은 경우에는 지급기일도래기준을 적용한다. 단, 조정리스료의 금액이 중요한 경우에는 원금 및 이자부분으로 구분하여 처리가능하다.

우리나라 리스회계처리준칙에 따른 금융리스 거래의 회계처리를 요약하면 <표 5-16>과 같다.

〈표 5-16〉 금융리스 거래의 회계처리

구 분	리 스 회 사	리 스 이 용 자
리스자산 취득시	(차변) 선급리스자산 ××× (대변) 현금(미지급금) ×××	분개없음
리스실행일	(차변) 금융리스채권 ××× (대변) 선급리스자산 ××× 리스이자비용 ×××	(차변) 금융리스자산 ××× (대변) 금융리스부채 ×××
기본리스료 수령 (지급)시	(차변) 현 금 ××× (대변) 리스이자수익 ××× 금융리스채권 ×××	(차변) 리스이자비용 ××× 금융리스부채 ××× (대변) 현 금 ×××
기말결산시	(차변) 대손상각비 ××× (대변) 대손충당금 ×××	(차변) 감가상각비 ××× (대변) 감가상각누계액 ×××
리스자산 반환시	(차변) 금융리스자산 ××× 리스자산회수손실* ××× (대변) 금융리스채권 ×××	(차변) 금융리스부채 ××× 감가상각누계액 ××× (대변) 금융리스자산 ××× (차변) 리스자산보증손실 ××× (대변) 현 금 ×××

* 보증잔존가액이 추정잔존가액보다 작을 경우에만 발생함.

(2) 리스계약 해지시의 회계처리

금융리스채권 중 해지일 이전에 회수기일이 도래한 채권으로서 미회수된 금액과 동

채권에 대한 해지일까지의 미수이자는 해지금융리스자산으로 계상한다. 금융리스채권액은 리스료의 회수에 따라 감소하며, 이 중 회수되지 아니한 부분은 금융리스채권잔액으로 남게 된다.

금융리스계약이 해지된 경우에는 회수한 당해 리스자산은 해지금융리스자산으로 계상한다. 이 가액은 해지일 이후에 회수기일이 도래하는 금융리스채권액에서 당해 리스계약의 해지와 관련하여 리스이용자 및 보증인 등으로부터 회수가능한 금액을 차감한 잔액으로 계상한다. 그리고 금융리스자산에 대한 감가상각은 리스계약이 해지된 경우에도 계속되는데 계약해지 후의 리스관련 비용은 이러한 감가상각비만 발생하게 되므로 이와 관련된 수익은 실현되지 않는다.

우리나라 리스회계처리준칙에 따른 금융리스계약 해지시의 회계처리를 요약하면 <표 5-17>과 같다.

〈표 5-17〉 금융리스계약 해지시의 회계처리

구 분	리 스 회 사	리 스 이 용 자

리스계약 해지시	(차변) 해지금융리스자산 ×××
	        현금(미지급금) ×××
	(대변) 금융리스채권 ×××
	(차변) 해지금융리스자산 ×××
	(대변) 금융리스채권 ×××
	        리스이자수익 ×××
		(차변) 금융리스부채 ×××
		        감가상각누계액 ×××
		        금융리스해지손실 ×××
		(대변) 현 금 ×××
		        해지금융리스부채 ×××

리스자산 보유시	(차변) 감가상각비 ××× (대변) 감가상각누계액 ×××	분개없음

(3) 해지일 이후의 회계처리

리스계약이 해지되거나 리스기간이 종료된 리스자산을 리스하는 경우에는 이를 새로운 리스계약으로 보아 이 기준을 적용한다. 다만, 이 경우 새로운 리스계약시 내용연수가 75% 이상이 경과한 때에는 리스기간 기준과 공정가액 회수기준을 적용하지 아니한다. 그리고 리스회사의 금융리스채권가액은 새로운 리스계약의 실행일 현재 당해 금융리스자산의 공정가액으로 하며, 해지되거나 종료된 당해 운용리스자산 또는 해지금융리스자산의 장부가액과 공정가액과의 차이는 리스자산처분손익으로 하여 당해 연도의 영업손익으로 처리한다.

우리나라 리스회계처리준칙에 따른 금융리스계약 해지일 이후의 회계처리를 요약하면 <표 5-18>과 같다.

〈표 5-18〉 금융리스계약 해지일 이후의 회계처리

구 분	리 스 회 사	
리스자산 처분시	(차변) 현　　　금 ××× 감가상각누계액×××	(대변) 해지금융리스자산 ××× 리스자산처분이익 ×××
리스 재계약시	(차변) 금융리스채권* ××× 감가상각누계액×××	(대변) 해지금융리스자산 ××× 리스자산처분이익 ×××

* 새로운 리스실행일의 공정가액임.

2) 운용리스

운용리스(operating lease)란 리스자산을 소유함에 따른 효익과 위험이 리스이용자에게 이전이나 귀속되지 않는 형태의 리스를 말한다. 즉, 리스자산의 실질적 소유권은 리스회사에 있으며, 리스이용자는 단순히 동 자산을 빌린 것에 불과하므로, 리스자산을 장부에 자산으로 계상할 수 없으며, 매기 리스료 지급시에 단순 임대차거래인 것처럼 회계처리하면 된다.

(1) 리스실행일 및 리스기간 중의 회계처리

① 리스회사

운용리스자산은 리스실행가능일 현재의 취득원가를 기초로 하여 계상하며, 취득원가에는 운용리스자산의 취득에 사용된 차입금에 대하여 리스실행가능일까지 발생한 이자비용 등 기타 이와 유사한 금융비용을 포함한다. 따라서 리스자산의 취득시점부터 리스실행일까지의 회계처리는 금융리스의 경우와 동일하다.

기본리스료는 이자율과 환율의 변동에 따른 리스료로서 리스기간에 걸쳐 균등하게 배분된 금액을 운용리스수익으로 인식한다.

리스계약이 종료되면 계약체결시 리스이용자의 리스자산 잔존가액에 대한 보증여부에 따라 회계처리가 달라진다. 따라서 리스이용자가 리스자산의 잔존가액을 보증하지 않았을 경우는 특별한 회계처리가 필요 없으나, 리스자산의 잔존가액에 대하여 보증을 하고 운용리스자산의 실제잔존가액이 보증잔존가액에 미달하게 되면 리스회사는 그 차액을 리스이용자로부터 수령하여 리스자산회수이익으로 계상한다.

② 리스이용자

운용리스료 비용은 기본리스료를 리스기간에 걸쳐 균등하게 배분된 금액으로 하며, 리스실행일 이전과 리스실행일에 특별한 경우를 제외하고는 회계처리가 필요 없으나, 리스료를 선급하는 조건인 경우에는 동 금액을 선급리스료로 계상하면 된다.

리스기간 중 리스이용자가 리스회사에 지급하는 비용은 지급리스료로 회계처리하며, 리스계약이 만료되어 리스이용자가 리스자산을 반환하는 경우의 회계처리는 기본적으로 리스회사와 동일하다. 따라서 운용리스자산의 실제잔존가액이 보증잔존가액에 미달하면 리스이용자는 리스회사에 동 미달액을 지급하고 리스자산보증손실로 회계처리한다.

우리나라 리스회계처리준칙에 따른 운용리스 거래의 회계처리를 요약하면 <표 5-19>와 같다.

〈표 5-19〉 운용리스 거래의 회계처리

구 분	리 스 회 사	리 스 이 용 자
리스자산 취득시	(차변) 선급리스자산 ××× 　　(대변) 현금(미지급금) ×××	분개없음. 단, 취득부대비용을 제외한 취득대금의 일부를 부담하고 공유지분이 인정되는 경우 유형자산으로 처리하고 감가상각 회계처리한다.
리스실행일	(차변) 운용리스자산 ××× 　　(대변) 선급리스자산 ××× 　　　　 리스이자비용 ×××	
기본리스료 수령 (지급)시	(차변) 현　　금 ××× 　　(대변) 운용리스료수익 ×××	(차변) 지급리스료 ××× 　　(대변) 현　　금 ×××
리스자산 반환시 (잔존가액 보증시)	(차변) 현　　금* ××× 　　　 리스자산회수손실 ××× 　　(대변) 미수리스료 ×××	(차변) 리스자산보증손실 ××× 　　(대변) 현　　금 ×××

* 보증잔존가액에서 실제잔존가액을 차감한 금액임.

(2) 리스계약 해지시의 회계처리

리스회사는 당해 리스계약과 관련하여 리스이용자로부터 회수한 금액은 운용리스수익으로 계상하며, 만약에 보증금을 리스계약 해지시 반환하지 않기로 약정한 경우에는 동 금액을 차감한 잔액을 리스이용자로부터 수령하게 되므로 이를 차감해야 한다. 그리고 감가상각은 금융리스의 회계처리와 동일하다.

리스이용자의 경우에는 운용리스 해지시 규정손실금을 운용리스해지손실로 처리한다. 우리나라 리스회계처리준칙에 따른 운용리스계약 해지시의 회계처리를 요약하면 <표 5-20>과 같다.

〈표 5-20〉 운용리스계약 해지시의 회계처리

구 분	리 스 회 사	리 스 이 용 자
리스계약 해지시	(차변) 현　　　금 ××× 　　　　예수보증금 ××× (대변) 운용리스료수익 ×××	(차변) 운용리스해지손실 ××× (대변) 현　　　금　　××× 　　　　리스보증금　　×××
리스자산 보유시	(차변) 감가상각비 ××× (대변) 감가상각누계액 ×××	분개없음

(3) 해지일 이후의 회계처리

리스계약이 해지되거나 리스기간이 종료된 리스자산을 리스하는 경우에는 이를 새로운 리스계약으로 간주한다. 단, 새로운 리스계약의 당해 리스자산이 내용연수의 75% 이상을 경과한 경우에는 리스분류기준의 리스기간기준 또는 공정가액기준의 규정은 리스분류기준으로 적용하지 아니한다.

새로운 리스계약이 운용리스에 해당하는 경우 리스회사의 리스자산가액은 새로운 리스계약의 실행일 현재 해지되거나 종료된 경우 당해 운용리스자산 또는 해지금융리스자산의 장부가액으로 한다. 한편 계약 해지된 리스자산을 처분하는 경우에는 운용리스자산의 장부가액과 처분가액의 차액은 리스자산처분손익으로 회계처리한다.

우리나라 리스회계처리준칙에 따른 운용리스계약 해지일 이후의 회계처리를 요약하면 <표 5-21>과 같다.

⟨표 5-21⟩ 운용리스계약 해지일 이후의 회계처리

구 분	리 스 회 사
리스자산 처분시	(차변) 현　　　금 ×××　　(대변) 운용리스자산　××× 　　　　감가상각누계액 ×××　　　　　리스자산처분이익 ×××
운용리스 재계약시	(차변) 운용리스자산(신)*×××　(대변) 운용리스자산(구) ××× 　　　　감가상각누계액 ×××

* 새로운 리스실행일의 해지운용리스자산 장부가액임

⟨표 5-22⟩ 금융리스와 운용리스 비교[11]

구 분	금융리스	운용리스
계약기간	비교적 장기간 (해당자산의 경제적 수명과 비슷함)	비교적 단기간 (해당자산의 경제적 수명보다 짧음)
중도해약	원칙적으로 해약불가	중도해약 가능
대상자산	특수한 자산	진부화가 빠른 자산
보수유지비용	임차인이 부담	임대인이 부담
리스료	구입비용과 이익이 완전히 포함	구입비용이 완전히 포함 못함
리스성격	자금조달의 대체수단으로 이용	자산의 효율적 이용이 강조

---

11) 권학중·최광일·김규간, 핵심병원회계재무, 도서출판 대경, 2019.

연 습 문 제

【문제1】 다음 중 자산의 분류에 해당하지 않는 것은?

① 유동자산과 비유동자산으로 구분한다.
② 유동자산은 당좌자산과 투자자산으로 구분한다.
③ 비유동자산은 투자자산, 유형자산, 무형자산, 기타비유동자산으로 구분한다.
④ 의료기기는 유형자산이다.

【문제2】 다음 중 부채의 설명으로 옳지 않은 것은?

① 유동부채와 비유동부채로 구분한다.
② 유동부채는 1년 이내에 상환 가능한 부채를 말한다.
③ 퇴직급여충당부채는 비유동부채이다.
④ 외상매입금, 미지급금, 장기차입금 등이 유동부채에 해당한다.

【문제3】 다음 중 유동자산에 해당하지 않는 것은?

① 약품 ② 소모품
③ 특허권 ④ 미수수익

【문제4】 다음 중 비유동자산에 해당하지 않는 것은?

① 상표권 ② 의료기기
③ 차량운반구 ④ 미수수익

【문제5】 다음 중 유동부채에 해당하지 않는 것은?

① 미지급비용 ② 외상매입금
③ 장기차입금 ④ 미지급금

【문제6】 다음 중 당좌자산에 해당하지 않는 것은?

　① 약품　　　　　　　　　② 현금
　③ 미수수익　　　　　　　④ 선급금

【문제7】 다음 중 재고자산에 해당하지 않는 것은?

　① 약품　　　　　　　　　② 소모품
　③ 미수수익　　　　　　　④ 진료재료

【문제8】 다음 중 유형자산에 해당하지 않는 것은?

　① 토지　　　　　　　　　② 건물
　③ 특허권　　　　　　　　④ 차량운반구

【문제9】 다음 중 감가상각대상 자산에 해당하지 않는 것은?

　① 토지　　　　　　　　　② 건물
　③ 특허권　　　　　　　　④ 차량운반구

【문제10】 다음 중 성질이 다른 하나는?

　① 선급비용　　　　　　　② 현금
　③ 특허권　　　　　　　　④ 미수수익

【문제11】 다음 설명 중 옳지 않은 것은?

　① 자본은 자산에서 부채를 뺀 것이다.
　② 자산은 부채와 자본의 합이다.
　③ 자본등식은 자산 – 부채 = 자본이다.
　④ 기말자산 – 기말부채 = 순이익

【문제12】 자산에서 부채를 차감한 것을 무엇이라고 하는가?

① 수익 ② 비용
③ 자본 ④ 이익

【문제13】 총수익에서 총비용을 차감한 것을 무엇이라고 하는가?

① 자본 ② 자산
③ 부채 ④ 순이익

【문제14】 병원의 설립에 있어 출자를 하면?

① 자본금이 증가한다.
② 부채가 증가한다.
③ 자산은 변동이 없다.
④ 부채가 감소한다.

【문제15】 리스에 대한 설명으로 옳지 않은 것은?

① 리스는 리스회사와 계약을 통하여 리스이용자가 소유권을 갖는다.
② 금융리스는 리스기간이 장기간이다.
③ 운용리스는 중도해약이 가능하다.
④ 금융리스의 리스료에는 구입비용과 이익이 포함된다.

【문제16】 다음 중 운용리스에 대한 설명으로 옳지 않은 것은?

① 운용리스는 리스기간이 비교적 단기간이다.
② 리스계약을 통하여 소유권이 리스이용자에게 이전되지 않는다.
③ 운용리스는 중도해약이 가능하다.
④ 운용리스의 리스료에는 구입비용과 이익이 포함된다.

【문제17】 다음 중 금융리스에 대한 설명으로 옳지 않은 것은?

① 금융리스는 자금조달의 대체수단으로 활동된다.
② 금융리스는 보수유지비용을 임대인이 부담한다.
③ 금융리스는 리스기간이 비교적 장기간이다.
④ 금융리스는 중도해약이 원칙적으로 불가능하다.

【문제18】 다음 중 리스구입시 장점에 해당하지 않는 것은?

① 리스는 자금조달의 대체수단으로 활동된다.
② 리스는 의료기술의 발달에 신속하게 대응이 가능하다.
③ 리스는 자금을 차입하는 관계로 재무구조가 악화된다.
④ 리스료는 비용으로 인정되므로 세금절약의 효과가 있다.

【문제19】 다음 중 리스구입시 장점에 해당하지 않는 것은?

① 리스는 자금조달의 대체수단으로 활동된다.
② 고가의 의료기기 구입비용이 없을 때 리스를 이용하는 것이 유리하다.
③ 리스료는 비용으로 인정되지 않는다.
④ 의료기기 등 구입비용이 들지 않기 때문에 재무구조가 건전하다.

【문제20】 다음 중 자산의 취득원가에 포함하지 않는 것은?

① 취득세   ② 재산세
③ 운반비   ④ 설치비

【문제21】 다음 거래를 분개하시오.

① 20x0년 1월1일 의료법인 장수병원은 (주)전설리스로부터 3년간 의료장비를 리스하였다. 리스료는 매년 말에 1,500,000원씩 지급하기로 약정하였으며, 리스의 분류는 운용리스로 분류하였으며, 20x0년 1월 1일과 20x0년 12월 31일의 회계처리를 하시오.

② 장수병원은 20x0년 1월1일 (주)전설리스로부터 3년간 의료장비를 리스하였다. 리스료는 20x0년 및 20x1년 말에는 각각 2,000,000원씩 지급하기로 하고 20x2년 12월31일(만기일)에 800,000원을 지급하기로 하였다. 리스의 분류는 운용리스로 분류할 때 20x0년 12월31일 및 20x1년 12월31일, 20x2년 12월31일의 회계처리를 하시오.

③ 장수병원은 20x0년 1월1일 (주)전설리스로부터 3년간 의료기기를 리스하였다. 리스료는 20x0년 및 20x1년 말에는 각각 1,000,000원씩 지급하기로 하였으며, 20x2년 12월31일(만기일)에는 1,600,000원을 지급하기로 하였다. 리스의 분류는 운용리스로 분류할 때 20x0년 12월31일, 20x1년 12월31일, 20x2년 12월31일의 회계처리를 하시오.

정 답

1	②	2	④	3	③	4	④	5	③
6	③	7	③	8	③	9	③	10	③
11	④	12	③	13	④	14	③	15	③
16	④	17	②	18	③	19	③	20	②
21	정답은 아래 풀이 참조							

① 20x0년 1월1일   분개없음
　 20x0년 12월31일   (차변) 운용리스료 1,500,000원   (대변) 현　금   1,500,000원

② 20x0년 12월31일   (차변) 운용리스료 1,600,000원   (대변) 현　금   2,000,000원
　　　　　　　　　　(차변) 선급리스료   400,000원
　 20x1년 12월31일   (차변) 운용리스료 1,600,000원   (대변) 현　금   2,000,000원
　　　　　　　　　　(차변) 선급리스료   400,000원
　 20x2년 12월31일   (차변) 운용리스   1,600,000원   (대변) 현　금   800,000원
　　　　　　　　　　　　　　　　　　　　　　　　　　(대변) 선급리스료   800,000원

③ 20x0년 12월31일   (차변) 운용리스   1,200,000원   (대변) 현　금   1,000,000원
　　　　　　　　　　　　　　　　　　　　　　　　　　(대변) 미지급리스료 200,000원
　 20x1년 12월31일   (차변) 운용리스   1,200,000원   (대변) 현　금   1,000,000원
　　　　　　　　　　　　　　　　　　　　　　　　　　(대변) 미지급리스료 200,000원
　 20x2년 12월31일   (차변) 운용리스   1,200,000원   (대변) 현　금   1,600,000원
　　　　　　　　　　(차변) 미지급리스로 400,000원

제 6 장 병원회계실무

제1절 병원수익회계

병원경영에 있어 발생하는 수익과 지출은 영리법인인 기업의 수익과 지출과 다를 바 없다.
단지 업태, 업종에 따라 취급하는 품목, 표현하는 계정과목 명칭이 다를 뿐이다. 물론 세부적으로 접근하면 영리법인, 비영리법인의 특성에 따라 이윤의 배분 유무 등 상이점은 가지고 있다.

영리법인 중 제조업의 경우 주된 수입의 원천은 제품을 매출하고 그에 대한 대가를 받는 것이고, 도·소매업의 경우 상품을 매출하고 그에 대한 대가, 서비스업의 경우 지식서비스, 용역을 제공하고 그 대가가 주된 수입원이 된다.

반면 비영리법인인 병원의 경우는 업태는 보건업, 종목은 종합병원으로 되어있다. 즉, 의료행위(진료, 의료서비스 등)를 제공하고 그에 대한 대가를 받는 것이 병원의 주된 수입원이다.
그렇다면 병원을 유지·경영하는데 필요한 주된 수입원은 의료수익과 부대수입인 의료외수익, 그리고 기부금 수익 등으로 구분한다.

1. 의료수익

의료기관인 병원의 수익발생 원천은 의료수익, 의료외수익으로 구분하며, 의료수익은 다시 입원수익, 외래수익, 기타의료수익으로 구분한다.
의료수익은 진료비수익을 일컫는데 진료비수익은 진료비의 본인부담금과 제3자 단체 부담금(기관부담금)의 합계액이다.

병원이 환자에게 의료서비스(진료 등)를 제공하고 그 대가로 받는 진료비 중 환자 본인부담금과 관련 기관에서 부담하는 기관부담금의 합이 된다. 사회복지제도가 정착되어 있는 국가에서는 환자의 본인부담금은 덜게 하고 나머지 진료비 부담금을 관련 기관에서 부담하고 있다.

관련기관이라 함은 해당 진료비의 지급주체가 되는 국민건강보험공단, 자동차보험회사, 근로복지공단, 보훈복지공단 등을 말한다.

의료수익의 확정은 의료기관인 병원에서 자체 심사를 거쳐 건강보험심사평가원 등 법령에 의한 외부심사기구를 통하여 진료비를 청구하면 외부심사기구는 진료비 책정의 적정성에 대한 심사를 통하여 지급할 진료비를 확정하여 그 결과를 의료기관인 병원과 지급주체인 관련 기관에 통보하게 된다.

지급주체인 관련 기관(건강보험공단, 자동차보험회사, 근로복지공단, 보훈복지공단 등)은 통보받은 결과에 따라 진료수가를 해당 의료기관인 병원에 지급하게 된다.

[그림 6-1] 의료수익 확정절차

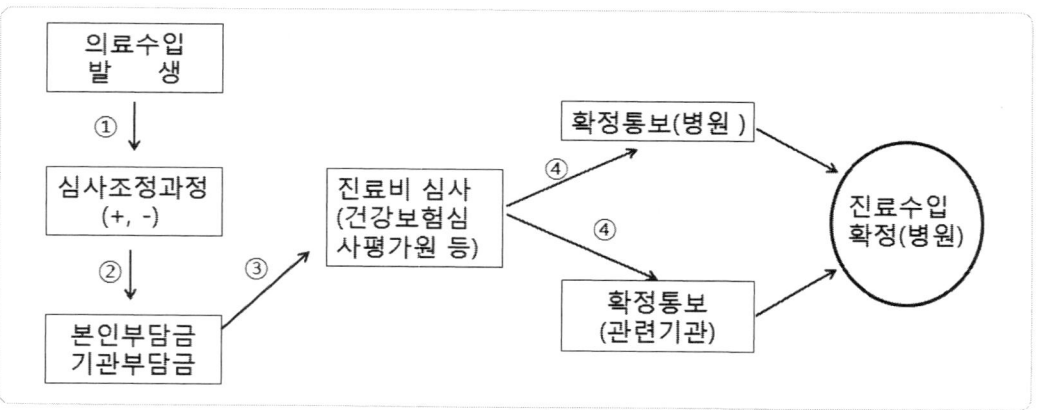

1) 진료비 부담 제3자 단체기관

진료비 부담 제3자 단체기관은 국민건강보험공단, 자동차보험회사, 근로복지공단, 보훈복지공단 등으로 분류된다.

그 중 국민건강보험공단 및 자동차보험회사는 진료비의 적정성에 대한 심사를 건강보험심사평가원에 위탁하고 있으며, 근로복지공단은 자체적으로 진료비 적정성에 대한 평가를 실시하고 있다.

2) 환자별 진료비 지급기관

진료비 중 본인부담금 외에 기관부담금에 대해서는 환자별 적용기준에 따라 절차 및 지급기관이 달라진다.

(1) 의료보험환자

국민건강보험법의 적용을 받는 환자의 경우는 환자 본인이 진료비의 일부를 부담하고 나머지 진료비는 병원의 청구에 의해 건강보험공단에서 지급한다.
이를 요양급여비용이라고 하며 요양급여비용은
① 가입자(환자)가 의료기관인 병원을 방문하여 의료서비스(진료)를 받은 후 의료기관인 병원은 심사평가원에 요양급여비용에 대하여 심사청구를 한다.
② 심사평가원은 의료기관(병원)으로부터 받은 심사청구내용을 근거로 요양급여기준에 부합하는지를 심사 및 지급액을 확정하고 그 결과를 의료기관인 병원과 건강보험공단에 통보한다.
③ 건강보험공단은 심사평가원의 결정 통보사항을 근거로 의료기관인 병원에 요양급여비용을 지급한다.

(2) 의료급여환자

의료급여법의 적용을 받는 환자의 경우는 본인이 진료비의 일부를 부담하고(보호 1종은 본인부담 없음) 나머지 진료비는 병원의 청구로 건강보험공단에서 지급한다.
의료급여법에 의한 의료급여비용은 건강보험심사평가원과 건강보험공단이 심사 및 지급업무를 위탁받아 건강보험에 의한 요양급여비용의 지급절차와 동일하다.
의료급여비용은 의료급여기금에서 부담하되, 의료급여기금은 지방자치단체인 시·도에 설치하도록 하고 있으며, 의료급여기금은 국고보조금 및 지방자치단체의 출연금 등으로 조성한다.

(3) 자동차보험 및 산재 환자

산업현장에서 정상적인 근로를 제공하는 과정 또는 근로의 연장선상에서 발생한 산재보험환자의 진료비 청구는 근로복지공단이 심사평가 절차를 거쳐 결정 및 지급하며 자동차보험 환자의 경우는 건강보험심사평가원이 위탁심사를 통하여 진료비를 결정하고 자동차보험회사가 진료수가를 지급하는 과정을 거치게 된다.

(4) 보훈환자

국가보훈대상자인 보훈환자가 원거리 등으로 인하여 국가보훈병원에서 진료를 받기가 어려운 환경 등을 해소하기 위하여 전국 시·군 단위로 민간의료기관을 위탁병원으로 지정하여 운영하고 있다.
위탁병원에서 발생한 진료비는 위탁병원의 청구에 의해 보훈병원이 지급한다.

위탁진료비 청구절차는
① 위탁병원에서는 국비 환자에 대한 진료비를 일정한 주기(월 1회 등)로 심사평가원에 심사청구 절차를 밟게 되며,
② 심사평가원은 위탁병원에서 청구한 진료비를 보험자 종별로 심사하여 그 결과를 위탁병원과 보훈병원에 각각 통보하고,
③ 보훈병원은 심사평가원의 결정서에 의해 국가가 부담하는 진료비용을 결정하여 해당 위탁병원에 진료비를 지급함으로서 보훈환자의 진료시작부터 진료비 지급까지의 업무가 마무리 된다.

3) 의료수익의 분류

의료수익은 진료형태에 따른 분류와 환자유형에 따른 분류로 구분한다. 환자유형에 따른 분류는 위에서 의료보험환자, 의료급여환자, 자동차보험 및 산재환자, 보훈환자 등으로 분류하며 진료비 확정 및 지급절차를 설명한 바 있다.
따라서 진료형태에 따른 분류를 소개하면 입원수익, 외래수익, 기타의료수익으로 분류한다.

(1) 입원수익

입원환자의 진료에 따른 제반 의료수익을 말하며, 환자의 종류별로 보험·급여·산재·일반·자보수익 등으로 구분하며, 사전에 정한 할인율에 따라 특정기관 및 개인에게 진료비를 에누리 또는 할인해 준 금액, 극빈환자 등을 위한 자선진료에 따른 무료 또는 감면액, 연구용환자에 대한 진료비감면액을 차감하여 계상하여 입원수익을 확정한다.

(2) 외래수익

외래환자진료에 따른 제반 의료수익을 말하며, 외래수익은 환자의 종류별로 구분할 수 있으며, 진료비의 에누리 등은 입원수익과 같은 방법으로 차감하여 계상하여 외래수익을 확정한다.

(3) 기타 의료수익

입원수익과 외래수익 이외의 의료수익을 말하며 여기에는 종합건강진단, 신체검사, 건강상담, 예방접종, 직원급식, 재증명 발급, 구급차운영 등에 따른 제반수익이 이에 해당한다.

4) 의료외수익

의료외수익에는 의료부대수익, 이자수익, 배당금수익, 임대료수익, 기부금수익 등 의료수익 외에 병원의 관리운영에서 발생하는 수익을 말한다.

(1) 의료부대수익

병원이 주된 의료사업 이외의 영안실·매점·슈퍼마켓 등의 부대사업을 직영하여 발생한 수익 등을 말한다.

(2) 이자수익

제예금·국공채 등의 이자 및 어음매입할인료 등의 수익을 말한다.

(3) 배당금수익

투자한 회사로부터의 배당금수익

(4) 임대료수익

병원건물 또는 시설(영안실, 식당 등)을 임대하여 발생한 수익을 말한다.

(5) 연구수익

연구중심병원으로 지정된 기관의 총 연구수익 및 연구중심병원이 아닌 기관에서 수행한 수탁연구수익, 의약품 등의 안전성·유효성을 심의하기 위하여 병원에서 실시되는 임상시험 수익 등을 말한다.

(6) 기부금수익

병원이 재화 및 용역의 제공 없이 제3자로부터 무상으로 받은 수입 등과 공공병원이 정부 등으로부터 결손보전 또는 운영비보조목적으로 받은 보조금 등이 이에 해당한다. 이 외에 단기매매증권처분이익, 단기매매증권평가이익, 외환차익, 외화환산이익, 투자자산처분이익, 유형자산처분이익, 대손충당금환입, 잡이익, 자산수증이익, 채무면제이익, 보험차익 등이 의료외수익으로 분류하고 있다.

5) 병원의 회계처리

(1) 수익의 인식과 귀속시기

수익의 인식은 수익의 귀속기간의 설정을 어떻게 할 것 인가를 결정하는 시점을 말한다. 기업회계에서는 수익은 실현주의를, 세법에서는 권리확정주의를 채택하고 있다.

① 현금주의와 실현주의

의료수익은 실현주의에 의하여 인식한다. 실현주의는 현금주의에 대응하는 개념이다. 현금주의는 과거 단식부기(single entry bookkeeping)에서 사용하고 실현주의는 복식부기(double entry bookkeeping)에서 사용한다.

현금주의는 어떠한 거래가 발생하더라도 현금의 입금 또는 지출이 없으면 회계처리를 하지 않는다. 즉, 현금의 입금 또는 출금이 발생하여야 회계처리하는 방법이다. 이는 현금 하나만 인정하는 단식부기체계에서 사용되는 회계처리방법으로서 오늘날 일부 특정단체(조직)를 제외하고는 복식부기로 전환하여 복식부기제도를 채택하고 있다.

실현주의는 복식부기제도에서 사용되어지는 회계처리제도이다. 즉, 발생주의와 같은 개념이다. 현금의 수·지출과는 상관없이 거래만 발생하면 회계처리를 하는 방식이다. 미수금, 미지급금, 외상매출금, 외상매입금 등 현금의 수·지출이 발생하지 않아도 채권, 채무계정을 사용하여 발생시점에서 거래를 인식하고 이를 회계처리하는 기법이다. 병원회계 역시 실현주의를 채택하고 있다.

② 의료기관(병원) 회계기준

의료기관회계기준규칙에서는 '수익은 실현시기를 기준으로 계상하고 미실현수익은 당기의 손익계산에 산입하지 아니함을 원칙으로 한다.'라고 규정하고 있다.

즉, 의료서비스는 그 행위가 이루어지는 시점에서 의료서비스가 환자에게 제공되기 때문에 의료서비스의 제공과 동시에 그에 상응하는 진료비의 청구권이 주어진다. 따라서 의료수익의 인식시기는 의료서비스를 제공하는 시기에 수익으로 인식하고 있다.

③ 세법의 적용

기업회계에서는 수익을 세법에서는 익금, 기업회계에서의 비용을 세법에서는 손금으로 표현하고 있으며, 법인세법에서는 익금과 손금을 권리의무가 확정된 시기에 인식하도록 규정하고 있다(권리의무확정주의).

권리의무확정주의란 권리의 발생에서 소멸 사이의 기간 가운데 권리의 성질과 내용 등을 따져 적당한 시점을 소득의 실현시점으로 삼는다는 것을 의미한다(박두진, 병원회계와 세무실무, 코페하우스).

④ 권리의무확정주의

권리의무확정주의(settlement principle of claims and obligations)는 각 사업연도나 과세기간의 소득을 그 사업연도 등의 기간 동안에 수취할 권리가 확정된 수익과 그 기간에 지급하여야 할 의무가 확정된 비용을 비교함으로써 수익과 비용을 인식·파악한 다는 기준이다. 즉 순자산증감의 원인이 되는 사실을 금전의 수수(授受) 여부에 불구하고 수취할 권리와 지급할 의무가 확정된 시점에서 손익을 인식·파악하려는 것이 권리의무확정주의이다. 이와 같은 권리의무확정주의는 현행 소득세법과 법인세법상 총수입금액(익금)과 필요경비(손금)의 인식기준으로 채택되어 있다. [참조조문] 법법 40, 소법 39<국세청 홈텍스>

예제 ①

다음 거래를 회계처리하시오(실현주의, 퇴원주의 모두 표시).

20x1년 5월 3일 장수병원에 입원한 고질병은 6월10일 퇴원한다. 관련 진료비에 대한 자료는 다음과 같다.

① 20x1년 5월3일부터 5월31일까지의 진료비   3,600,000원
② 20x1년 6월1일부터 6월10일까지의 진료비   400,000원   진료비총액   4,000,000원
③ 20x1년 6월10일 환자의 퇴원시 납부한 본인부담금   300,000원
④ 20x1년 6월20일 건강보험심사평가원에 진료비 심사청구액   3,700,000원
⑤ 20x1년 11월5일 건강보험공단에서 청구금 입금   3,700,000원

풀이

- 실현주의

① 5월31일까지의 1차 진료비 발생에 대한 회계처리
(차변) 입원미수금   3,600,000원   (대변) 의료수익 3,600,000원

② 6월10일까지의 진료비 발생액
(차변) 입원미수금   100,000원   (대변) 의료수익   400,000원
   현금및현금성자산 300,000원

③ 건강보험공단으로부터 청구금액이 입금시
(차변) 현금및현금성자산 3,700,000원   (대변) 입원미수금 3,700,000원

- 퇴원주의

① 6월10일 퇴원시

(차변) 현금및현금성자산   300,000원   (대변) 의료수익   4,000,000원
      퇴원미수금   3,700,000원

② 건강보험공단으로부터 청구금액이 입금시

(차변) 현금및현금성자산 3,700,000원   (대변) 퇴원미수금 3,700,000원

※ 실현주의에 의한 회계처리는 의료서비스가 발생할 때마다 관련 내용을 기록하고 수익금액의 과악 등에 소요되는 프로그램의 유지비용 등이 많이 발생한다.
따라서 중소규모의 병원에서는 실현주의에 의한 업무량의 과다, 회계프로그램 유지비용의 과다 등을 해소하기 위하여 퇴원주의에 의한 회계처리기법을 많이들 사용하고 있다.
하지만 퇴원주의는 다음과 같은 모순점을 가지고 있다. 가령 환자가 12월 23일 입원하여 이듬해 1월 5일 퇴원한다면 12월 23일부터 동년 12월31일까지의 입원수익에 대한 인식은 당해 연도 의료수익으로 손익계산서에 반영되지 않는다.

퇴원주의는 퇴원시점에서 의료수익으로 회계처리한다. 따라서 익년 1월5일에 전년도 12월23일부터 12월31일까지의 의료수익 역시 퇴원시점이 귀속된 연도의 수익으로 반영되는 모순점을 가지고 있다.

예제 ②

다음 거래를 회계처리하시오(실현주의, 퇴원주의 모두 표시).

20x1년 12월 23일 장수병원에 입원한 고질병은 익년 1월5일 퇴원한다. 관련 진료비에 대한 자료는 다음과 같다.

① 20x1년 12월23일부터 12월31일까지의 진료비   3,600,000원
② 20x2년 1월1일부터 1월5일까지의 진료비   400,000원   진료비총액   4,000,000원
③ 20x2년 1월5일 환자의 퇴원시 납부한 본인부담금   300,000원
④ 20x2년 1월20일 건강보험심사평가원에 진료비 심사청구액   3,700,000원
⑤ 20x2년 2월15일 건강보험공단에서 청구금 입금   3,700,000원

> **풀이**

- 실현주의

• 20x1년 회계반영
① 12월31일까지의 1차 진료비 발생에 대한 회계처리
(차변) 입원미수금　　　3,600,000원　　　(대변) 의료수익　3,600,000원
② 익년 1월1일~1월5일까지의 진료비 발생액
(차변) 입원미수금　　　　100,000원　　　(대변) 의료수익　　400,000원
　　　 현금및현금성자산　　300,000원
③ 건강보험공단으로부터 청구금액이 입금시
(차변) 현금및현금성자산　3,700,000원　　(대변) 입원미수금　3,700,000원

- 퇴원주의

• 20x1년 회계반영 : 없음
• 20x2년 회계반영
① 1월5일 퇴원시
(차변) 현금및현금성자산　　300,000원　　(대변) 의료수익　4,000,000원
　　　 퇴원미수금　　　　3,700,000원
② 건강보험공단으로부터 청구금액이 입금시
(차변) 현금및현금성자산　3,700,000원　　(대변) 퇴원미수금　3,700,000원

(2) 의료수익의 조정

수익금액에 대한 조정항목은 영리조직이든 비영리조직이든 존재한다. 영리조직인 영리기업의 경우 매출액 중에서 매출에누리와 환입액, 매출할인 등이 수익금액의 조정항목으로 존재하며, 비영리조직인 병원 또한 진료비의 에누리, 진료비할인 등 조정항목이 있으며, 발생빈도 역시 낮지 않다고 할 수 있다.

① 진료비 삭감

단, 비영리조직인 병원의 수익금액은 영리기업의 수익금액 확정과는 달리 의료수가가 통상법에 정해져 있다는 점이다(비급여 항목에 대하여는 병원의 자율에 의해 수가가 정해진다).
병원에서 진료비 청구를 하면 건강보험심사평가원에서는 이를 면밀히 검토 및 심사하여 그 중 일부를 삭감하는 예도 발생한다.

② 진료비 감액

병원은 비영리 공익법인이라는 특성을 가지고 있어 특정 환자에 대하여 저렴한 금액으로 진료를 하거나 무료진료를 하는 경우도 있다. 또한 병원 종사자의 가족 또는 특정인에게 대하여 진료비 할인방식의 감액진료를 하는 경우도 있다.

(3) 조정항목

진료비가 발생하면 발생한 진료비 중 위와 같은 사유로 인해 진료비의 가감이 필요한 경우에는 가감하여 최종 진료비를 확정하여야 한다. 이를 진료비 조정이라고 하고 그에 적용되는 진료비 조정항목은 다음과 같다.

① 심사조정(청구차액)

진료비 발생금액과 자체(내부) 심사 후 청구금액과의 차이를 말한다.

② 청구삭감

진료비 청구금액 중 제3자(건강보험공단 등)단체로부터 삭감결정 통보액을 말한다.

건강보험법과 의료보호법의 적용을 받는 환자의 경우 진료비 체계는 환자 본인이 총 진료비 중 일부를 부담하고 나머지 진료비는 건강보험공단에서 부담한다.

병원에서 진료비를 청구하면 건강보험심사평가원에서는 청구된 진료비에 대하여 진료비 책정의 적정성 등을 심사한 후 병원과 건강보험공단에 이를 통보하고 건강보험공단은 통보받은 내역을 근거로 해당병원에 진료비수가를 지급한다.

자동차보험환자 또는 산재보험환자의 진료비 청구금액 확정도 이와 비슷한 절차를 거쳐 확정된다.

▶ 인식시기

진료비의 일부 또는 전부가 삭감된 경우 : 보험자단체의 심사가 완료되어 수납할 금액이 확정된 시점을 수익의 인식시기로 하며, 이미 계상된 의료미수금과 의료수익을 상계처리하여 회계처리한다(의료기관회계기준).

또한 진료비의 일부 또는 전체의 삭감에 대하여 수용하지 않고 다시 보험자단체에 이를 이의신청을 하여 삭감된 일부 또는 전부를 다시 수납하는 경우에는 수납된 시점에서 추가로 수납된 금액을 회계처리한다. 이때 이의신청을 하고자 할 때는 당초 진료비의 일부 또는 전부를 삭감통보 받은 시점에서는 회계처리하지 않고 별도의 장부에 비망(비망)으로 기록한다(의료기관회계기준규칙에 따른 재무제표 세부작성방법).

▶ 회계처리

위 예제에서 다음과 같이 진료비 청구를 하였으며, 관련 분개처리를 하였다.
(차변) 입원미수금　　3,700,000원　　　(대변) 의료수익　　3,700,000원

진료비 청구결과 5,000,000원의 삭감을 통보받았다면
(차변) 의료수익　　　5,000,000원　　　(대변) 입원미수금　5,000,000원

또는 (차변) 입원미수금 -5,000,000원　(대변) 의료수익　　-5,000,000원

청구삭감액이 발생하면 의료기관회계기준에서는 이를 주석으로 표시하도록 요구하고 있다.

③ 정상진료비 환수금

수진자의 진료자격 상이 등으로 보험자로부터 환수된 금액을 말한다.
정상진료비 환수금은 병원의 입장에서는 환불금에 해당한다.
정상진료비의 환수금 발생은 제3자단체로부터 진료비를 수령하고 난후에 발생하게 되는데 이를 경우 환수처분이 발생한 기간의 의료수익에서 차감하여 회계처리하여야 한다. 환수요인은 주로 환자의 진료자격의 상이, 허위 또는 과다청구 등이 주된 요인이 된다.

◎ 일반적인 환수요인을 요약하면

- 요양급여비용을 허위 또는 과장하여 청구한 경우
- 가입자 등의 자격이 없음에도 불구하고 보험급여를 받은 경우
- 건강보험증을 양도, 대여, 부정사용하여 보험급여를 받은 경우
- 선정범위를 초과하여 요양급여비용을 받은 경우
- 보험급여 제한대상임에도 불구하고 보험급여를 받은 경우
- 보험급여 정지대상자임에도 불구하고 보험급여를 받은 경우
- 손해배상을 받은 후 보험급여를 받은 경우 등

◎ 원외처방 약제비 환수요인을 요약하면

의료기간은 의약분업제도에 의해 환자는 의약품을 병원 외부의 약국에서 구입하도록 하고 있다. 물론 응급환자, 입원환자, 1~2급 장애인 등을 예외환자로 하고, 주사제 등 예외 의약품은 병원 내 약국에서 조재하도록 하고 있다.

그럼에도 병원에서는 요양급여기준을 벗어난 원외처방전을 발급하여 건강보험 재정에 손실을 초래하는 행위를 하게 되면 건강보험공단에서는 이러한 손실액에 해당하는 약제비를 해당 병원의 진료비청구액에서 차감하여 진료비 수가를 결정하고 지급하게 된다.

병원의 원외처방전 발급부터 부당이득 환수까지의 절차는 다음과 같다.
1. 병원은 환자에게 요양급여기준을 벗어난 약제를 요양급여대상으로 취급하여 원외처방전을 발급하면
2. 약국은 병원에서 발급한 처방전에 따라 환자에게 약을 조제 및 교부하고 환자본인부담금은 환자에게, 기관부담금은 건강보험공단에 요양급여비용을 청구하여 받는다.
3. 건강보험공단은 이러한 부당행위로 인한 청구에 대하여는 국민건강보험법 제57조 제1항 등의 근거에 의해 해당 의료기관(병원)에 지급할 요양급여(진료비청구액)에서 차감하는 방법으로 징수절차를 마무리한다.

※ 건강보험공단에서는 의료기관인 병원에서 부당이득의 징수에 해당하는 국민건강보험법 제57조에 의해 요양급여기준을 벗어난 원외처방전에 따른 약제비를 의료기관으로부터 환수하고 있지만 사실 의료기관인 병원에서는 원외처방전에 대한 수익을 획득한 사실이 없다(수익획득은 약국에서 획득한다). 따라서 부당 원외처방전에 따른 환수액에 대한 회계처리는 의료수익에서 차감하는 것이 아니라 의료외비용의 원외처방과 오납 또는 잡손실 계정으로 처리하여야 한다.

④ 감면

의료수익의 감면에는 병원종사자, 특정인에 대한 진료비의 에누리(진료비 할인), 연구용 환자의 감면 및 자선환자 감면 등으로 구분한다.

의료기관회계기준에 의하면 병원종사자 할인, 자선환자 감면, 기타 진료비 할인과 에누리 등은 의료수익에서 차감하여 회계처리 하도록 하고 있다.

하지만 비정상적이거나 합리적인 범위를 초과한 진료비할인 또는 감면 등의 회계처리는 접대비, 기부금 또는 근로소득으로 회계처리 하여야 한다.

> **예제 ③**
>
> 다음의 진료비 할인에 대한 거래에 대하여 회계처리 하시오.
>
> ---
>
> 장수병원은 입원환자 나건강에 대하여 수술비, 병실료 등에 대한 진료비를 다음과 같이 청구하였다.
> - 환자 본인부담금 : 3,000,000원
> - 건강보험공단에 청구금액 : 7,000,000원   의료비 총액 : 10,000,000원
> - 병원에서는 환자인 나건강씨에게 본인부담금 중 10%에 해당하는 300,000원을 할인해주기로 하고 차액 2,700,000원을 현금으로 수납하였다.
>
> ---
>
> ≫ 풀이
>
> (차변)   현   금   2,700,000원   (대변) 입원수익   9,700,000원
>   퇴원미수금 7,000,000원
>
> ※ 병원종사자(직원)에 대한 내부규정에 의해 사회통념상 인정될 수 있는 범위 내의 진료비 감면은 "복리후생비"로, 그 범위를 초과하는 진료비 감면은 해당 직원의 근로소득으로 회계처리 한다.

⑤ 수진자 환불금 : 제3자 단체 심사 후 수진자에게 진료비 환불통보 결정금액

⑥ 진료비 감면 : 환자 본인부담 진료비 감면액

⑦ 과징금

속임수, 부당한 방법에 의한 진료비 청구에 대한 징벌적 부과금을 말한다.
과징금은 병원이 부당한 방법에 의한 진료비를 청구한 경우로서 이는 해당 병원에 대하여 업무정지 등 징벌적 차원의 부과금을 말한다.

따라서 과징금은 의료수익에서 차감하는 회계처리는 옳지 않다.
과징금은 의료외비용의 과징금 또는 잡손실로 회계처리 하여야 한다.

2. 의료외 수익

의료기관인 병원의 주된 업무는 환자에 대한 진료(입원, 외래 등)인 의료 업무다. 하지만 병원의 주된 업무인 의료 업무를 원활히 수행하기 위해서는 부수적이고 관련성이

높은 추가업무가 요구된다. 이러한 의료업무 외의 행위에서 얻는 수익을 의료외수익이라고 한다.

의료기관(병원)의 의료외수익에 해당하는 부대수익을 소개하면 다음과 같다.

① 의료인, 의료관계자 양성교육 또는 보수교육
② 의료, 의학에 관한 연구
③ 노인의료복지시설의 설치·운영
④ 장사 등에 관한 법률에 따른 장례식장의 설치·운영
⑤ 주차장법에 따른 부설주차장의 설치운영
⑥ 의료정보시스템개발·운영사업 중 대통령령으로 정하는 사업
⑦ 기타 일반음식점영업, 휴게음식점영업, 이용업, 미용업 등 환자나 의료기관의 종사자 등의 편익을 위하여 보건복지부령으로 정하는 사업

※ 의료부대수익에 대한 회계처리는 의료법인의 다른 회계와 구분하여 처리하여야 한다.
※ 의료부대사업을 하고자 하는 의료기관은 의료기관의 소재지 관할 시·도지사에게 신고하여야 한다.
※ 의료기관(병원)은 비영리조직이다. 따라서 관할세무서에서 발급하는 사업증명서는 "고유번호증"이어야 한다. 하지만 의료업은 법인세법에서 수익사업으로 분류하고 있기 때문에 "사업자등록증"이 발급된다.

1) 병원의 직영수익

병원이 직영하는 장례식장 운영수입, 주차시설수입, 식당, 매점운영수입, 임대수입 등은 영리사업으로 간주하여 부가가치세가 부과된다.

식당의 음식값, 매점의 물품대금, 주차료 등에는 부가가치세가 포함되어 있으므로 병원의 의료외수익으로 회계처리 할 경우에는 부가가치세를 제외한 금액을 수익으로 계산하여야 한다.

예제 ④

장수병원의 5월 주차료수입은 6,050,000원으로서 현금으로 입금처리하였다.

≫ 풀이

(차변) 현금및현금성자산   6,050,000원   (대변) 의료부대수익-주차수익   5,500,000원
                                              부가가치세예수금   550,000원

(1) 회계의 구분표시

부대수입 항목 중 병원경영에 기여도가 높은 항목(장례식장 운영수입 등)은 별도로 분리하여 표시하고 관리하여야 한다.

부대사업의 비용 또한 분리하여 구분표시하고 공통으로 투입된 비용은 다음의 합리적인 배부기준에 의해 구분계산 하여야 한다.

항 목	배부기준	비 고
인건비	인력 수, 총급여 및 투입시간 등	
재료비	재료의 투입량, 직접재료비, 사용면적(병실 수), 사용인원 등	
관리운영비	매출액, 점유면적, 서비스시간, 사용인원, 유형자산 가액 등	

(2) 주석표시

의료부대수익 중 중요성의 원칙에 해당하지 않는 수익은 통합하여 표시할 수 있다. 이럴 경우 각 부대사업에 대한 수·지출내역을 주석으로 기재하여야 한다.

※ 주석예시

장수병원 의료부대수익

구 분	당 기	전 기	비 고
주차장직영수익	20,000,000원	18,000,000원	2,000,000원
매점운영수익	55,000,000원	50,000,000원	5,000,000원
일반식당운영수익	80,000,000원	70,000,000원	10,000,000원
영안실운영수익	100,000,000원	120,000,000원	△20,000,000원
합 계	255,000,000원	258,000,000원	△3,000,000원

장수병원 의료부대비용

구 분	당 기	전 기	비 고
주차장직영비용	12,000,000원	10,800,000원	1,200,000원
매점운영비용	20,000,000원	17,000,000원	3,000,000원
일반식당운영비용	50,000,000원	42,000,000원	8,000,000원
영안실운영비용	50,000,000원	60,000,000원	△10,000,000원
합 계	132,000,000원	129,800,000	2,200,000원

2) 이자수익

의료기관에서 병원의 운영상 필요자금을 일시 또는 장기간 금융기관에 예치하는 경우에 이자수익이 발생한다. 이를 이자수익으로 회계처리 하는데 이는 기업회계기준과 같다. 즉, 결산시점에서 입금되지 않은 이자를 계상하여 미수이자로 회계처리 하여야 한다. 하지만 기업회계와 세법의 적용은 달리하는데 원천징수가 이루어지는 이자에 대해서는 결산시점에서 미회수된 이자에 대해서는 기업회계에서는 당해 연도 수익으로 처리하지만 세법에서는 이자가 회수되는 시점에서 이를 수익으로 인정하고 과세한다.

반면, 원천징수가 이루어지지 않는 이자에 대해서는 기업회계과 같이 당해 연도 이자 발생분을 당해 연도 이자수익으로 회계처리 하였을 시 세법에서도 동일연도의 수익으로 인식하고 과세한다.

결산시점에서 당해 연도 입금되지 않은 수입이자 금액을 계상하였을 시

(차변) 미수수익   ×××   (대변) 이자수익(수입이자)   ×××

3) 수입임대료

의료기관인 병원에서 직영하는 의료시설(장례식장, 매점, 주차시설, 일반음식점업 등)이 있는가 하면 위의 부대시설 전부 또는 일부를 외부인에게 운영권을 위탁하는 경우가 있다.

부대시설을 외부인에게 위탁운영하는 경우에 발생하는 수익을 임대료수익이라고 회계처리 한다.

위 경우 대부분이 부동산임대를 통한 부동산 임대수익이 발생한다.

부동산 임대소득은 부가가치세가 과세되는 업종이다. 따라서 매월 임대료를 받기로 한 날에 세금계산서를 발급하여야 한다.

임대보증금애 대한 간주임대료 또한 영리조직과 같이 계산하여 부가가치세 신고를 하여야 한다.

그러나 의료기관은 영리법인과는 달리 임대보증금에 대한 간주익금을 별도로 계산하여 익금에 산입하지는 않는다(조세특례제한법 제138조 제1항).

예제 ⑤

20x1년 11월 1일 장수병원은 병원 내 일반식당을 배고파씨에게 임대하고 임대보증금 10,000,000원, 6개월분 임대료 3,000,000원(부가세 별도)을 현금으로 받았다.
(임대기간 20x1년 11월1일 ~ 20x2년 10월31일)

1. 20x1년 11월 1일 회계처리 분개
2. 20x1년 12월 31일 결산분개

>> 풀이

20x1년 11월 1일
(차변) 현금및현금성자산 13,300,000원   (대변) 임대보증금   10,000,000원
                                            수입임대료   3,000,000원
                                            부가세예수금   300,000원

20x1년 12월 31일
(차변) 수입임대료   2,000,000원   (대변) 선수수익   2,000,000원

연습문제   함께 고민하고 해법을 찾아보세요.

임차인의 자본적지출에 대한 회계처리
특수관계자가 아닌 일반 임차인이 부동산(토지, 건물)을 임차하여 임차시설 내에 구조변경(자본적지출), 또는 토지위에 시설물 구축(자본적지출)을 하여 다음 조건으로 시설물의 소유권을 임대인(병원)에게 넘길 경우 회계처리는?

1. 임차인이 공사완료 시점에서 시설물의 소유권을 임대인(병원)에게 넘기는 BTO(Build Transfer Operate)방식에서

요구사항
1) 임차인의 회계처리
2) 임대인(병원)의 회계처리
3) 임대인의 감가상각처리

>> 풀이

3. 기부금수익

타인으로부터 무상으로 금품이나 현물을 받는 경우 받는자는 기부금수입, 주는 자는 기부금으로 회계처리 한다.

비영리조직인 의료기관(병원)에서는 병원설립시의 기부자산은 출연금(자본금)으로 회계처리하고, 병원설립 후 일반적인 기부금은 의료외수익인 기부금수익으로 회계처리 한다.

의료기관이 국가나 지방자치단체로부터 병원의 운영비 지원 또는 결손금 보전을 위해 지원받는 보조금 역시 기부금수익으로 회계처리 한다.

기업회계기준에서는 타인으로부터 자산을 무상으로 받는 경우는 '자산수증이익', 채무에 대하여 대가의 지불 없이 면제 또는 소멸되는 경우에는 '채무면제이익'으로 회계처리 한다.

의료기관(병원) 또한 위와 같은 계정과목으로 회계처리 하는 것이 원칙이나. 자산수증이익과 기부금수익을 구분하여 표시하지 않고 모두 '기부금수익' 계정으로 회계처리 하는 예가 많다.

예제 ⑥

20x1년 10월 5일 장수병원은 만병통치제약회사로부터 전신골밀도진단기 1대(시가 1억원)를 무상으로 기증받았다.

> 풀이

    (차변) 의료장비 1억원   (대변) 기부금수익 1억원
또는 (차변) 의료장비 1억원   (대변) 자산수증이익 1억원

1) 기부금품의 평가

기부 받은 자산에 대한 평가는 증여받은 시점의 시가(감정평가액)로 평가한다. 단, 토지는 당해 토지의 공시지가로 평가한다.

2) 기부자산에 대한 세금

기부 받은 자산에 대하여 국가에서 세금을 부과하는 종류는 법인세와 증여세가 있다. '통상적으로 기부 받은 자산에 대하여는 증여세를 부과하나 증여재산에 대하여 수증자에게 법인세가 부과되는 경우에는 증여세를 부과하지 아니한다.' 라고 상속세및증여세법 제2조 제2항에 규정되어 있다.

그렇다면 증여받은 재산에 대하여 법인세 과세, 증여세 과세는 어떻게 구분하는가에 대한 연구가 필요하다.

법인세 기본통칙에 의하면 '비영리법인이 업무와 직접 관계없이 타인으로부터 무상으로 받은 자산의 가액은 비수익사업'이라고 해석하고 있으며, 법인세와 증여세가 상충하는 경우에는 법인세를 우선 적용하도록 하고 있다.

증여받은 자산이 수익사업과 관련된 것은 법인세 과세대상이며, 비영리사업과 관련된 자산은 증여세 과세대상이 된다.

비영리법인이 공익법인에 해당하면 증여받은 재산에 대하여 공익사업에 사용하는 조건으로 증여세 과세대상에서 제외된다.

〈표 6-1〉 공익법인의 구분

공익유형	설립근거법
종 교	민법, 기타 특별법 등
학술, 장학, 자선	공익법인의 설립·운영에 관한 법률
사회복지	사회복지사업법
교 육	사립학교법 등
의 료	의료법
문화·예술	문화예술진흥법
기 타	민법, 기타 특별법 등

4. 국고보조금 수익

국고보조금이라 함은 국가 또는 지방자치단체가 국가를 대신하여 공익적 사업을 하는 단체(기관)을 지원하기 위하여 반대급부 없이 교부하는 금전을 말하며 이는 무상증여를 의미한다.

구 분	근 거
국가보조금	보조금 관리에 관한 법률
지방자치단체보조금	지방재정법 제17조

〈표 6-2〉 출연금과 보조금의 개념적 차이[12]

구 분	출연금	보조금
개념	법령에 의하여 특정기관에 대하여 일반재원으로 지원하는 정부 또는 지방자치단체의 출연금	국가 또는 지방자치단체 외의 자가 행하는 사무 또는 사업에 대하여 국가나 지방자치단체가 이를 조성하거나 재정상의 원조를 하기 위해 교부하는 보조금, 부담금 등
개별 법적 근거	국가재정법 제12조 및 지방재정법 제18조에 의거 반드시 개별 법률에 지급근거가 있어야 함.	대부분 개별 법령에 "보조할 수 있다 또는 예산의 범위 안에서 지원할 수 있다"로 지급근거가 명시되어 있으나, 반드시 개별 법령에 지급 근거가 있어야 하는 것은 아님
용도 지정여부	대부분 기관에 대한 지원금으로 사용용도를 지정하지 않은 일반재원형태로 지원 (통상 지출수요액 대비 자체 세입의 차액을 출연금으로 지원)	반드시 사용용도를 지정하여 교부하도록 되어있어 보조금을 받는 자는 집행과정에서 재량의 여지가 없음.
집행잔액 처리	사후정산을 하지 않으며, 집행 잔액은 출연을 받은 기관의 자체수입이 됨	반드시 사후정산을 하고 집행 잔액은 반환하여야 함.

---

12) 박두진, 병원회계와 세무실무, 코페하우스, 2018.

[별지 제10호 서식] 〈신설 2013. . 〉

국고보조금 명세서

(단위: 원)

지급처13)	지급연도	보조 목적14)	총금액	취득한 고정자산15)		국고보조금 지출 금액16)		기말잔액
				계정과목	취득원가	당기상각	누적액	
계								

1) 회계처리

① 수익적지출 목적 : 의료기관의 결손보전 또는 운영비 지원 등을 위한 보조금으로서 기부금수익(의료외수익)으로 회계처리 한다.

② 자본적지출 목적 : 시설투자, 자산취득 등을 위한 보조금으로서 취득자산에서 상계처리 한다.

---

13) 지급처 : 보건복지부 및 지방자치단체 등 국고보조금 지급기관
14) 보조 목적 : 고정자산의 취득 및 수선 등 국고보조금 사용목적
15) 취득한 고정자산 : 해당 연도의 재무제표에 반영되어 있는 고정자산의 금액
16) 국고보조금 지출 금액 : 고정자산의 감가상각으로 인한 지출 금액

예제 ⑦

20x1년 6월 16일 장수의료원은 관할 지방자치단체로부터 코로나19 지원의 일환으로 의사인건비 5억원을 지원받았다. 회계처리(분개)를 하시오.

》 풀이

(차변) 예금   500,000,000원   (대변) 기부금수익   500,000,000원

예제 ⑧

1. 20x1년 1월 5일 장수의료원은 관할 지방자치단체로부터 의료장비 확충을 위한 지원금으로 10억원을 지원받았다.
2. 이후 7월31일 최첨단코로나 바이러스 검색장비를 10억원에 구입하고 대금은 보통예금에서 지출하였다. 의료장비의 내용연수는 5년이다.

요구사항
1. 보조금 수령 시 회계처리
2. 의료장비 구입 시 회계처리
3. 결산 시 회계처리를 하시오.

》 풀이

① 1월5일 보조금 수령에 따른 회계처리

  (차변) 예금   10억원   (대변) 국고보조금-예금   10억원

② 7월31일 의료장비 구입에 따른 회계처리

  (차변) 의료장비   10억원   (대변) 예금   10억원
       국고보조금-예금   10억원   국고보조금-의료장비   10억원

③ 12월31일 결산에 따른 회계처리

  (차변) 감가상각비   2억원   (대변) 감가상각누계액-의료장비   2억원
       국고보조금-의료장비   2억원   감가상각비   2억원

제 2 절 병원비용회계

의료기관에서 발생하는 경비는 크게 의료비용과 의료외비용으로 구분한다.
이는 의료수익와 의료외수익으로 수익을 크게 구분하는 것과 같은 맥락이다.
의료비용을 분류하면 재료비, 인건비, 관리운영비로 구분한다.
의료외비용은 이자비용, 기부금, 유형자산처분손실 등으로 구분한다.
비영리법인인 의료기관 역시 병원경영상 발생하는 지출에 대하여 적격증빙을 수취하여 보관하여야 한다.

1. 지출서류의 적격증빙

법인세법에서는 법인이 사업자로부터 재화 또는 용역을 제공받고 그 대가를 지출한 경우에 그에 상응하는 적격증빙을 요구하고 있다. 법인세법에서 요구하는 적격증빙은
① 세금계산서
② 계산서
③ 신용카드매출전표(신용카드, 직불카드, 체크카드, 백화점카드, 기명식 선불카드)
④ 현금영수증(소득공제용, 지출증빙용) 등을 수취하여 보관하도록 하고 있다.

1) 적격증빙의 보관의무

적격증빙의 수취와 보관은 공평과세원칙에 의한 회계투명성을 확보하는 등 회계질서의 기초가 된다. 따라서 적격증빙의 보관은 법인세 및 소득세 신고기한이 경과한 날로부터 5년간 이를 보관하도록 하고 있다(법인세법 제116조 ①).
또한 재화나 용역을 구입하고 다음과 같은 금액을 초과하여 지출하는 경우에는 반드시 적격증빙을 수취 및 보관하여야 한다.

① 1만원(종전 3만원)초과 재화나 용역을 구입한 경우

1만원(종전 3만원) 이하의 거래에 대해서는 적격증빙을 요하지 않고 거래명세서, 영수증, 입금표 등을 구비하면 된다.

② 20만원 초과 경조사비 지출한 경우

위와 같이 적격증빙을 수취 및 보관하지 않으면 해당금액의 2%를 가산세를 부과한다.

2. 의료비용

의료비용은 재료비, 인건비, 관리운영비로 크게 구분한다.

〈표 6-3〉 의료비용의 구분

의료비용	내 역
재료비	약품비, 진료재료비, 급식재료비 등
인건비	급여, 제수당, 퇴직급여
관리운영비	복리후생비, 여비교통비, 감가상각비, 접대비 등 병원의 정상적 경영을 위해 지출하는 항목

1) 재료비

병원의 고유목적사업은 환자에게 질 좋은 의료서비스를 제공하는 것이다. 따라서 질 좋은 의료서비스를 제공하기 위해서는 환자별 맞춤형 진료에 투입되는 각종 재료비가 필요하다. 재료비는 그 종류가 다양하다고 할 수 있다.

의약분업에 따라 대부분의 의약품은 원외 약국에서 취급하지만 입원환자, 응급환자, 장애환자 등에 투약하는 의약품은 원내에서 처리가 가능하다. 이에 소요되는 의약품, 진료에 소요되는 재료비, 급식재료비 등을 말한다.

2) 인건비

인건비는 의료인(의사, 간호사)을 포함하여 병원종사자들에게 지급되는 인건비를 말하며 이는 크게 급여, 제수당, 퇴직급여 등 3가지로 구분한다.

① **급여** : 본봉, 기본급 등 근로의 대가로 지급하는 인건비를 말한다.
② **제수당** : 급여 외의 각종 수당을 말한다.
③ **퇴직급여** : 퇴직급여는 의료기관의 보수규정에 명시한 퇴직급여액을 말한다.

〈표 6-4〉 병원의 직종별 급여구분

직 종	구 분
의사직	전문의, 전공의 급여
간호직	간호사, 간호조무사 급여
약무직	약사 및 조제보조원 급여
의료기사직	의료기사 및 보조원 급여
영양사직	영양사, 조리사, 배식원 등의 급여
사무직	행정직원, 전산직원 등의 급여
기술직	전기, 기계 등 면허보유 기술자의 급여
기능직	운전기사, 경비원, 미화원, 세탁원 등의 급여
일용직	시급, 일급 등의 조건으로 일시적 고용형태의 인건비

3) 복리후생비

복리후생비는 영리조직과 동일하게 직원들의 복지를 위해 지출한 비용을 말한다. 복리후생비의 발생은 직원회식비, 피복비, 직원의료비 감면액, 사업장부담금(건강보험부담금, 고용보험부담금, 산재보험료), 국민연금부담금, 경조금, 당직비 등으로 구분한다. 위와 같은 직원의 복지를 위한 지출은 의료기관의 손금으로 인정받고 수혜를 받은 직원들의 급여에는 포함하지 않는다. 하지만 의료비, 교육비 보조금, 의사에게 지급되는 자가운전보조금, 사택구입자금을 위한 대여금에 대한 이자 등은 근로소득에 포함한다.

(1) 직원의료비

직원의료비에 대해서는 회계처리에 고민을 많이 해야 할 부분이 있다. 통상적으로 직원에 대하여는 의료비를 감면해주고 있다. 그렇다면 직원에 대한 의료비 감면은 복리후생비로 회계처리 하는 것이 맞다고 할 수 있다. 하지만 복리후생비 중에서 당사자의 근로소득에 포함하는 것이 바로 직원의료비 감면이다.

결론적으로 직원의료비 감면은 복리후생비에 해당하지만 당사자의 근로소득에 포함하여야 한다.

(2) 사택구입자금 대여금

환자들에게 질 높은 의료서비스를 제공하기 위해서는 병원의 환경, 의료장비의 최신화는 물론 유능한 의료진을 구성하는 것 또한 중요하다.

유능한 의료진을 초빙하기 위해서는 의료진이 거주하는 사택 등을 구입 또는 구입자금을 대여하는 경우가 있는데 이에 지출된 부분을 복리후생비로 처리하며 또한 수혜자의 근로소득에 포함하여야 한다.

단, 병원소유의 사택 또는 병원에서 직접 임차한 사택에 의료진이 저가 또는 무상으로 이용하게 하는 때에는 근로소득에 포함하지 아니한다.

(3) 의사에게 지급하는 자가운전보조금

영리조직, 비영리조직을 불문하고 종업원이 자신의 차량을 회사의 업무에 이용하게 하는 때에는 그에 상응하는 보조금을 지급하게 되는데 이를 자가운전보조금이라고 한다. 자가운전보조금은 월 20만원까지는 실비변상적인 급여로서 근로소득에 합산하되, 비과세소득으로 분류한다.

하지만 의사에게 지급하는 자가운전보조금은 업무와 무관한 보조금으로 근로소득에 합산하여 과세하여야 한다.

(4) 부임수당

종업원에게 지급하는 부임수당은 경비로 인정된다. 즉, 손금산입항목에 해당한다. 부임수당 중에서 이사에 드는 비용 상당액은 여비교통비 또는 복리후생비로 처리하며 이를 초과하여 지출하는 부분은 근로소득으로 본다(사규에 금액 등이 명시되어 있어야 비과세 근로소득으로 인정받는다).

(5) 당직비

당직비는 종업원이 일직, 숙직 등에 대한 근로의 제공으로 받은 수당성격을 말한다. 당직비는 당직비 지급규정 등에 명시된 실비변상적인 금액을 지급한 경우에는 복리후생비 또는 제수당으로 처리하며, 비과세근로소득에 해당한다. 하지만 당직비 역시 통상적인 금액을 초과하여 지출한 경우에는 근로소득에 합산하여 과세한다.

(6) 경조사비

경조비는 병원에서 종업원에게 결혼축의금, 사망조의금, 생일선물 등의 명목으로 지급하는 것을 말하는데 이 또한 사회통념상 타당하다고 인정되는 범위 내의 경조비는 비과세 근로소득에 해당하나 이를 초과하여 지급한 경우에는 근로소득에 합산하여 과세한다. 현행 비과세 근로소득 범위에 해당하는 경조사비는 20만원 이하의 금액으로 규정하고 있다(소득세법시행규칙 제10조).

4) 여비교통비

병원의 여비규정에 의거 국내 또는 국외출장과 관련 경비를 지급한 경우에 여비교통비항목으로 처리한다. 여비교통비의 범위에는 시내교통비, 통행료, 주차비, 식비, 숙박비 등이 해당된다.

여비교통비는 출장비로 분류되는데 출장비는 국내출장비, 해외출장비, 사내출장비 등이 있다.

(1) 출장비

출장비 역시 원칙적으로 3만원 이상의 지출에 대해서는 관련 증빙이 없으면 증빙불비가산세의 규정에 의거 가산세가 적용된다.

하지만 병원의 여비지급규정에 의거 실비변상적 여비의 지급은 비과세 근로소득으로 본다.

(2) 해외출장비

원칙적으로 병원의 업무와 관련이 있으며, 통상적으로 인정되는 금액의 지출은 전액 손금으로 인정하고 있다. 하지만 병원의 업무와 무관하거나 통상적 지급액을 초과하여 지급한 금액에 대하여는 해당 임원 또는 사용인의 급여로 간주한다.

5) 세금과공과

병원에서 경영상 지급하는 각종 세금(재산세, 종합토지세, 주민세, 사업소세, 공동시설세, 도시계획세, 인지세 등의 세금과 대한병원협회회비 등 관련 단체에 납부하는 공과금 등을 합쳐 세금과공과 항목으로 처리한다.

(1) 조세(국세)

법인세, 부가가치세 매입세액, 취득세, 등록면허세 등은 손금에 산입하지 아니한다. 법인세는 법인세 과세소득을 계산하는 과정에서 가감하는 것으로 손금으로 인정하지 않고, 부가가치세 매입세액은 향후 부가가치세 신고 및 납부시 부가가치세 매출세액에서 차감하여야 하고 취득세 및 등록면허세는 자본적지출로서 해당 자산의 취득원가에 포함하여야 한다.

> 간주임대료 계산에서 발생한 부가가치세 납부세액은 세금과공과에 해당한다.

(2) 벌금·과료·과태료·가산금과 체납처분비

벌금·과료·과태료·가산금과 체납처분비는 손금에 산입하지 않는다. 그 이유는 정부에서 규정하고 있는 실정법의 위반, 세법규정의 위반 등에 해당하므로 그에 따른 규제, 제재의 효과를 확보하기 위한 징벌적 의미가 있다.

〈표 6-5〉 손금산입항목과 손금불산입항목의 구분

손금산입항목	손금불산입항목
1. 계약상 불이행에 따른 지체상금	1. 의료 폐기물관리법 위반 과징금
2. 교통유발부담금	2. 건축, 노무 등 관련 이행강제금
3. 산재 및 의료보험료의 연체금	3. 산재보험료 및 국민연금의 가산금
4. 부당이득 의료급여 환수금	4. 업무와 관련 교통사고 벌과금
5. 국유지사용료의 납부지연으로 인한 연체료	5. 요양급여비용 부당청구 요양기관 업무정지처분 갈음 과징금
6. 장애인 고용부담금	
7. 전기요금 납부지연으로 인한 연체가산금	

(3) 조합비 및 협회비

병원협회 등 동종업종이 정보교류 등의 목적으로 설립한 단체로서 주무관청에 등록된 조합 또는 협회에 납부하는 회비는 세금과공과로 분류되어 손금에 산입한다.

6) 접대비

업무와 관련 있는 거래처 또는 향후 거래를 하기 위한 기관 또는 개인에게 지급한 금품, 물품 등을 접대비로 회계처리 한다.

접대비는 병원에서 취급하는 서비스나 용역 등의 우수성을 홍보하고 이를 구매하도록 유도하는데 지출되는 것으로서 손금으로 인정한다. 하지만 무한정의 접대비는 인정하지 않고 있다. 즉, 접대비 한도를 규정하고 있으며, 접대비 한도초과액은 손금으로 인정하지 않는 손금불산입한다. 이는 접대비의 한도를 규제하지 않으면 우수한 서비스, 용역, 상품, 제품으로 판매량을 늘려 수익을 극대화 하여야 하는데 금품 및 향응제공 등으로 인해 수익을 창출한다면 건전한 사회문화에 악영향을 미치고 우수한 제품, 아이디어, 서비스 등을 가진 경쟁력 있는 조직에게는 불이익이 발생하게 된다. 이러한 사회건전성을 확보하기 위해서 접대비 한도액을 규정하고 있다.

접대비와 광고선전비, 복리후생비에 대한 개념이 정확하게 인지하고 그에 맞는 회계처리가 요구된다.

〈표 6-6〉 접대비, 광고선전비, 기부금, 복리후생비의 구분

구 분	내 용
접대비	① 거래처 또는 향후 거래가 예상되는 업체를 상대로 금품, 향응, 물품 등의 제공, 또는 기부행위 ② 사용인이 조직한 단체가 법인인 경우 그 법인에 지출한 금액
광고선전비	불특정 다수인을 대상으로 자사의 이미지, 제품, 상품, 서비스에 대한 구매의욕 유발을 위한 지출
기부금	① 사업과 직접 관련성이 없는 자에게 금품 또는 물품 등의 기증 ② 임의단체에 납부하는 회비, 특별회비
복리후생비	① 종업원의 사기진작을 위하여 회식비, 피복비 등의 지출 ② 사용인이 조직한 단체가 법인이 아닌 경우 그 단체에 지출한 금액
배당 또는 상여	주주 또는 임원, 사용인이 부담할 성질의 접대비

(1) 접대비 한도액 계산

세법에서는 접대비 한도액을 다음과 같이 규정하고 있다.

> 12,000,000원(중소기업 36,000,000원) × 사업연도 월수/12 = ①
> 수입금액 × 수입금액에 따른 적용율 = ②
> ① + ② = 접대비 한도액

※ 종전 : 중소기업 2,400만원, 20x0년 개정 : 3,600만원

〈표 6-7〉 수입금액에 따른 적용률

수입금액	일반수익금액 적용률	특수관계자 수익금액 적용률
100억원 이하	0.3%	일반 수익금액 적용률의 20%
100억원 초과 ~500억원 이하	3천만원 + 100억원 초과금액 × 0.2%	
500억원 초과	1억1천만원 + 500억원 초과금액 × 0.03%	

예제 ⑨

장수병원은 중소기업에 해당한다. 접대비 한도액을 계산하시오.

의료수익	400억원
의료외수익	50억원
계	450억원

≫ 풀이

① 중소기업 36,000,000원
② 100억원 × 0.3% = 3,000만원
③ 350억원 × 0.2% = 7,000만원
① + ② + ③ = 136,000,000원(접대비한도액)

7) 보험료

건물 및 의료장비에 대한 화재보험, 보증보험, 의료사고보험 등의 보험료를 말하며 손금에 산입한다.
단, 차량보험은 보험료계정으로 처리하지 않고 차량유지비계정으로 처리한다.

8) 환경관리비

소독용역비, 오물수거비, 쓰레기종량제봉투비 등을 말한다.

9) 지급수수료

법률 및 경영업무를 위한 자문수수료, 경영진단·회계감사·세무조정 등에 대한 수수료, 등기비용, 송금수수료, 기타소송비 등을 말한다.

10) 수선비

① 유형자산의 수선유지를 위하여 외부수선업체에 지불한 금액과 수선을 위하여 소모된 수선용품비를 말하며, 차량수선비는 차량유지비 계정으로 처리한다.
② 유형자산의 종류에 따라 의료장비수선비·건물수선비 등으로 구분한다.

11) 차량유지비

차량의 운영 및 유지에 드는 통행료·주차비·자동차세·차량면허세·책임 및 종합보험료·유류대·수선비 등을 말한다.

12) 교육훈련비

① 직원의 교육 및 훈련을 위한 각종 세미나 및 연수참가비·외부강사의 강사료·직원의 해외교육비용·예비군 및 민방위훈련비 등을 말하며, 교육훈련비는 직종에 따라 의사교육훈련비·간호직원교육훈련비 등으로 구분한다.

13) 연료비

보일러 및 냉난방시설을 위한 가솔린, 중유, 가스 등의 비용을 말하며, 차량유류대는 차량유지비 계정으로 처리한다.

14) 선교비

원목활동을 위한 비용으로 원목실 운영지원비 등이 이에 해당한다.

15) 의료사회사업비

부인암검진사업, 방역사업 및 의료계몽과 관련하여 발생하는 재료비, 출장비 등의 제반비용, 무의촌진료비, 채헌혈비 등을 말하며, 연구용 및 자선진료감액은 해당 의료수익에서 차감하여 계상한다.

16) 자체연구비

병원의 자체연구활동과 직접 관련이 있거나 합리적이고 일관성 있는 기준에 따라 그러한 활동에 배부될 수 있는 모든 지출을 말하며, 연구용 동물구입비 및 의국운영비를 포함한다.

17) 감가상각비

유형자산을 사용함으로서 사용기간에 따라 가치가 감소하는 만큼 당해 연도 비용으로 처리하는 회계처리를 감가상각이라고 한다.
유형자산의 감가상각 대상 자산은 건물·구축물·기계장치·의료장비·차량운반구·공기구비품 등으로 구분하며, 토지와 건설중인자산은 유형자산에 해당하지만 감가상각 대상 자산에는 해당하지 않는다.

(1) 업무용 차량에 대한 감가상각비 한도액

2016.1.1.이후에 취득한 업무용 차량에 대한 감가상각비 인정범위를 구체적으로 명시하고 있다.

차량의 내용연수는 5년, 정액법으로 상각하도록 명시하고 있으며, 승용차운행기록부를 작성하고 운행기록부에 작성된 주행거리를 모두 인정하는 것이 아니라 업무사용비율을 구하고 업무사용비율범위 내에서 감가상각비가 인정된다.

또한 업무용승용자 운행기록부를 작성하지 않은 경우에는 종전에는 1,500만원이하의 경우에는 전액 손금으로 인정하고 1,500만원 초과인 경우에는 운행기록부를 작성하고 업무와 관련되는 비용(업무사용비율)만 손금으로 인정한다(종전, 1,000만원 → 1,500만원으로 상향 조정).

업무용승용차 운행기록부 작성의무 완화 (소득령 § 78, 법인령 § 50의 2⑦)

현 행	개 정 안
➢ 업무용 승용차 관련 비용* 처리 　* 감가상각비, 임차료, 유류비, 자동차세, 보험료, 　　수리비, 통행료 등 　○ 1,000만원 **이하** : 운행기록부 작성 없이도 　　　　　　　　　전액 손금 인정 　○ 1,000만원 **초과** : 운행기록부를 작성하고 　　　　　　　　　업무와 관련되는 비용만 손금인정	➢ 운행기록부 미작성시 비용인정 금액 상향 조정 　○ 1,000만원 → **1,500만원**

\<개정이유\> 운행기록부 작성에 따른 납세협력 부담을 완화
\<적용시기\> '20.1.1. 이후 개시하는 사업연도·과세기간 분부터 적용

18) 무형자산상각비

창업비, 영업권, 산업재산권(특허권, 상표권, 디자인권, 실용신안권) 어업권, 광업권, 개발비, S/W, 장기의 외화채권 또는 외화채무에서 발생한 임시거액의 평가차손(환율조정차)의 상각비 등에 대하여 감가상각을 행한다.

19) 임차자산 개량상각비

타인명의 자산에 가산된 자본적 지출에 대한 상각비를 말한다.

20) 대손상각비

대손상각이라함은 채권에 대하여 회수가 불가능하다고 예상되는 금액을 미리 대손상각비로 비용처리하고 그만큼의 금액을 대손충당금으로 설정한다. 일반적인 채권은 외상매출금, 받을어음, 미수금, 선급금, 대여금 등으로 구분하나 의료기관인 병원에서의 채권은 의료미수금이 대표적이다.

21) 피복침구비

환자에 제공된 피복침구의 소모금액, 환자 및 직원피복침구의 세탁에 따른 비누, 소독제 등의 비용을 말한다.
이를 외주로 처리하는 경우에는 외주용역비에 계상하고, 직원의 피복비는 복리후생비로 분류하여 처리한다.

22) 의료분쟁비용

의료사고 등 의료분쟁으로 인해 발생한 손해배상 또는 합의 비용 등의 금액을 말한다.

예제 ⑩

다음의 자료를 바탕으로 장수병원의 제5기 사업연도(20x1.1.1~12.31)의 업무용 차량 관련 비용에 대하여 업무사용비율을 구하고 세무조정 및 소득처분 하시오.

1. 장수병원은 20x1년 1월 1일에 부가가치세법상 비영업용소형승용차에 해당하는 업무용승용차 1대를 50,000,000원에 취득하여 업무용으로 사용하고 있으며 이 자동차와 관련하여 임직원전용보험에 가입하였다.

2. 손익계산서상 위 '1'의 자동차와 관련된 비용은 다음과 같다.

구 분	손익계산서에 계상된 비용	비 고
감가상각비	10,000,000원	세법상 상각범위액은 10,000,000원이다.
유류비	5,000,000원	
보험료	2,000,000원	
기타유지비	3,000,000원	
합계	20,000,000원	

3. 업무용승용차의 총 주행거리는 30,000km이며 차량운행기록부에 의해서 증명되는 업무용 거리는 27,000km이다.

》 풀이

	1차 세무조정 : 2,000,000원, 손금불산입(상여) 2차 세무조정 : 1,000,000원, 손금불산입(유보)
	업무사용비율
해설	업무사용비율 : 27,000km/30,000km = 90%
근거	업무사용비율 = 과세기간 업무용 사용거리(km)/과세기간 총주행거리(km)

	업무사용 초과금액
업무사용금액	업무용승용차 관련 비용 20,000,000 × 업무사용비율 90% = 18,000,000
업무사용초과금액	업무용승용차 관련 비용 20,000,000원 − 업무사용금액 18,000,000원 = 2,000,000원
세무조정(1차)	2,000,000원, 손금불산입(상여)
근거	손금(필요경비)으로 인정되는 업무용 사용금액은 사업연도(과세기간)의 업무용승용차 관련 비용에 업무사용비율을 곱한 금액으로 한다.

감가상각비 기준 초과금액	
기준 초과금액	감가상각비 10,000,000원 × 90% − 한도 8,000,000원 = 1,000,000원
세무조정(2차)	1,000,000원, 손금불산입(유보)
근거	업무용승용차의 감가상각비에 업무사용비율을 곱하여 산출한 금액이 해당 사업연도에 각각 800만원을 초과하는 경우 그 초과하는 금액은 해당 사업연도의 손금에 산입하지 않고 이월하여 손금에 산입한다.

3. 의료외비용

의료외비용은 병원을 경영하는데 있어 주된 필요적 경비에 해당하지 않는 비용을 말하는 것으로 다음과 같이 구분할 수 있다.

의료외비용		
① 의료부대비용	② 이자비용	③ 기타의 대손상각비
④ 기부금	⑤ 단기매매증권처분손실	⑥ 단기매매증권평가손실
⑦ 연구비용	⑧ 외환차손	⑨ 외화환산손실
⑩ 투자자산처분손실	⑪ 유형자산처분손실	⑫ 재고자산감모손실
⑬ 고유목적사업비	⑭ 잡손실	⑮ 재해손실

1) 의료부대비용

병원이 주된 의료사업 이외의 영안실·매점·슈퍼마켓 등의 부대사업을 직영하여 발생한 비용을 의료부대비용이라고 한다.

시설직영수익을 독립과목으로 계상한 경우에는 해당비용도 독립과목으로 계상하여야 한다.

의료부대비용은 주차장직영비용, 매점직영비용, 일반식당직영비용, 영안실직영비용 및 기타 시설직영비용 등으로 구분할 수 있다. 이 경우 의료부대비용에 대한 세부내역을 주석으로 기재하여야 한다.

의료부대비용은 의료비용과 별도로 인건비, 재료비, 관리운영비 등으로 구분하고, 공통비용은 의료기관의 특성을 고려하여 합리적인 기준에 따라 배분한다.

① 인건비는 인력 수, 총 급여 및 투입시간 등의 기준으로 배분한다.
② 재료비는 재료의 투입량, 직접재료비, 사용면적(병실수), 사용인원 등의 기준으로 배분한다.
③ 관리운영비는 매출액, 점유면적, 서비스시간, 사용인원, 관련 유형자산 가액 등의 기준으로 배분한다.

2) 이자비용

단기차입금 및 기타 채무에 대하여 지급한 이자 및 어음할인료 등을 말한다.
세법에서는 이자비용을 전액 손금으로 인정한다. 하지만 다음의 경우에는 이를 손금으로 인정하지 않는다.

① 채권자가 불분명한 사채의 이자
② 지급받는 자가 불분명한 채권 및 증권의 이자와 할인액
③ 건설자금이자 : 건물의 신축, 증축, 개축, 의료장비의 도입 등을 위한 차입자금의 이자(자본적지출)
④ 업무와 무관한 자산과 가지급금 관련 지급이자

3) 기타의 대손상각비

일반적 매출채권(의료미수금)외 채권의 대손발생액

제3절 ▸ 고유목적사업준비금

비영리조직(비영리법인 + 비영리단체)은 영리를 목적으로 하지 않는 조직을 말한다. 그렇다면 영리를 목적으로 하지 않는다면 무엇을 목적으로 그 조직을 설립하고 운영한다는 것인가를 정확하게 인식하여야 한다.

비영리조직은 그 설립주체, 설립목적에 대하여 정확하게 명시하여야 한다.

결론은 영리를 목적으로 하는 기업과는 달리 영리를 목적으로 하지 않는 각종의 비영리조직은 그에 맞는 목적이 있다. 그것이 바로 고유목적사업이다.

예를 들면, 학교는 학교의 설립에 대한 궁극적인 목적, 즉 고유의 목적은 교육이다. 종교단체는 종교의 보급을 고유목적으로, 사회복지법인은 아동복지, 장애인복지, 노인복지 등 사회복지사업을 고육의 목적으로, 의료법인의 경우는 국민들의 건강유지, 삶의 질의 유지를 위해 의료서비스의 제공을 목적으로 설립한다. 이것이 바로 비영리조직 각각의 고유목적사업이다.

그렇다면 비영리사업을 정상적으로 영위하기 위해서는 부득이 일부 또는 특정의 수익사업을 하게 되는데 수익사업에서 발생한 소득 중 전부 또는 일부를 당초 설립목적인 비영리조직의 목적사업에 사용하게 되는데 이때 비영리조직에 사용하기 위해 적립하는 적립금을 고유목적사업적립금이라고 한다.

즉, 비영리법인에서 수익사업으로 인해 획득한 소득을 비영리법인의 인건비, 운영비, 자산취득을 위하여 지출한다면 이는 고유목적사업에 지출한 것으로 본다(재경부 법인 46012-36, 1999. 3.13).

하지만 개인병원의 경우에는 고유목적사업준비금 제도가 적용되지 않는다.

〈표 6-8〉 비영리법인별 고유목적사업준비금 및 지정기부금 회계처리

구분		고유목적사업준비금	고유목적사업비 지출액의 회계처리
법인격이 있는 민법상 비영리법인 등		설정가능	고유목적사업준비금의 사용액으로 처리
법인으로 보는 단체	(1) 법법§39①1호의 단체, 법령상 설치된 기금 (2) 공동주택의 입주자대표회의·임차인대표회의* 또는 이와 유사한 관리기구		
	기타단체	설정대상 제외	지정기부금으로 처리

1. 고유목적사업준비금 설정

비영리조직에서 수익사업으로 획득한 소득 중 전부 또는 일부를 그 조직의 고유목적사업 또는 외부의 비영리조직에 지정기부금으로 사용하게 한다면 이는 법인세법에서는 법인세를 부과하지 않는다.

그렇다고 비영리단체의 수익사업에서 획득한 소득을 비영리단체에 사용하거나 기부하는 것에 대하여 모두 법인세를 부과하지 않는 것이 아니다. 즉 일부 비영리조직에 대해서만 고유목적사업준비금의 설정을 허용하고 있다.

고유목적사업준비금 설정을 허용하는 비영리조직은 다음과 같다.

① 비영리법인 ② 법인세법이 정한 지정기부금 수령 가능 단체
③ 법령에 따라 설치된 기금 ④ 공동주택의 입주자대표회의 또는 자치관리기구

1) 고유목적사업준비금 설정한도

비영리법인이 고유목적사업준비금을 그 법인 또는 외부의 비영리조직에 지정기부금으로 지출하기 위해 고유목적사업준비금을 비용으로 결산에 반영한 경우에는 그 중에서 일정한도 내에서 손금으로 산입한다.

고유목적사업준비금의 손금산입 한도액 범위는 비영리법인의 형태에 따라 다르다.

비영리법인의 설립주체에 따라 고유목적사업준비금의 설정한도가 달라진다.

설립주체	고유목적사업준비금 설정한도
학교법인, 산학협력단, 원격대학, 사회복지법인, 국립대학병원, 서울대학교병원, 서울대학교 치과병원, 국립암센터, 지방의료원, 대한적십자병원 등	금융소득의 100% + 수익사업에서 발생한 소득의 100%
「공익법인의 설립·운영에 관한 법률」에 의하여 설립된 법인으로서 고유목적사업 등에 대한 지출액 중 50%이상의 금액을 장학금으로 지출하는 법인	금융소득의 100% + 수익사업에서 발생한 소득의 80%
그 외의 비영리법인으로서, 의료법인, 사단법인, 재단법인 등	금융소득의 100% + 기타의 수익사업에서 발생한 소득의 50%
인구 30만명 이하인 시·군지역에 국립대학병원 또는 사립학교가 운영하는 병원이 소재하고 있지 아니한 지역	금융소득의 100% + 수익사업에서 발생한 소득의 100%

※ 조세특례제한법 제74조 등 참조

2) 고유목적사업준비금의 손금산입 방법

고유목적사업준비금을 손금에 산입하고 이를 손금으로 인정받기 위해서는 결산에 반영하는 결산조정으로 가능하다. 그 근거로는 의료기관회계기준에서는 결산에 반영하도록 하고 있어 결산조정으로 가능하고 신고조정으로는 인정하지 않고 있다. 단, 외부회계감사를 받는 비영리법인의 경우에는 신고조정도 가능하다.

3) 고유목적사업준비금의 중복지원 배제

비영리법인이 수익사업에서 발생한 소득을 법인세법 또는 조세특례제한법에 규정된 비과세 및 면제, 준비금의 손금산입, 소득공제 또는 세액감면을 적용받는 경우에는 고유목적사업준비금을 설정할 수 없도록 하고 있다. 다만, 비영리내국법인 등이 수익사업어 발생한 소득에 대하여 고유목적사업준비금의 손입산입규정과 조세특례제한법 등의 세액감면 규정 등을 동시에 적용 받은 후 이를 수정하기 위하여 고유목적사업준비금만을 적용받는 것으로 수정신고하는 경우에는 당해 수정신고를 적법한 것으로 보아 고유목적사업준비금을 손금에 산입한다(법인세법 제28조제6항 및 동법 시행령 제56조제8항).

4) 고유목적사업준비금의 사용시점의 인정

비영리법인은 수익사업에서 발생한 소득금액을 비영리법인의 고유목적사업준비금으로 설정하고 설정된 고유목적사업준비금은 사업연도 종료일 이후 5년 이내에 고유목적사업준비금 또는 지정기부금으로 지출하여야 한다.

고유목적사업준비금의 사용시점에 대한 인정여부는 논란의 대상이 된다. 고유목적사업준비금을 전출한 시점을 사용시점으로 인정할 것인가 아니면 기자재 등의 사용을 위해 고유목적사업준비금을 사용한 시점으로 인정할 것인가에 대하여 해석은 당연히 고유목적사업준비금을 특정 기자재 등을 구입하고 그 대금으로 지출한 때를 인정시점으로 하고 있다.

하지만 학교법인의 경우에는 고유목적사업준비금을 전출한 때를 사용시점으로 인정하고 있다.

또한 고유목적사업준비금을 설정하지 아니하고 비영리법인에 전출한 경우에도 이를 손금에 산입한다.

5) 고유목적사업준비금의 회계처리

고유목적사업준비금의 설정 및 사용에 대한 회계처리는 다음과 같다.

(1) 고유목적사업준비금의 설정에 따른 회계

① 고유목적사업준비금 설정 시

 (차변) 고유목적사업준비금전입액 ××× (대변) 고유목적사업준비금 ×××

② 고유목적사업준비금 또는 지정기부금으로 지출 시

 (차변) 전출금(기부금) ××× (대변) 현금및현금성자산 ×××
   고유목적사업준비금 ××× (대변) 전출금(기부금) ×××

③ 고유목적사업준비금의 전입 시

 (차변) 현금및현금성자산 ××× (대변) 수익사업전입금 ×××

④ 고유목적사업에 지출 시

 (차변) 의료장비, 시설비, 인건비 등 ××× (대변) 현금및현금성자산 ×××

(2) 재무제표에 반영

① 고유목적사업준비금수입은 영업외수익 과목의 세목으로,
② 고유목적사업비는 영업외비용 과목의 세목으로 하여 손익계산서에 반영한다.

2. 의료발전회계

의료업을 영위하는 비영리법인이 의료기기 등을 취득하기 위하여 지출하는 금액은 당해 법인의 선택에 의하여 고유목적사업준비금 잔액을 사용하는 것으로 보아 의료발전준비금의 적립을 통한 의료발전회계로서 구분경리 할 수 있는 것이며, 동 규정에 따라

고유목적사업준비금 잔액을 사용한 것으로 하여 의료기기를 취득한 법인이 동 의료기기에 대하여 감가상각비를 각 사업연도의 손금으로 계산한 경우에는 감가상각비 상당액을 의료발전준비금의 환입액으로 하여 익금에 산입하는 것이다(법인46012-117, 2002.2.27.).

1) 의료발전준비금 손금산입 적용시기

의료업을 영위하는 비영리법인이 의료기기 등 고정자산을 취득하기 위하여 지출하는 금액은 2001.1.1 이후 개시하는 사업연도에 고유목적사업준비금을 손금에 산입하는 분부터 준비금 상당액을 의료발전회계로 구분하여 경리한 경우에 고유목적사업에 지출 또는 사용한 것으로 본다(재경부 법인46012-105, 2002.5.28).

3. 고유목적사업준비금환입

고유목적사업준비금은 손금으로 계상한 사업연도의 종료일 이후 5년 이내에 사용하여야 한다.
하지만 다음과 같은 사유가 발생할 경우 당초 손금으로 산입한 고유목적사업준비금에 대하여 이를 다시 익금으로 산입하여야 한다.
익금으로 산입할 때는 당초 손금산입에 따른 법인세 과소납부세액을 계산하고 과소납부세액은 물론 과소납부세액의 일일 0.025%(종전 0.03%)의 이율을 적용한 가산세를 납부하여야 한다.

① 해당 비영리법인이 해산한 때
② 고유목적사업 전부를 폐지한 때
③ 법인으로 보는 단체가 국세기본법의 규정에 따라 승인이 취소되거나 거주자로 변경된 때
④ 고유목적사업준비금을 손금으로 계상한 사업연도의 종료일 이후 5년이 되는 날까지 고유목적사업 등에 사용하지 아니한 때

■ 법인세법 시행규칙 [별지 제27호서식(갑)] 〈개정 2020. 3. 13.〉

(앞쪽)

사업연도	. . ~ . .	고유목적사업준비금 조정명세서(갑)	법인명	
			사업자등록번호	

1. 손금산입액 조정

① 소득금액	② 당기 계상 고유목적사업준비금	③ 「법인세법」 제24조제3항에 따른 법정기부금	④ 해당 사업연도 소득금액 (①+②+③)	⑤ 「법인세법」 제29조제1항 제1호 각 목에 따른 금액	⑥-1 「법인세법」 제13조제1항제1호에 따른 결손금 중 공제대상액 (=㉔)	⑥-2 「법인세법」 제29조제1항 제2호에 따른 수익사업에서 발생한 결손금

⑦ 「법인세법」 제24조제3항에 따른 법정기부금	⑧ 「조세특례제한법」 제121조의23 및 제121조의25에 따른 금액	⑨ 수익사업소득금액 [④-⑤-(⑥-1)-⑦-⑧]	⑩ 손금산입률	⑪ 손금산입한도액 (⑤+⑧+⑨)×⑩) 또는 [⑤+⑧-(⑥-2)]	⑫ 손금부인액 [(②-⑪)>0]
			50(80,100)/100		

2. 고유목적사업준비금 명세서

⑬ 사업연도	⑭ 손금산입액	⑮ 직전 사업연도까지 고유목적사업 지출액	⑯ 해당 사업연도 고유목적사업 지출액	⑰ 익금산입액	⑱ 잔액 (⑭-⑮-⑯-⑰)	
					⑲ 5년 이내분	⑳ 5년 경과분
(당 기)						
계						

3. 공제대상 이월결손금 명세서

㉑ 사업연도	㉒ 법 제13조 제1항 제1호의 결손금	㉓ 공제한도 적용으로 공제받지 못하고 이월된 금액(누적분)	㉔ 공제대상 이월결손금 (㉒-㉓)	㉕ 기타 수익사업 소득금액 [④-⑤-⑦-⑧]	㉖ 법 제13조 제1항에 따라 공제받는 이월결손금	㉗ 공제한도 적용으로 공제받지 못한 이월결손금 (당기발생분) [Min(㉔,㉕)-㉖]

210mm×297mm[백상지 80g/㎡ 또는 중질지 80g/㎡]

작성방법

1. ① 소득금액란: "법인세 과세표준 및 세액조정계산서(별지 제3호서식)"의 ⑩란의 차가감소득금액을 적습니다. 다만, 해당 서식 ⑩ 익금산입란, ⑩ 손금산입란에 고유목적사업준비금 중 손금부인된 금액 또는 5년 내 미사용하여 익금에 산입한 금액이 포함되어 있는 경우에는 ⑩란의 차가감소득금액에 손금부인된 금액과 5년 내 미사용하여 익금에 산입한 금액을 더하거나 빼고 적습니다.
2. ② 당기 계상 고유목적사업 준비금란: 직전 사업연도 종료일 현재의 고유목적사업준비금의 잔액을 초과하여 해당 사업연도의 고유목적사업 등에 지출한 금액이 있는 경우 그 금액을 포함하여 적습니다.
3. ⑤ 「법인세법」 제29조제1항제1호 각 목에 따른 금액란: 「조세특례제한법」 제121조의23제6항제2호 및 제121조의25제4항제2호를 적용받는 법인의 경우에는 「법인세법」 제29조제1항제1호 가목 및 나목에 따른 금액을 적습니다.
4. ⑥-1란은 「법인세법」 제13조제1항제1호에 따른 결손금 중 공제대상액을 적으며, ㉔공제대상이월결손금란의 값과 일치해야 합니다.
5. ⑧ 「조세특례제한법」 제121조의23 및 제121조의25에 따른 금액란: 「조세특례제한법」 제121조의23제6항제2호 및 제121조의25제4항제2호에 해당하는 금액을 적습니다.
6. ⑨ 수익사업소득금액란: 금액이 음수(-)인 경우에는 "0"으로 적되, 경정으로 증가된 소득금액 중 해당법인의 특수관계인에게 상여 및 기타소득으로 처분된 소득금액을 차감한 금액을 적습니다.
7. ⑩ 손금산입률란: 일반 비영리내국법인은 100분의 50(「공익법인의 설립·운영에 관한 법률」에 따라 설립된 법인으로서 고유목적사업 등에 대한 지출액 중 100분의 50 이상의 금액을 장학금으로 지출하는 법인의 경우에는 100분의 80)을, 「조세특례제한법」 제74조 제1항 또는 제4항을 적용받는 법인은 100분의 100 또는 100분의 80을, 「조세특례제한법」 제121조의23제3항을 적용받는 법인은 100분의 50을 적습니다.
8. ⑪ 손금산입한도액: 수익사업에서 결손금이 발생한 경우에는 '⑤「법인세법」 제29조제1항제1호 각 목에 따른 금액의 합계액'에서 '⑥-2「법인세법」 제29조제1항제2호에 따른 수익사업에서 발생한 결손금'을 차감한 금액을 적습니다.
9. ⑫ 손금부인액과 ⑳ 5년 경과분란의 금액은 익금에 산입합니다.
10. ⑭ 손금산입액란: 해당 사업연도종료일 전 5사업연도에 세법상 손금산입된 고유목적사업준비금을 손금산입 사업연도 순차로 적되, 각 사업연도별로 (②-⑫)의 금액을 적습니다.
11. ⑮ 직전 사업연도까지 고유목적사업지출액란: 직전 사업연도까지 고유목적사업에 실제 지출한 금액을 적으며, 먼저 손비에 계상한 사업연도의 준비금부터 순차로 사용한 것으로 보아 적습니다.
12. ⑯ 해당 사업연도 고유목적사업지출액란: 해당 사업연도에 고유목적사업에 실제 지출한 금액을 적으며, 먼저 손비에 계상한 사업연도의 준비금부터 순차로 사용한 것으로 보아 적습니다. 이 경우 직전 사업연도 이전에 설정한 준비금이 없거나 준비금 잔액이 해당 사업연도 지출액보다 적은 경우에는 해당 사업연도에 계상할 준비금에서 지출한 것으로 보아 적습니다.
13. ⑰ 익금산입액란: 「법인세법」 제29조제5항에 따라 익금에 산입한 금액을 적습니다.
14. ⑱ 잔액란: 손금에 산입한 준비금 중 고유목적사업에 지출하고 남은 잔액을 5년 이내분과 5년 경과분으로 구분하여 적습니다. 이 경우 ⑱ 5년 이내분란에는 해당 사업연도에 설정한 준비금 중 사용하고 남은 잔액도 포함되며, ⑲ 5년 경과분란에는 처음 손금에 산입한 사업연도의 종료일부터 해당 사업연도 종료일까지 5년 이상된 준비금미사용액을 적습니다.
15. ⑳ 5년 경과분란의 익금산입액에 대해서는 "추가납부세액계산서(별지 제8호서식 부표6)"에 따라 「법인세법」 제29조제7항 및 같은 법 시행령 제56조제7항에 따라 계산한 이자상당가산액을 법인세에 가산하여 납부해야 합니다.
16. ㉓ 각 사업연도 소득의 100분의 60을 이월결손금 공제한도로 적용받는 경우 공제한도 적용으로 인해 직전 사업연도까지 공제받지 못하고 이월된 결손금(누적금액)을 적습니다.
17. ㉕ 기타 수익사업 소득금액란: 금액이 음수(-)인 경우에는 "0"으로 적습니다.
18. ㉖ 「법인세법」 제13조제1항에 따라 공제받는 이월결손금란: "법인세 과세표준 및 세액조정계산서(별지 제3호서식)"의 (109)란의 이월결손금을 적습니다.
19. ㉗ 공제한도 적용으로 공제받지 못한 이월결손금(당기발생분)란: 금액이 음수(-)인 경우에는 "0"으로 적습니다.

■ 법인세법 시행규칙 [별지 제27호서식(을)] 〈개정 2015.3.13.〉

사업연도	. . . ~ . . .	고유목적사업준비금 조정명세서(을)	법인명	
			사업자등록번호	

① 구분	지출내역			④ 금액	⑤ 비고
	② 적요	③ 지출처			
		상호(성명)	사업자등록번호 (주민등록번호)		
Ⅰ. 지정기부금					
Ⅱ. 고유목적 사업비					
Ⅲ. 고유목적 사업관련 운영경비					
Ⅳ. 기타					
⑥ 계					

작성방법

1. 「법인세법」 제29조, 「조세특례제한법」 제74조 및 제121조의23제6항에 따른 고유목적사업준비금을 해당 사업연도에 고유목적사업에 지출한 비영리법인 및 단체가 작성합니다.
2. ② 적요란은 고유목적사업에 지출한 상세 항목을 적습니다.

   예) 장학금 지급, 부동산(토지와 건물 구분 기재)취득, 의료기기 취득, 인건비 (임원과 직원 급여구분 기재), 임차료, 전기료, 전화료 등
3. 비영리법인인 장학재단의 경우에는 ③지출처란에 장학금을 지급받는 자의 인적사항을 적습니다.
4. ④ 금액란은 현금의 경우에는 현금지출액을, 현금 외의 기타의 경우에는 시가를 적고 시가가 불분명한 경우에는 「법인세법 시행령」 제89조의 가액을 시가로 합니다.
5. ⑥ 계란은 "고유목적사업준비금조정명세서(갑)[별지 제27호서식(갑)]"의 ⑯란의 계와 일치하여야 합니다.

210mm×297mm[백상지 80g/㎡ 또는 중질지 80g/㎡]

제 4 절 ─ 기부금의 회계처리

1. 기부금의 의의

기부금이란 이해관계가 없는 불특정 다수인에게 법인 또는 개인이 업무와 직접 관련이 없이, 아무런 반대급부 없이 무상으로 지급하는 현금 또는 물품을 말한다.

기부를 하는 법인 또는 개인이 있으면 반대로 기부를 받는 법인 또는 개인이 존재하게 된다.

기브를 받는 단체는 주로 사회복지법인, 학교, 종교, 문화, 예술 등의 단체가 된다.
사회복지단체의 경우 기부금을 수령하여 이를 아동복지, 장애복지, 노인복지 등에 지출하여 건전한 사회조성과 해당 수혜자들로 하여금 건전한 사고로 사회에 적응할 수 있도록 역할을 한다. 교육사업을 하는 학교의 경우 기부금을 수령하여 이를 연구, 교육시설, 장학금 등으로 지출함으로써 유능한 인재의 육성에 기여토록 한다.

법인세법에서는 기부금의 지출하는 법인으로 하여금 무한정 손금으로 인정하지 않고 일정한 한도를 정하여 한도 내의 기부금 지출은 손금으로 산입하고 한도를 초과한 기부금은 손금으로 인정하지 않고 있다.

기부금은 접대비, 복리후생비, 광고선전비와 혼돈하기 쉽다.

이해관계가 있는 거래처, 향후 거래대상 상대방에게 현금 또는 물품을 무상으로 제공한 경우에는 '접대비'계정으로 처리하고, 직원의 복지향상, 사기진작 등을 위하여 무상으로 제공한 현금 또는 물품은 '복리후생비'계정으로, 조직의 홍보, 이미지 개선을 위하여, 취급하는 상품, 서비스 등을 홍보하기 위하여 지출하는 행위는 '광고선전비'계정으로, 조직이 결성한 조직 내의 친목단체 등이 법인으로 설립된 단체에 현금 또는 물품을 무상으로 제공한 경우는 '접대비'계정으로, 조직이 결성한 조직 내의 친목단체 등이 임의단체로 설립된 단체에 현금 또는 물품을 무상으로 제공한 경우에는 '복리후생비' 계정으로 회계처리 한다.

2. 기부금의 범위

기부금은 국가 및 지방자치단체 등에 대한 기부금, 문화, 예술, 종교, 교육, 사회복지단체 등에 지출하는 기부금은 물론이고 협회의 기부, 간주기부금 등을 포함한다.
기부금의 유형을 살펴보면 다음과 같다.

1) 협회의 특별회비

조직의 경영과 관련이 있는 협회에 가입하면 협회에 정규회비 및 특별회비를 납부하게 된다.
정규회비는 공과금으로서 '세금과공과'계정으로 처리하고 특별회비는 '기부금(지정기부금)'계정으로 처리한다.

2) 의제기부금과 비지정기부금

(1) 의제기부금

특수관계가 없는 자에게 정당한 사유 없이 정상가액보다 낮게 양도하거나 정상가액보다 고가로 양수하는 경우에 그 정상가액과의 차액을 기부행위로 간주하며, 이를 의제기부금이라고 한다.
의제기부금은 정상적인 기부행위로 볼 수 없으므로 이를 전부 비지정기부금으로 분류하고 전액 손금불산입한다.
따라서 결산을 위한 세무조정과정에서는 이를 익금에 산입하고 특수관계자에게 제공한 의제기부금은 상여로 처리하고 제3자에게 제공한 의제기부금은 기타사외유출로 처분한다.
정상가액보다 저가제공 또는 고가매입의 범위는 다음과 같다.

- 제공한 유형자산 또는 무형자산, 기타의 운영권 등의 가액이 시가보다 30% 낮은 금액으로 제공한 경우 시가와의 차액
- 구매한 유형자산 또는 무형자산, 기타의 운영권 등의 가액이 시가보다 30%를 초과한 금액으로 매입한 경우 시가와의 차액

3. 기부금의 유형

1) 기부금의 분류

기부금은 영리조직과 비영리조직의 손금인정 범위가 달리한다.

〈법인세법에서 분류하는 영리조직의 기부금 분류〉

구 분	손금인정 범위	근 거
법정기부금	소득금액의 50% 범위 내에서 손금으로 인정	법인세법 제24조 제2항
지정기부금	소득금액의 10% 범위 내에서 손금으로 인정	
비지정기부금	전액 손금으로 불인정	

〈비영리조직의 기부금 분류〉

구 분	손금인정 범위	근 거
법정기부금	소득금액의 50% 범위 내에서 손금으로 인정	
지정기부금	고유목적사업준비금 범위 내에서 손금으로 인정	법인세법 제29조 제1항 및 제2항
비지정기부금	전액 손금으로 불인정	

(1) 법정기부금

당해 사업연도의 소득금액에서 이월결손금을 차감한 금액의 50% 범위 내에서 손금으로 인정한다.

$$\text{법정기부금 한도액} = (\text{소득금액} - \text{이월결손금}) \times 50\%$$

법정기부금에 해당하는 기부형태는 다음과 같다.

① 국가나 지방자치단체에 무상으로 기증하는 금품의 가액. 다만, 기부금품의모집및사용에관한법률의 적용을 받는 기부금품은 같은 법 규정에 따라 접수하는 것만 해당한다. 국가 또는 지방자치단체에 무상으로 기증하는 금품의 가액에는 법인이 개인 또는 다른 법인에게 자산을 기증하고 수증자가 이를 받은 후 지체 없이 다시 국가 또는 지방자치단체에 기증한 금품의 가액을 포함한다.

② 국방헌금과 국군장병 위문금품가액
③ 천재지변으로 생긴 이재민을 위한 구호금품의 가액. 천재지변에는 재난및안전관리 기본법에 따라 특별재난지역으로 선포된 경우 그 선포의 사유가 된 재난을 포함한다.
④ 다음의 기관(병원은 제외)에 시설비·교육비·장학금 또는 연구비로 지출하는 기부금
  ㉠ 사립학교법에 따른 사립학교
  ㉡ 비영리 교육재단(국립·공립·사립학교의 시설비, 교육비, 장학금 또는 연구비 지급을 목적으로 설립된 비영리 재단법인으로 한정)
  ㉢ 근로자직업능력개발법에 따른 기능대학
  ㉣ 평생교육법에 따른 전공대학의 명칭을 사용할 수 있는 평생교육시설 및 원격대학 형태의 평생교육시설
  ㉤ 경제자유구역및제주국제자유도시의외국교육기관설립·운영에관한특별법에 따라 설립된 외국교육기관
  ㉥ 산업교육진흥및산학연협력촉진에관한법률에 따른 산학협력단
  ㉦ 한국과학기술원법에 따른 한국과학기술원, 광주과학기술원법에 따른 광주과학기술원, 대구경북과학기술연구원법에 따른 대구경북과학기술연구원 및 울산과학기술원법에 따른 울산과학기술원
  ㉧ 국립대학법인서울대학교설립·운영에관한법률에 따른 국립대학법인 서울대학교, 국립대학법인인천대학교설립·운영에관한법률에 따른 국립대학법인 인천대학교 및 이와 유사한 학교
  ㉨ 재외국민의교육지원등에관한법률에 따른 한국학교
⑤ 국립대학병원 등에 시설비·교육비 또는 연구비로 지출하는 기부금
⑥ 사회복지사업, 그 밖의 사회복지활동의 지원에 필요한 재원을 모집·배분하는 것을 주된 목적으로 하는 비영리법인에 지출하는 기부금
⑦ 공공기관의운영에관한법률에 따른 공공기관 또는 법률에 따라 직접 설립된 기관으로서 해당 법인의 설립목적, 수입금액 등이 일정 요건을 모두 갖춘 기관에 지출하는 기부금

(2) 지정기부금

지정기부금은 사회복지·문화·예술·교육·종교·자선·학술 등의 사업을 영위하는 단체에 대한 공익성을 목적으로 지출한 기부금으로서 세법상 일정한도액 범위 내에서 손금에 산입한다. 지정기부금은 단체명만 지정된 기부금과 단체명과 사용용도가 지정

된 기부금, 특별회비와 임의단체회비, 사회복지시설기부금, 해외지정기부금단체 등의 기부금, 법인으로 보는 단체의 고유목적사업비 지출액 등으로 구분된다.

> 또한 앞에서 설명하였듯이 지정기부금은 법인세법에서 인정하는 영리조직은 수익금액의 10%를 손금으로 인정하고 있으나 비영리조직에서는 고유목적사업준비금 범위 내에서 손금으로 인정한다는 것이 차이점이라고 할 수 있다.

▶ **단체명만 지정된 기부금**

다음의 비영리법인(단체를 포함하며 "지정기부금단체 등"이라 한다)에 대한 기부금은 그 용도가 구체적으로 제한되지 않으며 해당 지정기부금단체 등의 고유목적사업비로 지출되면 지정기부금으로 인정된다. 여기서 고유목적사업비라 함은 해당 비영리법인 또는 단체에 관한 법령 또는 정관에 규정하고 있는 설립목적을 수행하는 사업으로서 법인세법 규정에 의한 수익사업(보건 및 사회복지사업 중 의료업을 제외) 외의 사업에 사용하는 금액을 말한다.

① 사회복지사업법에 의하여 설립한 사회복지법인
② 유아교육법에 따른 유치원·초·중등교육법 및 고등교육법에 의한 학교, 근로자직업능력개발법에 의한 기능대학, 평생교육법에 따른 전공대학형태의 평생교육시설 및 원격대학형태의 평생교육시설
③ 정부로부터 허가 또는 인가를 받은 학술연구단체·장학단체·기술진흥단체
④ 정부로부터 허가 또는 인가를 받은 문화·예술단체(문화예술진흥법에 의하여 지정을 받은 전문예술법인 및 전문예술단체를 포함) 또는 환경보호운동단체
   이 경우 정부로부터 인·허가받은 학술연구단체·장학단체·기술진흥단체인 비영리법인은 기획재정부로부터 지정기부금단체로 별도로 지정을 받지 않은 경우에도 지정기부금단체에 해당한다.
⑤ 종교의 보급, 그밖에 교화를 목적으로 민법 제32조에 따라 문화체육관광부장관 또는 지방자치단체의 장의 허가를 받아 설립한 비영리법인(그 소속단체를 포함)
⑥ 의료법에 의한 의료법
⑦ 민법 제32조에 따라 주무관청의 허가를 받아 설립된 비영리법인 또는 협동조합기본법에 따라 설립된 사회적 협동조합 중 법소정의 요건을 모두 충족한 것으로서 주무관청의 추천을 받아 기획재정부장관이 지정한 법인 [지정일이 속하는 연도의 1.1.부터 6년간 지출하는 기부금에 한정]

⑧ 위 '①'부터 '⑦'까지의 지정기부금단체 등과 유사한 것으로서 법인세법시행규칙 [별표 6의 2]에 따른 비영리법인 및 단체
⑨ 노인장기요양보험법에 따른 재가장기요양기관
⑩ 다문화가족지원법에 따른 다문화가족지원센터

▶ **단체명과 사용용도가 지정된 기부금**
① 유아교육법에 따른 유치원의 장, 초·중등교육법 및 고등교육법에 의한 학교의 장, 근로자직업능력개발법에 의한 기능대학의 장, 평생교육법에 따른 전공대학형태의 평생교육시설 및 원격대학형태의 평생교육시설
② 상속세및증여세에 규정하는 일정 요건을 갖춘 공익신탁으로 신탁하는 기부금
③ 사회복지·문화·예술·종교·자선·학술 등 공익목적으로 지출하는 기부금으로서 법인세법시행규칙[별표 6의 3]에 따른 기부금

▶ **특별회비와 임의단체회비**
영업자가 조직한 단체로서 법인이거나 주무관청에 등록된 조합 또는 협회의 회비 중 특별회비와 임의로 조직된 조합 또는 협회에 지급한 회비는 지정기부금으로 본다. 특별회비란 조합 또는 협회가 법령 또는 정관이 규정한 바에 따라 경상경비를 충당할 목적으로 조합원 또는 회원에게 정기적으로 부과되는 정상적인 회비 이외의 회비를 말한다. 다만, 조합비 또는 회비로 경상경비에 충당한 결과 부족액이 발생한 경우에 그 부족액의 보전을 위하여 정상적인 회비징수방식에 의하여 추가로 부과하는 회비는 이를 정상적인 회비로 본다.

▶ **사회복지시설기부금**
다음의 어느 하나에 해당하는 사회복지시설 또는 기관 중 무료 또는 실비로 이용할 수 있는 시설 또는 기관에 기부하는 금품의 가액은 지정기부금으로 본다. 다만, 노인주거복지시설 중 양로시설을 설치한 자가 해당 시설의 설치·운영에 필요한 비용을 부담하는 경우 그 부담금 중 해당 시설의 운영으로 발생한 손실금(기업회계기준에 따라 계산한 해당 과세기간의 결손금을 말한다)이 있는 경우 그 금액을 포함한다.
① 아동복지법에 따른 아동복지시설
② 노인복지법에 따른 노인복지시설
③ 장애인복지법에 따른 장애인복지시설

④ 한부모가족지원법에 따른 한부모가족복지시설
⑤ 정신보건법에 따른 정신질환자사회복귀시설 및 정신요양시설
⑥ 성매매방지및피해자보호등에관한법률에 따른 지원시설 및 성매매피해상담소
⑦ 가정폭력방지및피해자보호등에관한법률에 따른 가정폭력 관련 상담소 및 보호시설
⑧ 성폭력방지및피해자보호등에관한법률에 따른 성폭력피해상담소 및 성폭력피해자보호시설
⑨ 사회복지사업법에 따른 사회복지시설 중 사회복지관과 부랑인·노숙인 시설
⑩ 노인장기요양보험법에 따른 재가장기요양기관

▶ **해외지정기부금단체 등의 기부금**

재외동포의 협력·지원, 한국의 홍보 또는 국제교류·협력을 목적으로 하는 법인 등 일정 요건을 모두 갖춘 비영리외국법인(단체를 포함)으로서 주무관청의 추천을 받아 기획재정부장관이 지정하는 비영리외국법인("해외지정기부금단체"라 한다)에 대하여 지출하는 기부금으로서 지정일이 속하는 연도의 1.1.부터 6년간 지출하는 기부금

▶ **법에서 정한 국제기구에 지출하는 기부금**

일정 요건을 모두 갖춘 국제기구로서 법인세법시행규칙 [별표 6의 4]에 따른 국제기구에 지출하는 기부금

▶ **법인으로 보는 단체의 고유목적사업비 지출액**

법인으로 보는 단체의 수익사업에서 발생한 소득을 고유목적사업비로 지출하는 금액은 이를 지정기부금으로 본다.

▶ **지정기부금의 손금산입한도액과 한도초과액의 이월공제**

지정기부금의 손금산입한도액은 다음과 같다.

| 손금산입한도액 = (해당 사업연도 소득금액 - 이월결손금 - 법정기부금 - 법정기부금 이월액 중 손금산입액) × 10% |

| 비영리조직의 지정기부금 손금한도액은 고유목적사업준비금 범위 내의 지출액 |

지정기부금한도초과액은 손금불산입한다. 그러나 지정기부금한도초과액으로 손금불산입된 금액은 해당 사업연도의 다음 사업연도 개시일로부터 5년(2009.12.31. 이전에 지출한 기부금은 3년) 이내에 끝나는 각 사업연도의 지정기부금이 손금산입한도액에 미달하는 경우 미달하는 금액의 범위에서 그 손금산입한도초과액을 손금에 산입한다.

(3) 비지정기부금

지금까지 설명한 기부금 중 법정기부금, 고유목적사업준비금의 범위 내에서 손금으로 인정하는 비정기부금에 해당하지 않는 기부금은 모두 비지정기부금에 해당한다. 비지정기부금은 전액 손금으로 인정하지 않는다.

비지정기부금의 유형은 다음과 같다.

① 병원에서 특수관계자 외의 자에게 당해 병원의 사업과 직접 관계가 없이 무상으로 제공한 현금 및 물품의 가액
② 병원에서 특수관계자 외의 자에게 정당한 사유 없이 자산을 정상가액보다 낮은 가액으로 양도하거나 정상가액보다 높은 가액으로 구매하였을 시 그 차액

정상가액보다 낮거나 높은 가액의 정의는 다음과 같다.

- 제공한 유형자산 또는 무형자산, 기타의 운영권 등의 가액이 시가보다 30% 낮은 금액으로 제공한 경우 시가와의 차액
- 구매한 유형자산 또는 무형자산, 기타의 운영권 등의 가액이 시가보다 30%를 초과한 금액으로 매입한 경우 시가와의 차액

2) 기부금 손금불산입액의 소득처분

법정기부금, 지정기부금 손금한도액을 초과하는 금액이나 전액 손금을 인정하지 않는 기부금은 손금불산입하고 기타사외유출로 소득처분을 한다.

그러나 법인의 임원 등이 개인적으로 부담해야 할 기부금을 법인이 지출한 것은 비지정기부금이 아닌 업무와 관련 없는 비용이므로 손금불산입하고 당해 임원에 대한 상여로 소득처분한다.

■ 법인세법 시행규칙 [별지 제21호서식] 〈개정 2020. 3. 13.〉

(앞쪽)

사업 연도	. . . ~ . . .	기부금조정명세서	법 인 명	
			사업자등록번호	

1. 법정기부금 손금산입액 한도액 계산

① 소득금액 계		⑤ 이월잔액 중 손금산입액 MIN[④, ㉓]	
②「법인세법」제13조제1항제1호에 따른 이월결손금 합계액		⑥ 해당연도지출액 손금산입액 MIN[(④-⑤))0, ③]	
③「법인세법」제24조제3항에 따른 법정기부금 해당 금액		⑦ 한도초과액[(③-⑥))0]	
④ 한도액 {[(①-②))0]×50%}		⑧ 소득금액 차감잔액 [(①-②-⑤-⑥))0]	

2. 「조세특례제한법」제88조의4에 따라 우리사주조합에 지출하는 기부금 손금산입액 한도액 계산

⑨「조세특례제한법」제88조의4제13항에 따른 우리사주조합 기부금 해당 금액		⑪ 손금산입액 MIN(⑨, ⑩)	
⑩ 한도액 (①-②)×30%		⑫ 한도초과액[(⑨-⑩))0]	

3. 지정기부금 손금산입 한도액 계산

⑬「법인세법」제24조제4항에 따른 지정기부금 해당 금액		⑯ 해당연도지출액 손금산입액 MIN[(⑭-⑮))0, ⑬]	
⑭ 한드액(⑧×10%, 20%)		⑰ 한도초과액[(⑬-⑯))0]	
⑮ 이월잔액 중 손금산입액 MIN(⑭, ㉓)			

4. 기부금 한도초과액 총액

⑱ 기부금 합계액(③+⑨+⑬)	⑲ 손금산입 합계(⑥+⑪+⑯)	⑳ 한도초과액 합계 (⑱-⑲)=(⑦+⑫+⑰)

210mm×297mm[백상지 80g/㎡ 또는 중질지 80g/㎡]

5. 기부금 이월액 명세

사업연도	기부금 종류	㉑한도초과 손금불산입액	㉒기공제액	㉓공제가능 잔액(㉑-㉒)	㉔해당사업연도 손금추인액	㉕차기이월액 (㉓-㉔)
합계	「법인세법」 제24조제3항에 따른 법정기부금					
	「법인세법」 제24조제4항에 따른 지정기부금					
	「법인세법」 제24조제3항에 따른 법정기부금					
	「법인세법」 제24조제4항에 따른 지정기부금					
	「법인세법」 제24조제3항에 따른 법정기부금					
	「법인세법」 제24조제4항에 따른 지정기부금					

6. 해당 사업연도 기부금 지출액 명세

사업연도	기부금 종류	㉖지출액 합계금액	㉗해당 사업연도 손금산입액	㉘차기 이월액 (㉖-㉗)
	「법인세법」제24조제3항에 따른 법정기부금			
	「법인세법」제24조제4항에 따른 지정기부금			

작 성 방 법

1. ①소득금액계란: "법인세 과세표준 및 세액조정계산서(별지 제3호서식)"의 ⑩차가감소득금액에서 이 서식의 ⑱기부금 합계액(③+⑨+⑬)을 합하여 적습니다. ⑲손금산입 합계(⑥+⑪+⑯)에는 그 금액을 합하여 적습니다.

2. ③, ⑨, ⑬란: "기부금명세서(별지 제22호서식)"의 ⑨란의 가.~다.에 해당하는 기부금 종류별 소계 금액과 일치해야 합니다.

3. ④한도액란: "(①-②)〉0"은 ①에서 ②를 차감한 금액을 적되, 그 금액이 음수(-)인 경우에는 "0"으로 적습니다. 이하에서 (Ⓐ-Ⓑ)〉0 표시된 경우는 모두 같은 방법으로 적습니다.

4. ⑤이월잔액 중 손금산입액란: 전기 이월된 한도초과액 잔액 중 「법인세법」 제24조제5항 및 제6항에 따라 손금산입되는 금액을 적되, 「법인세법」 제24조제5항의 기부금 전기이월액 중 ㉔해당사업연도 손금추인액의 합계금액과 일치해야 합니다.

5. ⑥해당연도지출액 손금산입액란: ④금액에서 ⑤금액을 뺀 금액과 ③금액 중 작은 금액을 적되, 그 금액이 음수(-)인 경우에는 "0"으로 적습니다.

6. ⑦한도초과액란: ③금액에서 ⑥금액을 빼서 적되, 그 금액이 음수(-)인 경우에는 "0"으로 적습니다.

※ 3. 지정기부금 손금산입 한도액 계산에 동일하게 적용합니다.

7. ⑧소득금액 차감잔액란: ①금액에서 ②금액을 뺀 금액에서 ⑤란과 ⑥란의 손금산입액을 뺀 금액을 적되, 그 금액이 음수(-)인 경우에는 "0"으로 적습니다.

8. ⑭한도액란: 사업연도 종료일 현재 「사회적기업 육성법」 제2조제1호에 따른 사회적기업에 해당하는 경우 ⑧소득금액 차감금액의 20%로 합니다.

9. ㉑한도초과액 합계란: 해당 사업연도 기부금 한도초과액 총합계금액으로서 별지 제3호서식의 ⑩기부금한도초과액란에 적습니다.

10. "5. 기부금 이월액 명세"는 사업연도별로 작성하며, ㉔해당 사업연도 손금추인액 합계금액은 "법인세 과세표준 및 세액조정계산서(별지 제3호서식)"의 ⑩기부금한도초과이월액 손금산입란에 적습니다.

11. "6. 해당 사업연도 기부금 지출액 명세"는 기부금 종류별로 작성하며, ㉖지출액 합계금액은 기부금 종류별 합계금액으로 "기부금명세서(별지 제22호서식)"의 ⑨란의 가.·나.에 해당하는 기부금 종류별 소계 금액과 일치해야 합니다.

※ 「법인세법」 제24조제5항에 따라 손금산입한도액을 초과하여 손금에 산입하지 아니한 기부금은 10년 이내에 끝나는 각 사업연도로 이월하여 공제가능하며, 「법인세법 일부개정법률」 (법률 제16008호로 2018. 12. 24. 공포, 2019. 1. 1. 시행된 것을 말함) 부칙 제4조제2항에 따라 2013. 1. 1. 이후 개시한 사업연도에 지출한 기부금에 대해서도 적용합니다.

연습문제

【문제1】 다음 중 입원환자 진료비에 해당하는 것은?

① 입원수익　　　　　　　　② 의료외수익
③ 기부금수익　　　　　　　④ 의료부대수익

【문제2】 정부로부터 지원금을 받은 경우 해당 계정과목은?

① 이자수익　　　　　　　　② 의료외수익
③ 기부금수익　　　　　　　④ 국고보조금수입

【문제3】 다음 중 거래처 직원과 식사를 하고 지급한 금액은?

① 복리후생비　　　　　　　② 접대비
③ 광고선전비　　　　　　　④ 잡　비

【문제4】 불특정 다수인을 대상으로 병원의 이미지 쇄신을 위해 지출된 경비는?

① 복리후생비　　　　　　　② 접대비
③ 광고선전비　　　　　　　④ 잡　비

【문제5】 다음 중 성질이 다른 하나는?

① 이자비용　　　　　　　　② 여비교통비
③ 복리후생비　　　　　　　④ 세금과공과

【문제6】 다음 중 성질이 다른 하나는?

① 이자비용　　　　　　　　② 기부금
③ 의료부대비용　　　　　　④ 보험료

【문제7 ~ 문제10】 다음 거래에 대한 분개처리결과이다. 옳은 분개를 고르시오.

【문제7】 장수병원은 외래환자를 진료비 30,000원이 미입금되었다. 회계처리는?

① (차) 의료미수금 30,000원   (대) 외래수익   30,000원
② (차) 미수수익   30,000원   (대) 진료비수익 30,000원
③ (차) 외상매출금 30,000원   (대) 진료비수익 30,000원
④ (차) 현 금   30,000원   (대) 외래수익   30,000원

【문제8】 행복제약회사로부터 의약품 500,000원을 현금으로 구입하다.

① (차) 소모품   500,000원   (대) 현 금   500,000원
② (차) 약 품   500,000원   (대) 현 금   500,000원
③ (차) 상 품   500,000원   (대) 현 금   500,000원
④ (차) 비 품   500,000원   (대) 외상매입금 500,000원

【문제9】 8월분 의사 봉급 300,000원을 보통예금에서 계좌이체하다.

① (차) 급 여   300,000원   (대) 현 금   300,000원
② (차) 급 여   300,000원   (대) 보통예금   300,000원
③ (차) 임 금   300,000원   (대) 현 금   300,000원
④ (차) 임 금   300,000원   (대) 미지급금   300,000원

【문제10】 정부로부터 의료기기 구입지원금 700,000원을 현금으로 받다.

① (차) 현 금   700,000원   (대) 기부금수입   700,000원
② (차) 현 금   700,000원   (대) 국고보조금수입 700,000원
③ (차) 현 금   700,000원   (대) 의료수익   700,000원
④ (차) 현 금   700,000원   (대) 의료외수익   700,000원

【문제11】 장수대학교 부속 장수의료원의 고유목적사업준비금에 대한 자료는 다음과 같다.

1. 고유목적사업준비금 설정전 손익계산서상 당기순이익	500,000,000원
2. 세무조정상 익금산입액	60,000,000원
3. 세무조정상 손금산입액	40,000,000원
4. 손익계산서에 반영되어 있는 수입이자	10,000,000원

요구사항

1. 장수대학교 부석 장수의료원의 고유목적사업준비금 당기 설정한도액은 얼마인가요?

2. 학교법인 부속 의료원이 아닌 의료법인 장수병원의 경우 고유목적사업준비금 당기 설정한도액은 얼마인가요?(수도권 소재)

【문제12】 다음의 거래에 대하여 회계처리하시오.

1. 장수대학교 부속 장수의료원은 20x1년 12월 31일 고유목적사업준비금 500,000,000원을 설정하였다.

2. 20x2년 7월1일 의료기기 500,000,000원을 구입하고 대금은 보통예금에서 지급하였다.(감가상각방법 : 정액법, 내용연수 : 5년)

3. 20x2년 12월31일 위 의료기기에 대하여 감가상각을 행하다.(월할계산)

【문제13】 20x3년 7월1일 위 의료장비를 450,000,000원에 매각하고 대금은 현금으로 받았다.
(감가상각은 월할계산할 것)

【문제14】 고유목적사업준비금 환입에 관한 회계처리문제

1. 20x1년 12월31일 회계기말에 80,000,000원의 고유목적사업준비금으로 설정하였으며(법인세 과세표준 2억원, 산출세액 2천만원),

2. 20x6년 12월31일로 종료하는 사업연도까지 50,000,000만원을 고유목적사업비로 사용한 경우

요구사항

고유목적사업준비금 환입금액을 계산하면 얼마인가요?

정 답

1	①	2	④	3	②	4	③	5	①
6	④	7	①	8	②	9	②	10	②
11	정답은 아래 풀이 참조								

1. 부속병원 장수의료원의 고유목적사업준비금 설정 한도액 계산
   1천만원 + (5억원+6천만원-4천만원) × 100% = 53,000,000원

2. 의료법인 장수병원의 고유목적사업준비금 설정 한도액 계산
   1천만원 + (5억원+6천만원-4천만원) × 50% = 26,500,000원
   ※ 학교법인의 부속병원이 아닌 일반 의료법인의 경우 고유목적사업준비금 설정한도는 50%이다.

12	정답은 아래 풀이 참조

1. (차변) 고유목적사업준비금전입액 500,000,000원　(대변) 고유목적사업준비금　500,000,000원

2. (차변) 의료기기　　　　　　　　500,000,000원　(대변) 현금및현금성자산　　500,000,000원
　　　　고유목적사업준비금　　500,000,000원　(대변) 의료발전준비금　　　500,000,000원

3. (차변) 감가상각비　　　　　　　 50,000,000원　(대변) 감가상각누계액　　　 50,000,000원
　　　　의료발전준비금　　　　　 50,000,000원　　　　 의료발전준비금환입액　 50,000,000원

　※ 감가상각은 정액법으로 5년 균등상각이다.
　　500,000,000/5년 = 100,000,000원 /6월 = 50,000,000원

13	정답은 아래 풀이 참조

20x3년 6월30일 감가상각 분개
(차변) 감가상각비　　　　50,000,000원　　(대변) 감가상각누계액　　　50,000,000원
　　　의료발전준비금　　50,000,000원　　　　　 의료발전준비금환입액　50,000,000원

20x3년 7월1일 처분시 분개
(차변) 현금및현금성자산　450,000,000원　　(대변) 의료기기　　　　　　500,000,000원
　　　감가상각누계액　　100,000,000원　　　　　 유형자산처분이익　　　 50,000,000원
　　　의료발전준비금　　400,000,000원　　　　　 의료발전준비금환입액　400,000,000원

　※ 감가상각비 월할계산 20x3년 1월1일～6월30일까지 월할상각
　　500,000,000 / 5년 = 100,000,000원 / 6월 = 50,000,000원

14	정답은 아래 풀이 참조

① 미사용 고유목적사업준비금은 30,000,000원이다.
② 미사용 고유목적사업준비금에 대한 법인세 추가 납부액 계산
　　30,000,000원 × 10%(법인세율) = 3,000,000원
③ 가산세 계산
　　추가 납부세액 3,000,000원 × (365+365+366+365+365) × 0.025% = 1,369,500원
④ 회계처리
　　20x6년 귀속 법인세 신고 시 3,000,000원을 익금산입하고 1,369,500원은 추가 납부하여야 한다.

제7장 병원회계 결산

의료기관인 병원회계의 결산 또한 영리조직의 그것과 큰 틀에서는 비슷하다고 할 수 있다. 1회계기간은 1년을 넘을 수 없고 결산예비절차 및 결산정리사항을 거쳐 결산 재무제표를 도출하는 과정 또한 대동소이하다.

다만, 결산 재무제표의 종류에 대하여 영리조직과 비영리조직의 특성상 다소 차이를 보이고 있다.

제1절 병원회계 결산

1. 회계의 구분과 결산

구분회계라고 함은 회계단위별 독립된 기업실체를 나타내는 자산, 부채, 자본 및 수익, 비용을 따로 표시하고 기록하는 회계처리절차를 구분회계라고 한다.

특히, 비영리조직에서는 구분회계의 필요성이 뚜렷하게 나타나고 있다. 학교법인의 경우 사립학교법 제29조(회계의 구분)에 의거 학교회계와 법인회계를 구분경리 하도록 하고 있다.

사립학교의 학교법인의 경우 법인에서 획득하는 수익의 종류에 따라 수익사업회계와 일반업무회계로 구분하고 법인산하 유지·경영하는 대학에서는 교비회계와 부속병원회계 등으로 구분회계를 하고 있다.

사회복지법인 또한 사회복지법인재무회계규칙 제6조(회계의 구분)에 의거 법인의 회계와 사회복지시설회계를 구분경리 하도록 규정하고 있다.

1) 관련법에 따른 회계의 구분

앞에서 설명한 바와 같이 비영리조직의 회계는 관련법에 따라 법인회계와 산하 조직회계로 구분하여 경리하고 있다.

사학기관은 사립학교법 제29조(회계의 구분)에 의거 크게 법인회계와 학교회계로 구분하고 법인회계는 다시 일반업무회계와 수익사업회계로, 학교회계는 교비회계와 부속병원회계 등으로 구분하여 회계처리를 하도록 하고 있다.

또한 사회복지법인의 경우는 사회복지법인재무회계규칙 제6조(회계의 구분)에 의거 사회복지법인회계와 사회복지시설회계로 구분하여 회계처리를 하도록 하고 있다.

의료기관의 회계는 의료기관회계기준규칙 제3조(회계의 구분)에 따라 의료법인의 회계와 병원회계를 구분하여 처리하도록 하고 있다.

〈사립학교법에 따른 학교법인의 회계조직도〉

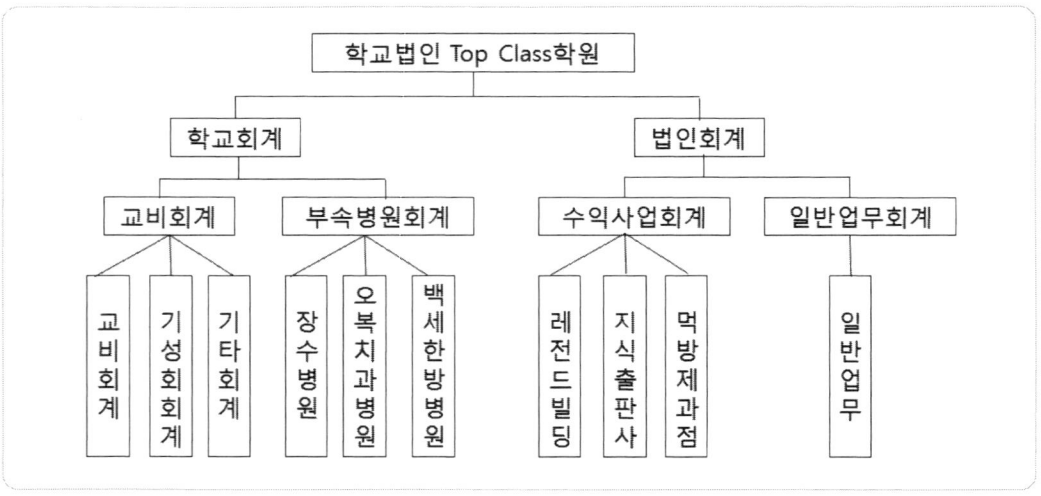

〈의료기관의 회계조직도〉

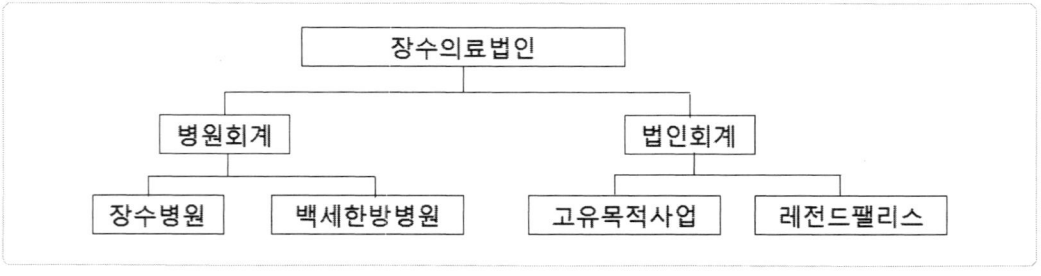

2) 법인세법에 따른 회계의 구분

법인세법의 적용을 받는 영리조직과 비영리조직은 그 적용범위가 조금 차이가 있다. 영리조직의 경우 총익금에서 총손금을 뺀 각 사업연도소득금액을 과세소득의 범위에 해당하나, 비영리조직의 경우 비영리사업은 해당하지 않고 수익사업에서 발생한 소득에 대해서만 법인세의 신고 및 납부의무를 진다.

〈법인세법상 학교법인의 회계조직도〉

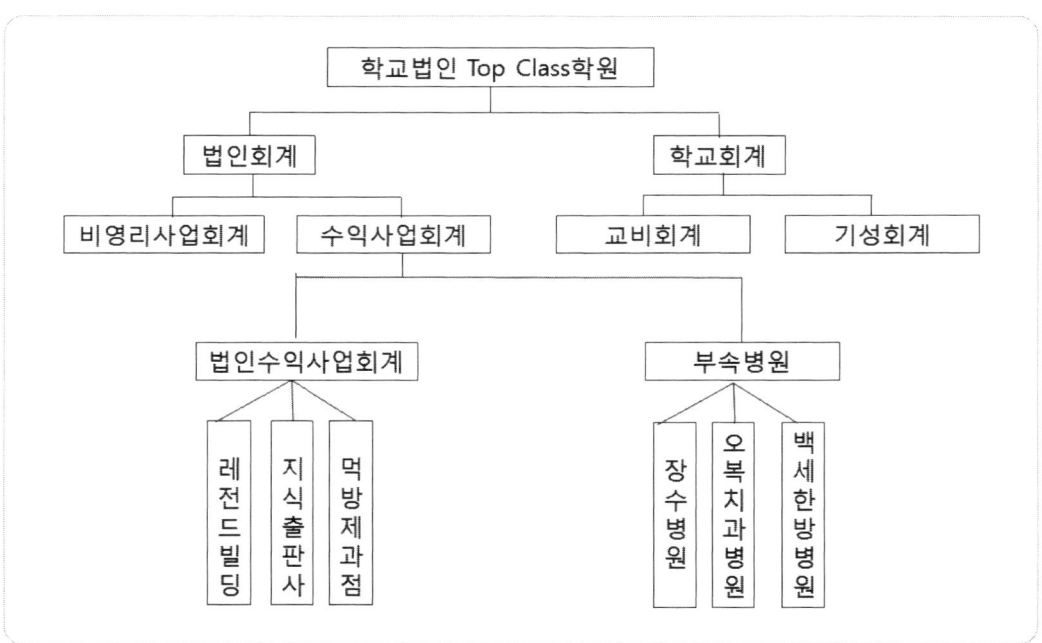

2. 결산의 목적

결산이란 영리조직, 또는 비영리조직이 1회계기간 동안 경영활동의 결과물을 도출하는 과정이라고 할 수 있다. 즉, 1회계기간 동안 조직의 경영성과를 파악하고 결산시점에서의 영리조직의 경우 기업의 재무상태를 정확히 파악하고 비영리조직 또한 결산시점에서 조직의 운영성과에 대한 평가를 하기 위하여 행하는 절차를 결산이라고 한다. 결산의 절차에는 단순히 1회계기간 동안 경영(운영) 등에 대한 결과물을 재무상태표와 손익계산서에 옮겨 적는 과정이 아닌 결산을 위한 단계가 필요하다. 결산을 위한 단계로는 기말정리사항에 대한 추가적인 회계처리 절차가 필요하다. 기말결산시점을 기준으로 당해 회계연도에 귀속되는 거래가 종결되지 못한 부분에 대하여 이를 당해 수익 또는 비용으로 계상, 차년도 수익 또는 비용으로 이연 등 명확히 정리할 필요가 있다. 이를 결산정리사항, 결산정리분개라고 한다.

1) 기말수정사항에 대한 회계처리

재무제표는 일반적으로 발생주의(accrual basis)에 의해 작성된다.[17] 발생주의 회계의 기본적인 논리는 발생기준에 따라 수익과 비용을 인식하는 것이다. 발생기준은 기업실체의 경제적 거래나 사건 관련 수익과 비용을 현금 유출입이 있는 기간이 아니라 당해 거래나 사건이 발생한 기간에 인식하는 것을 말한다.

기업실체는 회계연도 중에 발생한 거래를 발생기준에 따라서만 회계처리하지 않고 현금의 수입과 지출기준 등 다양한 방법으로 회계처리 한다. 따라서 결산일 현재 총계정원장 각 계정의 기말 잔액은 발생기준에 따라 수익과 비용을 인식한 결과와 다르다. 그럼에도 불구하고 각 계정의 기말 잔액을 이용하여 재무제표를 작성하면 발생주의에 따른 재무제표가 작성되지 않는 문제가 발생한다.

기말수정분개는 발생주의 이외의 방법에 의해 처리된 회계기간 중의 회계기록들을 발생주의로 수정하는 분개를 말한다. 기말수정분개는 전통적으로 현금수수와 경제적 사건과의 시간적 차이, 즉, 회계기간에 따라 분류하는데, 이러한 분류법에 따라 다음과 같이 구분한다.

① **발생항목(accruals)**: 경제적 사건이 현금의 수수에 앞서 발생하는 경우를 말하며, 미수수익과 미지급비용이 대표적인 예에 속한다.
② **이연항목(deferrals)**: 현금의 수수가 경제적 사건에 앞서 발생하는 경우를 말하며, 선급비용과 선수수익이 대표적인 예에 속한다.

---

17) 재무제표 중 현금흐름표는 발생주의에 따라 작성되지 않고 현금주의에 따라 작성된다.

③ 기간별 배분(상각 또는 추정항목): 현금의 수수가 경제적 사건에 앞서 발생하는 경우를 말하지만 당해 경제적 사건이 여러 기간에 걸쳐 발생한다는 점에서 이연과 구분된다. 기간별 배분에는 대손상각비와 감가상각비가 대표적인 예에 속한다.

기말수정분개는 다음과 같은 세 가지 특성이 있다.
첫째, 당기와 차기의 수익과 비용을 잘 대응시키고, 기간배분을 정확하게하기 위해 회계 기말에 장부에 기록된다.
둘째, 적어도 하나 이상의 손익계산서 계정과 적어도 하나 이상의 재무상태표 계정에 영향을 준다.
셋째, 장부상으로 가치를 평가하고 인식하는 절차이다.

2) 기말수정분개의 유형

특정 조직에서 기말수정분개의 필요성이 발생하는 빈도는 그 조직의 운영성격에 따라 다르지만, 모든 수정분개는 재무상태표 계정의 정리사항과 손익계산서 계정의 정리사항으로 크게 구분할 수 있다.

(1) 재무상태표 계정의 정리사항

비영리조직에 해당하는 병원의 운영활동을 하다 보면 약품과 같은 재고자산은 사용 또는 보관 중에 파손, 도난, 부패 등이 발생할 수 있고 건물, 의료기구, 비품 등과 같은 유형자산은 가치의 감소 현상(감가상각)이 일어난다. 자산 평가가치의 변화로 인한 수정분개는 바로 이러한 가치변화를 회계 기말에 정확하게 인식하여 처리하는 것이다. 그런데 재고자산이나 유형자산 등과 같은 자산은 당기의 수익을 창출하기 위해 보유·사용하는 것이기 때문에 자산 평가가치의 변화는 당기의 수익과 대응시켜 당해 회계연도의 비용으로 보고되어야 할 것이다.

수정분개 해야 할 재무상태표 계정의 정리사항은 다음과 같다.
① 현금과부족 계정의 정리
② 단기매매증권과 매도가능증권의 평가

③ 약품의 기말재고액
④ 재고자산평가손실
⑤ 소모품의 정리
⑥ 유형자산의 감가상각 및 무형자산의 상각
⑦ 매출채권 및 기타 채권 계정에 대한 대손충당금의 설정 또는 수정
⑧ 가수금, 가지급금 등의 정리
⑨ 인출금의 정리

개인병원의 경우 당기순손익(당기순이익과 당기순손실)이 발생하면 자본금에 가감된다. 병원경영자가 자본을 인출하거나 추가 출자할 때마다 자본금 계정에서 처리하게 되면, 자본의 증감이 빈번하여 정리하기가 불편할 뿐만 아니라 계산이 분명하지 않게 되므로, 자본금 계정의 자본금은 그대로 두고, 대신 자본금 계정에 속하는 인출금 계정을 설정한다. 자본의 인출이 있는 경우 인출금 계정의 차변에 기입한 후, 기말에 이 계정 잔액을 일괄하여 자본금 계정의 차변에 대체한다. 자본의 인출이 빈번하지 않을 때는 인출액을 자본금 계정의 차변에서 정리하는 것이 편리하다. 이와 같이 인출금 계정은 병원경영자가 가계비 등의 개인적인 용도로 사용한 자본금의 인출을 처리하는 계정이다. 인출금 계정은 병원실체와 병원경영자 사이의 일시적인 대차관계를 표시하는 계정으로, 차변 잔액은 병원경영자에 대한 병원실체의 일시적인 채권을 나타내며, 대변 잔액은 병원경영자에 대한 병원실체의 일시적인 채무를 나타낸다. 인출금 계정은 자본금 계정에 대한 차감적 평가계정이다.

합계잔액시산표상 인출금 잔액이 대변에 있으면 병원경영자가 병원에 추가 출자한 금액이 더 많은 경우에 해당한다. 따라서 추가 출자한 금액만큼 자본금이 증가된다.
  (차) 인출금   ×××   (대) 자본금(기본금)   ×××

합계잔액시산표상 인출금 잔액이 차변에 있으면 병원경영자가 병원으로부터 인출한 금액이 더 많은 경우에 해당한다. 따라서 인출한 금액만큼 자본금이 감소된다.
  (차) 자본금(기본금)   ×××   (대) 인출금   ×××

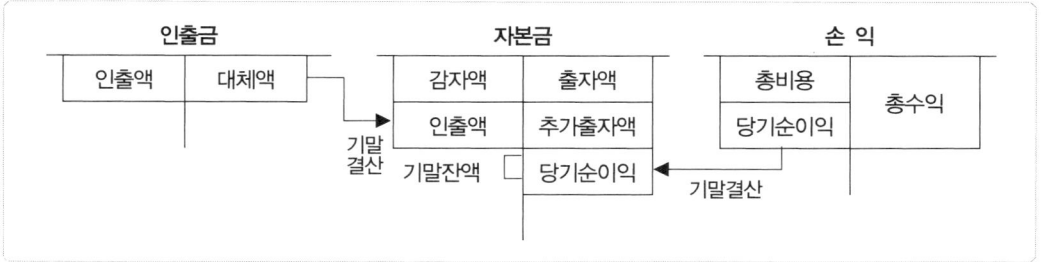

(2) 손익계산서 계정의 정리사항

결산 시 총계정원장의 비용과 수익의 각 계정 잔액은 현금주의(cash basis)에 따라 현금의 수입과 지출이 기록된 것에 불과하며, 발생주의에 따라 기간 손익 계산을 위한 비용과 수익이라고 할 수 없다. 따라서 현금의 수입과 지출이 이루어지고 비용과 수익으로 기입된 것이라 하더라도 차기 이후에 속하는 것은 차기로 이월하고, 또 현금의 수입과 지출이 나타나지 않는 것이라 하더라도 당기에 이미 발생 또는 실현된 비용과 수익은 추가적으로 계상해야 한다.

손익의 정리항목을 나타내면 아래와 같다. 각각에 대해 구체적으로 설명을 한다.

손익의 정리항목	이연항목	수익의 이연(수익에서 차감) → 선수수익(유동부채)
		비용의 이연(비용에서 차감) → 선급비용(당좌자산)
	예상항목	수익의 예상(수익에 가산) → 미수수익(당좌자산)
		비용의 예상(비용에 가산) → 미지급비용(유동부채)

① 선수수익

당기의 수익으로 기입된 금액 중 차기에 속하는 금액이 포함되어 있는 경우가 있다. 이러한 경우 차기에 속한 수익을 당기의 수익에서 차감하는 동시에, 선수액(미경과분)의 성질을 가진 부채로 차기로 이월시켜야 한다. 따라서 선수액에 해당하는 금액을 해당 수익 계정의 차변에 기입하여 차감하는 동시에, 선수수익 계정(deferred revenue ε/c)이라는 일시적인 부채계정을 설정하여 대변에 기입하고 잔액은 차기로 이월시킨다. 그 다음 수익 계정 잔액을 집합손익 계정에 대체하여 당기의 수익으로 계산하는 한편, 선수수익(미경과분)의 잔액은 부채로서 차기로 이월한다. 이러한 회계절차를 수익의 이연이라 하며, 부채로서 차기에 이월되는 미경과분을 선수수익이라 한다. 선수수익에는 선수임대료, 선수이자 등이 있다.

예를 들어, 20x1년 9월 1일부터 20x6년 8월 31일까지의 병원 건물 중 일부를 임대하고 1년분 임대료 ₩120,000을 현금으로 받다. 12월 31일 결산일 현재 임대료 선수분에 대해 기말수정분개를 하다.

① 20x5년 9월 1일 (차) 현금　　　 120,000　 (대) 임대료　　 120,000
② 20x5년 12월 31일 (차) 임대료　　 80,000　 (대) 선수수익　 80,000
③ 20x5년 12월 31일 (차) 임대료　　 40,000　 (대) 집합손익　 40,000
④ 20x6년 1월 1일 (차) 선수수익　 80,000　 (대) 임대료　　 80,000

② 선급비용

당기에 지급한 비용 중에는 차기에 속하는 비용이 포함되어 있는 경우가 있다. 이러한 경우 차기에 속한 비용을 당기의 비용에서 차감하는 동시에, 선급액(미경과분)의 성질을 가진 자산으로 차기에 이월하는 절차를 취해야 한다. 따라서 선급액에 해당하는 금액을 해당 비용 계정의 대변에 기입하여 차감하는 동시에, 선급비용 계정(prepaid expenses a/c)이라는 일시적인 자산 계정을 설정하여 차변에 기입하고 잔액은 차기로 이월시킨다.

그 다음 비용 계정 잔액을 집합손익 계정에 대체하여 당기의 비용으로 계산하는 한편, 선급비용(미경과분)의 잔액은 자산으로서 차기로 이월한다. 이러한 회계절차를 비용의 이연이라 하며, 자산으로서 차기에 이월되는 미경과분을 선급비용이라 한다. 선급비용에는 선급보험료, 선급임차료, 선급이자 등이 있다.

예를 들어, 20x5년 10월 1일부터 20x6년 9월 30일까지의 병원 건물에 대한 화재보험에 가입하고 1년분 보험료 ₩120,000을 현금으로 지급하다. 12월 31일 결산일 현재 보험료 선급분에 대해 기말수정분개를 하다.

① 20x5년 10월 1일 (차) 보험료　　 120,000　 (대) 현금　　　 120,000
② 20x5년 12월 31일 (차) 선급비용　 90,000　 (대) 보험료　　 90,000
③ 20x5년 12월 31일 (차) 집합손익　 30,000　 (대) 보험료　　 30,000
④ 20x6년 1월 1일 (차) 보험료　　 90,000　 (대) 선급비용　 90,000

③ 미수수익

당기에 발생된 수익은 현금수입이 없었더라도 당기의 수익에 가산하는 동시에, 미수금의 성질을 가진 자산으로 차기로 이월시켜야 한다. 이 때 미수액을 해당 수익 계정 대변에 기입하는 동시에, 미수수익 계정(accrued income a/c)이라는 자산 계정을 설정하여 차변에 기입한다. 이와 같은 회계절차를 수익의 예상이라 한다. 미수수익에는 미수임대료, 미수수수료, 미수이자 등이 있다.

예를 들어, 20x5년 3월 31일 3개월 간 이자 ₩60,000을 현금으로 받다. 12월 31일 결산일 현재 금년분에 해당하는 9개월분 이자 ₩180,000을 받지 못하고 있다.

① 20x5년 3월 31일 (차) 현금　　　　60,000　(대) 이자수익　60,000
② 20x5년 12월 31일 (차) 미수수익　180,000　(대) 이자수익　180,000
③ 20x5년 12월 31일 (차) 이자수익　240,000　(대) 집합손익　240,000
④ 20x6년 1월 1일 (차) 이자수익　180,000　(대) 미수수익　180,000

④ 미지급비용

당기에 발생된 비용은 현금지출이 없었더라도 당기의 비용 계정에 계상함과 동시에, 그 금액을 미지급금의 성질을 가지는 부채로서 차기로 이월시켜야 한다. 이 때 미지급액을 해당 비용 계정의 차변에 기입하는 동시에, 미지급비용 계정(accrued expenses a/c)이라는 부채 계정을 설정하여 대변에 기입한다. 이와 같은 회계절차를 비용의 예상이라 한다. 미지급비용에는 미지급급여, 미지급임차료, 미지급이자 등이 있다.

예를 들어, 20x5년 4월 30일 4개월 간 이자 ₩80,000을 현금으로 지급하다. 12월 31일 결산일 현재 8개월분 이자 ₩160,000을 지급하지 못하고 있다.

① 20x5년 4월 30일 (차) 이자비용　　80,000　(대) 현금　　　　80,000
② 20x5년 12월 31일 (차) 이자비용　160,000　(대) 미지급비용　160,000
③ 20x5년 12월 31일 (차) 집합손익　240,000　(대) 이자비용　240,000
④ 20x6년 1월 1일 (차) 미지급비용　160,000　(대) 이자비용　160,000

⑤ 법인세(소득세) 등의 수정

법인세는 기업의 소득에 부과되는 세금으로, 결산 확정일로부터 3개월 이내에 관할 세무서에 자진 신고·납부해야 한다.

모든 법인세 환급액과 추납액은 회계추정의 변경과 경상적·반복적으로 발생하는 것으로 간주하여 법인세 환급액은 영업외수익, 법인세 추납액은 영업외비용으로 회계 처리 한다.

※ 병원은 비영리조직에 해당하며 병원의 수익을 고유목적사업에 사용함으로서 법인세를 납부하는 경우는 거의 발생하지 않는다.;

[법인세의 회계처리]

① 중간예납 시(20x5년 8월 31일): 직전 사업연도 법인세의 1/2 이상 납부
    (차) 선급법인세   300,000   (대) 현금   300,000

② 결산 시 (20x5년 12월 31일): 선급법인세를 법인세비용으로 대체
    (차) 법인세비용   30,000   (대) 선급법인세   300,000

③ 결산 시(20x5년 12월 31일): 법인세추산액에서 중간예납액을 공제한 잔액을 분개
    (차) 법인세비용   500,000   (대) 미지급법인세   500,000
    (차) 집합손익   800,000   (대) 법인세비용   800,000

④ 확정신고 납부 시(20x6년 3월 31일)
    (차) 미지급법인세   500,000   (대) 현금   500,000

예제 ①

다음은 장수병원의 20x1년 12월 31일 현재의 결산정리사항이다. 기말수정분개를 하라.

[결산정리사항]

① 의료기구에 대한 당기 감가상각액은 ₩25,000이다.
② 기말 현재 아직 받지 못한 이자는 ₩15,000이다.
③ 기말 현재 아직 지급하지 않은 급여는 ₩30,000이다.
④ 기말 현재 미리 지급한 보험료는 ₩12,000이다.
⑤ 기말 현재 차년도 분에 대한 미리 받은 임대료는 ₩20,000이다.

》 풀이

① (차) 감가상각비   25,000   (대) 의료기구감가상각누계액   25,000
② (차) 미수수익   15,000   (대) 이자수익   15,000
③ (차) 급여   30,000   (대) 미지급비용   30,000
④ (차) 선급비용   12,000   (대) 보험료   12,000
⑤ (차) 임대료   20,000   (대) 선수수익   20,000

제 2 절 결산 수정후 시산표와 정산표

1. 수정후시산표의 작성

수정후시산표는 기말수정분개가 끝난 후 잔액시산표에 집계된 계정 잔액을 수정하기 위해 작성하는 표이다. 작성요령은 수정전시산표의 작성요령과 같으나, 단지 수정전시산표의 잔액과 결산수정분개란의 금액이 같은 쪽(차변 또는 대변)에 기록되어 있으면 합해서 수정후시산표란의 차변 또는 대변에 기입하고, 두 금액이 반대편에 기록되어 있으면 큰 금액이 기록되었던 쪽(차변 또는 대변)에 차액을 기입한다.

2. 정산표

정산표(work sheet, W/S)란 잔액시산표를 토대로 결산정리사항 및 손익계산서와 재무상태표 작성에 이르기까지의 절차를 일람표로 나타낸 것이다. 정산표를 작성하는 목적은 결산절차를 하나의 표에 표시함으로써 계정 간의 관계 등 결산에 필요한 제반 사항을 쉽게 이해하도록 하는 것이다. 또한 모든 결산절차를 예비적으로 수행함으로써 손익계산서와 재무상태표를 정확하고 신속하게 작성하기 위한 것이다. 그러나 정산표는 반드시 작성해야 하는 정식 회계보고서가 아니나, 다만 위에서 설명한 두 가지 목적 때문에 주로 보조적으로 이용된다. 회계 S/W 프로그램에는 정산표 메뉴(모듈)가 없기 때문에 정산표를 조회할 수 없다.

3. 계정의 마감

계정의 마감이란 당기의 회계기록을 마무리하여 차기의 회계기록을 새 장부에 기록할 수 있도록 하는 절차를 말한다. 즉, 계정마감 절차는 당기에 발생한 모든 회계 기록을 종결시키고 마감하고, 기간손익과 기말재무상태를 정확히 계산하여 차기 계정 기입을 위한 기준점을 마련하는 과정이다.

계정의 마감 순서는 손익계산서(수익, 비용) 계정을 마감하고, 다음으로 재무상태표(자산, 부채, 자본) 계정을 마감한다.

1) 손익계산서 계정의 마감

수익과 비용 같은 손익계산서 계정은 당기의 운영성과를 나타내 주는 것이기 때문에 최종적으로 재무상태표의 미처분이익잉여금 계정에 그 결과를 대체(transfer)하고 소멸한다. 손익계산서 계정과 같이 특정 회계기간의 거래 자료들을 임시적으로 기록해 두었다가 최종적으로 다른 계정에 대체되는 계정을 임시계정(temporary account)이라 한다. 임시계정은 일단 재무제표가 완성되면 소멸되어 그 역할이 종료되므로 다음 회계연도에는 각 계정별로 다시 새로운 회계자료를 처음부터 기록해 나가기 위해 장부상의 계정 잔액을 '0'으로 처리하는 절차가 필요하다. 손익계산서 계정은 다음과 같은 절차를 거쳐서 마감한다.

① 총계정원장에 집합손익(income summary) 계정을 설정한다. 집합손익 계정은 수익과 비용을 집계하여 순손익을 계산할 목적으로 설정되는 계정이다.

② 수익에 속하는 모든 계정 잔액을 집합손익 계정의 대변에 대체한다. 즉, 수익 계정은 잔액이 대변에 나타나기 때문에 잔액을 '0'으로 만들기 위해 차변에 수익 계정 잔액을 기록하고 대변에 집합손익 계정을 기입해야 한다.

　(차) 수익　　　×××　　　　　(대) 집합손익　　×××

③ 비용에 속하는 모든 계정 잔액을 집합손익 계정의 차변에 대체한다. 즉, 비용 계정은 수익 계정과 반대로 잔액이 차변에 나타나기 때문에 잔액을 '0'으로 만들기 위해 대변에 비용 계정 잔액을 기록하고 차변에 집합손익 계정을 기입해야 한다.

　(차) 집합손익　×××　　　　　(대) 비용　　　×××

④ 집합손익 계정 잔액(순손익)을 미처분이익잉여금(이익잉여금) 계정에 대체한다. 수익 계정과 비용 계정 모두 집합손익 계정에 집계되면 차변총액은 비용 총액을, 대변총액은 수익 총액을 나타내므로 차액은 순손익이 된다. 즉, 집합손익 계정의 차

변에 잔액이 생기면 순손실, 대변에 잔액이 생기면 순이익을 의미한다. 이러한 순손익은 결국 자본의 증감을 가져오므로 미처분이익잉여금 계정에 대체해야 한다. 이때의 대체분개는 다음과 같다.

[당기순이익 발생 시]
    (차)   집합손익   ×××   (대)   미처분이익잉여금   ×××

[당기순손실 발생 시]
    (차)   미처분이익잉여금   ×××   (대)   집합손익   ×××

2) 재무상태표 계정의 마감

자산, 부채, 자본 같은 재무상태표 계정은 수익, 비용 같은 손익계산서 계정과는 달리 특정 회계기간이 끝나도 계정 잔액들이 남아 있기 때문에 다음 회계기간으로 이월시켜야 한다. 이러한 이유로 재무상태표 계정을 영구계정(permanent account)이라 한다. 재무상태표 계정을 마감하는 방법에는 대륙식과 영미식이 있다. 본서에서는 별도의 분개절차가 필요 없고, 회계실무에서 널리 사용되고 있는 영미식에 의한 재무상태표 계정의 마감방법 및 절차에 대하여 설명한다.

① 자산 계정은 잔액이 차변에 생기고, 이 잔액은 차기로 이월되는 금액이므로 결산일자로 대변에 붉은 색으로 차기이월이라는 글자를 기입하고 차변과 대변의 합계를 일치시켜 마감한다.
② 부채와 자본 계정은 자산 계정과는 반대로 잔액이 대변에 생기고, 이 잔액도 차기로 이월되는 금액이므로 결산일자로 차변에 붉은 색으로 차기이월이라는 글자를 기입하고 차변과 대변의 합계를 일치시켜 마감한다. 이러한 절차를 마감기입(closing entry)이라고 한다.
③ 자산, 부채, 자본의 각 계정에 차기이월이라고 기입한 반대쪽에 차기의 첫 날짜로 전기이월이라고 하고, 이월된 금액을 기입한다. 이러한 절차를 개시기입(opening entry)이라고 한다.

3) 이월시산표의 작성

손익계산서 계정은 당기의 경영성과를 파악하기 위한 계정(임시계정)이지만, 재무상태표 계정은 기말재무상태를 파악한 후, 잔액을 정리하여 차기로 이월시켜야 되기 때문에 기말수정분개와 계정 기입이 정확하게 이루어졌는가를 확인하기 위한 절차가 필요하다. 이러한 목적을 위하여 기말수정분개를 하고 난 후 총계정원장의 자산, 부채, 자본의 계정 잔액을 한 곳에 모아 작성하는 표를 이월시산표 또는 결산후시산표(post-closing trial balance)라고 한다.

4. 의료기관의 결산절차

1) 회계단위별 결산

사립학교법, 의료기관회계기준규칙, 사회복지법인재무회계규칙 등에 의하면 결산은 회계단위별 하도록 하고 있다.
결산은 결산예비절차와 결산본절차로 구분한다.
결산과정에서 반드시 작성되는 것이 시산표인데 시산표는 수정 전 시산표와 수정 후 시산표로 나누어 작성한다.

결산예비절차는 ① 시산표(수정전) 작성 ② 재고조사표의 작성 및 원장 각 계정의 정리, 기입 ③ 정산표 작성의 순으로 진행되고,
결산본절차는 ① 수익·비용계정의 잔액을 손익계정(집합계정)에 대체 ② 손익계정에서 순손익을 산출 자본금계정을 대체 ③ 원장 각 계정의 마감 ④ 분개장과 기타 장부(보조부)의 마감 ⑤ 이월시산표의 작성의 순으로 작성된다.

위와 같은 결산예비절차 및 결산본절차를 거쳐 결산재무제표가 생성된다.
결산재무제표의 종류는 영리조직은 재무상태표, 포괄손익계산서, 자본변동표, 현금흐름표, 주석으로 구분한다.

병원회계의 경우 재무상태표, 손익계산서, 기본변동계산서, 현금흐름표, 주석, 그리고 부속명세서로 구성된다.

물론 위의 결산예비절차 및 결산본절차에 관한 설명은 영리조직인 기업회계기준에 의한 절차이다. 하지만 비영리조직인 병원의 결산절차 또한 기업회계기준에 의한 영리조직의 결산절차와 비슷하다.

그렇다면 병원회계의 결산절차를 살펴보면 역시 시산표의 작성이 필요하다. 결산을 하기의한 전단계로 시산표를 작성하는 목적은 결산시점에서의 조정사항이 필요하기 때문이다. 결산시점에서 당해 연도에 받지 못한 미수금, 지급하지 못한 미지급금, 선급금, 선수금, 감가상각비, 대손충당금 설정, 가지급금, 가수금, 재고액(원재료, 약품 등) 등을 정리하여 시산표에 반영한다. 시산표에 나타나는 자산, 부채, 자본(기본금), 수익, 비용을 집계한 결과 자산과 비용의 합계가 부채, 자본(기본금), 수익의 합계와 일치하게 되면 결산준비와 마무리 된 것으로 보고 결산 재무제표를 작성하게 된다.

〈결산예비절차 중 결산정리사항 항목 예시〉

결산정리사항	해당부서
진료비 선수금, 의료미수금, 대손처리 등	원무과
연차수당, 미지급임금, 퇴직금 산정, 미수임대료, 미지급임차료 등	총무과
재고자산 파악(약품 등)	구매과
유형자산(건물, 의료장비, 차량운반구 등)의 감가상각 계산, 유가증권의 평가, 현금과부족 처리, 가지급금, 가수금 정리, 미수이자 계산 등	회계과

〈표 7-1〉 비영리조직의 재무제표 비교

구 분	학교법인, 학교회계	부속병원회계	수익사업회계
회계원칙	사학기관재무회계규칙에 대한 특례규칙	의료기관회계기준규칙	기업회계기준
재무제표	자금계산서 재무상태표 운영계산서	재무상태표 손익계산서 기본금변동계산서 현금흐름표	재무상태표 손익계산서 현금흐름표 자본변동표

병원회계의 결산재무제표와 함께 작성되는 부속서류는
① 의료미수금명세서
② 재고자산명세서
③ 유형자산명세서
④ 감가상각누계액명세서
⑤ 차입금명세서
⑥ 진료과별, 환자종류별 외래(입원)수익명세서
⑦ 직종별 인건비명세서
⑧ 진료과별 환자종류별 입원환자명세서
⑨ 진료과별 환자종류별 외래환자명세서 등으로 분류한다.

2) 합산재무제표의 작성

병원회계의 결산은 비영리 고유목적사업을 운영하는 병원회계와 수익사업회계를 합산하여 재무제표를 작성하여야 한다. 병원회계와 수익사업회계간의 내부거래 부분에 대해서는 내부거래 제거를 거치는 과정을 거쳐야 한다.

3) 의료기관 재무제표 작성 사례

결산과정을 거쳐 생성되는 의료기관의 재무제표를 소개하면 다음과 같다.

재 무 상 태 표

장수병원 20x1년 12월 31일 현재 (단위 : 원)

계정과목	제7(당)기		제6(전)기	
	금	액	금	액
I. 유동자산				
1. 당좌자산		103,020,000		94,800,000
현　　　　금		5,000,000		5,000,000
당 좌 예 금		24,778,000		20,000,000
보 통 예 금		16,000,000		15,000,000
의 료 미 수 금	25,800,000		20,000,000	
대 손 충 당 금	(-)258,000	25,542,000	(-)200,000	19,800,000
미 수 수 익		28,700,000		30,000,000
선 급 금		3,000,000		5,000,000
2. 재 고 자 산		24,500,000		21,500,000
약　　　　품		7,000,000		5,000,000
진 료 재 료		12,200,000		12,000,000
급 식 재 료		3,800,000		3,500,000
저 장 품		1,500,000		1,000,000
II. 비유동자산				
1. 투 자 자 산		20,000,000		20,000,000
보 증 금		20,000,000		20,000,000
2. 유 형 자 산		603,480,000		603,480,000
토　　　　지		200,000,000		200,000,000
건　　　　물	350,000,000		350,000,000	
감 가 상 각 누 계 액	(-)55,000,000		(-)55,000,000	
국 고 보 조 금	(-)20,000,000	275,000,000	(-)20,000,000	275,000,000
기 계 장 치	100,000,000		100,000,000	
감 가 상 각 누 계 액	(-)14,560,000		(-)14,560,000	
국 고 보 조 금	(-)20,000,000	65,440,000	(-)20,000,000	65,440,000
차 량 운 반 구	45,890,000		45,890,000	
감 가 상 각 누 계 액	(-)3,000,000		(-)3,000,000	
국 고 보 조 금	(-)2,000,000	40,890,000	(-)2,000,000	40,890,000
공 구 기 구 비 품	23,000,000		23,000,000	
감 가 상 각 누 계 액	(-)350,000		(-)350,000	
국 고 보 조 금	(-)500,000	22,150,000	(-)500,000	22,150,000
자 산 총 계		751,000,000		739,780,000

계정과목	제7(당)기 금액	제6(전)기 금액
부　　　　채		
1. 유 동 부 채	**110,100,000**	**149,290,000**
외　상　매　입　금	92,800,000	99,290,000
미　 지　 급　 금	2,800,000	20,000,000
선　　수　　금	4,500,000	20,000,000
단　기　차　입　금	10,000,000	10,000,000
2. 비 유 동 부 채	**150,000,000**	**150,000,000**
장　기　차　입　금	50,000,000	50,000,000
퇴 직 급 여 충 당 부 채	40,000,000	40,000,000
3. 고유목적사업준비금	40,000,000	40,000,000
4. 의료발전준비금	20,000,000	20,000,000
부　채　총　계	260,100,000	299,290,000
자　　　　본		
1. 기본재산	**300,000,000**	**300,000,000**
기　　본　　금		
법　인　기　본　금	300,000,000	300,000,000
2. 이 익 잉 여 금	**190,900,000**	**140,900,000**
차기이월이익잉여금	140,900,000	140,900,000
당　기　순　이　익	50,000,000	40,000,000
자　본　총　계	490,900,000	440,900,000
부채와 자본총계	751,000,000	739,780,000

손 익 계 산 서

장수병원 20x1.1.1 ～ 20x1.12.31까지 (단위 : 원)

계정과목	제7(당)기 금액		제6(전)기 금액	
Ⅰ.의료수익		1,436,178,000		1,200,000,000
1 입 원 수 익	1,000,000,000		800,000,000	
2. 외 래 수 익	436,178,000		400,000,000	
Ⅱ.의료비용		1,237,168,000		1,077,168,000
(1)인건비		850,000,000		740,000,000
1. 급여	800,000,000		700,000,000	
2. 퇴직급여	50,000,000		40,000,000	
(2)재료비		150,000,000		140,000,000
1. 약품비	100,000,000		100,000,000	
2. 진료재료비	50,000,000		40,000,000	
(3)관리운영비		237,168,000		197,168,000
1. 복리후생비	10,000,000		10,000,000	
2. 여비교통비	14,000,000		14,000,000	
3. 전기수도료	9,000,000		9,000,000	
4. 보험료	8,000,000		8,000,000	
5. 통신비	15,000,000		15,000,000	
6. 세금과공과	6,000,000		6,000,000	
7. 피복비	5,000,000		5,000,000	
8. 수선비	3,000,000		3,000,000	
9. 차량유지비	8,000,000		8,000,000	
10. 교육훈련비	10,000,000		10,000,000	
11. 소모품비	15,000,000		15,000,000	
12. 접대비	30,000,000		28,000,000	
13. 감가상각비	72,910,000		72,910,000	
14. 대손상각비	258,000		258,000	
15. 검사료	2,000,000		2,000,000	
16. 광고선전비	10,000,000		10,000,000	
17. 운반비	6,000,000		5,000,000	
18. 연료비	8,000,000		8,000,000	
19. 잡비	5,000,000		4,000,000	
Ⅲ.의료이익		199,010,000		122,832,000

계정과목	제7(당)기 금액		제6(전)기 금액	
Ⅳ.의료외수익		26,000,000		23,000,000
1. 의료부대수익	5,000,000		4,000,000	
2. 이자수익	10,000,000		9,000,000	
3. 기부금수익	5,000,000		5,000,000	
4. 의료발전준비금환입	5,000,000		4,000,000	
5. 잡이익	1,000,000		1,000,000	
Ⅴ.의료외비용		125,010,000		105,000,000
1. 의료부대비용	100,000,000		90,000,000	
2. 이자비용	40,000		30,000	
3. 기부금	20,000,000		10,000,000	
4. 잡손실	4,970,000		4,970,000	
Ⅵ.법인세차감전순이익		100,000,000		40,832,000
Ⅶ.법인세비용		10,000,000		4,000,000
Ⅷ.고유목적사업준비설정전 당기순이익		90,000,000		36,832,000
Ⅸ.고유목적사업준비금전입액		40,000,000		5,000,000
Ⅹ.당기순이익		50,000,000		31,832,000

기본금변동계산서

제 7(당)기 20x1년 1월 1일부터 20x1년 12월 31일까지
제 6(전)기 20x0년 1월 1일부터 20x0년 12월 31일까지

(단위 : 원)

계정과목	제 (당)기 금액		제 (전)기 금액	
Ⅰ. 기본금		300,000,000		300,000,000
1. 법인기본금	300,000,000		300,000,000	
2. 기타기본금				
Ⅱ. 자본잉여금				
1. 자산재평가적립금				
Ⅲ. 기타포괄손익누계액				
1. 재평가잉여금				
2. 해외사업환산손익				
Ⅳ. 이익잉여금		190,900,000		140,900,000
1. 전기이월이익잉여금(결손금)	140,900,000		100,900,000	
2. 회계변경의 누적효과				
3. 당기순이익	50,000,000		40,000,000	
Ⅴ. 이익잉여금 처분액				
1. 기본금대체액				
Ⅵ. 차기이월이익잉여금		190,900,000		140,900,000

위와 같이 의료기관은 결산을 통하여 관련 재무제표를 작성 및 제출하여야 한다. 재무제표에는 해당하지 않으나 결산재무제표의 제출시 부수적으로 함께 제출하여야 하는 부속서류는 다음과 같다.

① 의료미수금명세서
② 재고자산명세서
③ 유형자산명세서
④ 감가상각누계액명세서
⑤ 차입금명세서
⑥ 진료과별, 환자종류별 외래(입원)수익명세서
⑦ 직종별 인건비명세서
⑧ 진료과별 환자종류별 입원환자명세서
⑨ 진료과별 환자종류별 외래환자명세서 등으로 분류한다.

의료미수금명세서

(단위 : 원)

계 정 과 목	기초 잔액	당기 증가	당기 감소	삭감액	기말 잔액	대 손 충당금	비 고

1. 재원미수금
 - 보험미수금
 - 급여미수금
  .
  .
  .
2. 퇴원미수금
 - 보험미수금
  .
  .
  .
3. 외래미수금
 - 보험미수금
  .
  .
  .
							충당금
							설정율 등

계							

재고자산명세서

(단위 : 원)

계정과목	기초잔액	당기증가액	당기감소액	기말잔액	비 고
1. 약품 - 일반약품 　· 　· 　· 2. 진료재료 - 방사선재료 - 검사재료 　· 　· 　· 3. 급식재료 4. 저장품 - 사무용품 　· 　· 　· 5. 의료부대물품					재고자산 평가방법 등
계					

유형자산명세서

(단위 : 원)

계정과목	기초잔액	당기증가	당기감소	기말잔액	감가상각 누 계 액 (국고보조금누계액)	비 고
1. 토지						
2. 건물						
- 건물						
- 부속설비						감가상각 방법 등
3. 구축물						
4. 기계장치						
5. 의료장비						
6. 차량운반구						
7. 공기구비품						
8. 건설중인 자산						
계						
1. 국고보조금(토지)						
2. 국고보조금건물						
- 건물						
- 부속설비						
3. 국고보조금(구축물)						
4. 국고보조금(기계장치)						
5. 국고보조금(의료장비)						
6. 국고보조금(차량운반구)						
7. 국고보조금(공기구비품)						
8. 국고보조금(건설중인자산)						
계						

감가상각누계액명세서

(단위 : 원)

계정과목	취득원가	당기상각	상각누계	기말잔액
1. 우형자산 　- 건물 　- 구축물 　　· 　　· 　　· 2. 무형자산 　- 경업권 　　· 　　· 　　·				
계				

차입금명세서

(단위 : 원)

계정과목	차입처	종 류	기초 잔액	당기 증가	당기 상환	기말 잔액	이자율	비 고
(단기차입금)								
1. 은행차입금								
－ A은행								
－ B은행								
2. 유동성장기차입금								
3. 기타차입채무								
.								
.								
.								
소계								
(장기차입금)								
1. 은행차입금								
2. 외화차입금								
소계								
합계								

※ 연도별 상환계획, 환율 등 기재

진료과별·환자종류별 외래(입원)수익명세서

(단위 : 원)

진료과	건강보험	의료급여	자동차보험	산재보험	일반	기타	합계
내 과 일반외과 소아과 산부인과 신경정신과 이비인후과 . . . 응급실							
계							

주 : 외래(입원)수익명세서는 별도 구분하여 작성

직종별 인건비명세서

(단위 : 원)

직종별	급여 및 제수당	퇴직급여	합 계	회계연도말 인력
1. 의사직 　- 전문의 　- 전공의 　　· 2. 간호직 　- 간호사 　- 간호조무사 　　· 3. 의료기사직 　- 방사선사 　　· 4. 약무직 　- 약사 　　· 5. 영양직 　- 영양사 　- 조리사 6. 사무직 7. 기술직[18] 8. 기능직[19] 9. 보조직[20]				
계				

---

18) 기술직 : 의공기사, 전기기사, 열관리기사, 환경관리기사 등 전문 기사자격을 취득한 자.
19) 기능직 : 운전기사, 교환원, 경비원, 목공, 보일러공 등의 기능업무를 수행하는 자.
20) 보조직 : 기사 및 기능사 자격이 없는 일용인력, 보조인력, 배식인력 등.

진료과별·환자종류별 입원환자 명세서

(단위 : 명)

진료과	건강보험		의료급여		자동차보험		산재보험		일반		기타		합계	
	실인원	연인원	실인원	연인원	실인원	연인원	실인원	연인원	실인원	연인원	실인원	연인원	실인원	연인원
내 과														
일반외과														
소 아 과														
산부인과														
신경정신과														
이비인후과														
.														
.														
응 급 실														
계														

주1 : 입원 실인원은 실제 입원수속 또는 퇴원수속을 한 환자수를 기재함
주2 : 입원 연인원은 입원환자 또는 퇴원환자의 총재원 일수를 기재함

진료과별·환자종류별 외래환자 명세서

(단위 : 명)

진료과	초진환자수	환자 종류별 연 외래환자수						
		건강보험	의료급여	자동차보험	산재보험	일반	기타	합계
내 과								
일반외과								
소 아 과								
산부인과								
신경정신과								
이비인후과								
.								
.								
.								
응 급 실								
계								

주1 : 초진환자 수 - 병원 외래에서 처음으로 진료를 받으러 온 환자수를 기재함
주2 : 연 외래환자 수 - 내원한 외래환자와 연간합계를 기재함

연습문제

【문제1】 다음 중 손익계산서 계정에 해당하지 않는 것은?

① 의료수익　　　② 의료미수금　　　③ 약품비　　　④ 인건비

【문제2】 다음 중 수익과 비용을 근거로 병원의 의료이익을 계산하면 얼마인가?

- 입원환자 진료수익　　5억원
- 외래환자 진료수익　　2억원
- 인건비　　　　　　　1억원
- 재료비　　　　　　　1억원
- 관리비　　　　　　　2억원

① 2억원　　　② 3억원　　　③ 4억원　　　④ 5억원

【문제3】 장수병원의 당기순이익을 계산하면?

- 입원환자 진료수익　　5억원
- 외래환자 진료수익　　2억원
- 인건비　　　　　　　1억원
- 재료비　　　　　　　1억원
- 관리비　　　　　　　2억원
- 의료외비용　　　　　5천만원
- 법인세　　　　　　　5천만원

① 2억원　　　② 3억원　　　③ 4억원　　　④ 5억원

【문제4】 결산예비단계에서 자산, 부채, 자본, 수익, 비용 등 모든 계정과목이 집합되는 장부는?

① 재무상태표　　② 손익계산서　　③ 시산표　　④ 기본금변동계산서

【문제5】 병원회계의 구분으로 옳지 않은 것은?

① 당기순이익 = 법인세차감전순손익 + 고유목적사업준비금전입액 - 고유목적사업준비금환입액
② 의료손익 = 의료수익 - 의료비용
③ 고유목적사업준비금설정전 당기순손익 = 법인세차감전순손익 - 법인세비용
④ 법인세차감전순손익 = 의료손익 + 의료외수익 – 의료외비용

【문제6】 다음 중 결산정리사항 중에서 당해 회계기간의 임대료 미수분이 있다면 처리해야할 계정과목은?

① 미수금　　② 미수수익　　③ 미지급금　　④ 미지급비용

【문제7】 결산시점에서 차년도의 보험료를 미리 지급한 사실이 발견된 경우 처리하여야 할 계정과목은?

① 선급비용　　② 선수수익　　③ 미지급금　　④ 미지급비용

【문제8】 결산시점에서 감가상각 대상 자산에 해당하지 않는 것은?

① 토지　　② 건물　　③ 의료기기　　④ 차량운반구

【문제9】 재무제표에 해당하지 않는 것은?

① 재무상태표　　② 손익계산서　　③ 시산표　　④ 기본금변동계산서

【문제10】 재무상태표에 표지되지 않는 계정과목은?

① 현금　　② 약품　　③ 의료기기　　④ 기부금수입

정 답

1	②	2	②	3	①	4	③	5	①
6	②	7	①	8	①	9	③	10	④

제 8 장　병원원가회계

제1절　원가계산의 목적

1. 원가의 개념

원가(cost)에 대한 개념은 영리조직인 제조기업에서 시작되었다고 할 수 있다. 특정제품을 제조 및 생산, 판매까지의 일련의 과정에서 투입된 각종 원가를 집계하여 정확한 판매가격을 산정하여 기업의 목표이익을 달성하는 수단으로 시작되었다.

1) 제조기업의 원가

제조기업에서의 원가란 제품의 제조, 용역의 생산 및 판매를 위하여 소비된 유형 및 무형의 경제적 가치가 있는 재화의 소비액을 말한다. 즉, 경영목적을 달성하기 위한 경제적 가치의 희생 또는 포기를 의미하며, 원가회계(cost accounting)란 외부보고, 내부계획, 작업에 대한 통계 및 특수의사결정에 필요한 정보를 제공하기 위하여 생산과 영업활동에 관한 원가자료를 확인, 분류, 집계하는 회계를 말하며, 다음의 네 가지 요건의 구비를 필요로 한다.

① 경제적 가치에 소비된 것이어야 한다.

경제가치란 유형 또는 무형의 재화 및 용역을 말하며 화폐적 가치를 지니고 있어야 한다. 회계적 접근에서 화폐적 가치가 없는 가치는 원가로서 인정을 하지 않고 있다.

② 반대급부를 수반한 것이어야 한다.

경제적가치에 소비되었다하더라도 소비로서의 가치로서 종료되는 것이 아니라 제품의 제조, 용역의 생산, 판매 등 반대급부가 수반된 소비이어야 이를 원가로 인정하고 있다.

③ 경영과 직·간접적으로 관련된 것이어야 한다.

원가는 본래의 경영과 직·간접적으로 관련된 부분에 소비된 것이어야 한다. 즉, 재화의 제조, 생산, 판매 및 용역의 제공 등 경영과 직·간접적으로 관련된 소비이어야 이를 원가로 인정하고 있다.

④ 정상적으로 소비된 것이어야 한다.

원가로 인정받기 위해서는 정상적인 경영활동에 소비된 것이어야 한다. 비정상적인 부분에 소비된 것은 원가로 인정하지 않는다.

2) 의료기관의 원가

의료기관 또한 제조기업의 원가계산 목적, 계산과정 등이 다를 바 없다. 비영리조직인 의료기관이라는 특수성에서 발생하는 원가의 형태가 조금 다를 뿐이다.

의료기관에서의 원가계산 목적은 병원의 합리적인 경영관리에 목적을 두고 있다.

병원에서의 원가계산은 제조기업의 원가계산과 같이 병원 외부 이해관계자와 병원 내부이해관계자에게 원가발생 및 계산 근거 및 향후 의사결정에 유용한 정보로 제공하기 위하여 작성된다.

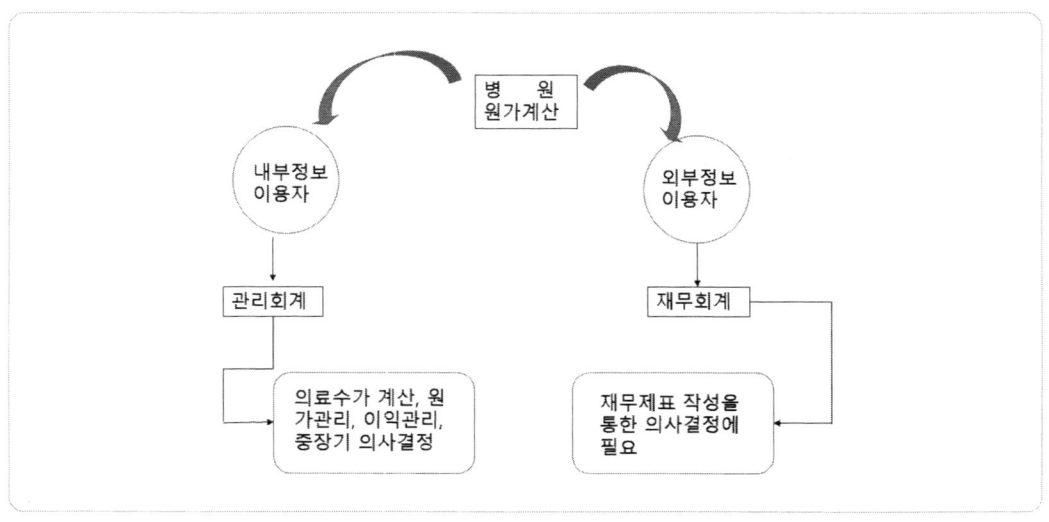

2. 원가와 비용

원가(cost)와 비용(expense)은 소비된다는 점에서는 공통점을 가지고 있으나 소비목적에 따라 그 차이를 두고 있다. 원가(cost)는 경제적 가치를 창출하기 위한 소비로서 항상 반대급부의 대가를 유발하는 것으로서 원가계산상의 소비라고 할 수 있다. 이에 반해 비용(expense)은 반대급부를 유발하지 않고 경영상의 필요적 경비로서 소비되는 것을 말한다. 이는 재무회계상의 소비라고 할 수 있다.

3. 원가계산의 목적

기업에서는 주된 품목을 취급함에 있어 그 주된 품목(상품, 제품, 반제품 등)의 가격형성이 얼마나 정확하게 결정되느냐가 기업의 이윤추구에 막대한 영향을 미치고 나아가 주주부의 극대화에 변수로 작용하기 때문이다.

반면 의료기관인 병원에서의 원가계산은 정확한 의료수가의 계산, 정확한 원가관리를 통한 이익관리, 병원관리의 중·장기 의사결정을 위하여 원가계산이 필요하다.

즉, 제조업의 경우 제조과정에서 투입된 3대 구성 원가(재료비, 노무비, 경비) 배분이 얼마나 정확한가에 따라 기업에서 요구하는 최종 기업이윤의 목적을 달성할 수 있고, 병원의 경우 비영리조직이지만 질 좋은 의료서비스를 환자들에게 제공하여 건강한 사회를 조성하는데 공공의 목적을 두고 있기 때문에 건실하고 내실 있는 병원경영구조 형성을 위해서 정확한 원가계산이 필요한 것이다.

의료원가의 결정이 잘못되었다면 최종 목표인 기업이윤, 병원경영의 합리화를 달성하는데 혼선을 초래하기 때문에 원가계산이 그만큼 중요하다고 할 수 있다.

병원의 원가계산 목적에 대한 분류는 다음과 같다.

1) 의료수가계산 목적

병원의 의료수가를 어떻게 결정하느냐에 따라 의료기관에서는 병원경영에 영향을 미치고 환자의 경우에는 본인부담금에 영향을 미치고, 정부에서는 진료비 지원금에 영향을 미치게 된다. 따라서 의료수가의 결정은 환자의 상태에 따라 달라진다. 병원의 의료수가 결정은 보험자단체에서 의료수가를 결정하고 지급하게 되므로 적정 의료수가의 책정을 위해서는 합리적인 원가산정 근거를 마련하여야 한다. 이는 곧 병원경영에 영향을 미치게 되므로 원가계산시스템의 구축이 중요하다.

2) 원가관리목적

원가관리라 함은 병원에서 의료수가의 결정 등 원가계산의 근거를 체계화, 시스템화 하는 것을 말한다. 즉, 원가계산과정이 일정한 시스템에 의한 것이 아니라 원가계산 담당자의 성향, 논리에 따라 원가계산기법이 달라진다면 이는 정확한 원가계산의 산출물이라 할 수 없다.

따라서 정확한 원가계산 근거를 마련하기 위해서는 병원의 특성, 환경 등을 고려하여 원가계산 시스템을 구축하여야 한다. 제조기업에서 도입하는 표준원가계산, 예정원가계산 등이 이에 해당한다.

병원 또한 표준원가계산 방식을 도입하여 예정원가와 실제원가와의 차이분석을 통하여 정확한 원가계산방식으로의 접근을 시도하여야 한다.

병원의 원가관리시스템 구축을 위한 단계는 아래와 같다.

① 병원의 환경, 특성에 맞는 표준원가를 설정한다.
② 표준원가(예정원가)와 실제원가와의 차이분석을 실시한다.
③ 표준원가와 실제원가의 차이분석에서 나타난 문제점을 제거하여 정확한 원가계산 시스템을 구축한다.
④ 이를 근거로 병원의 중·장기 경영계획수립에 적용한다.

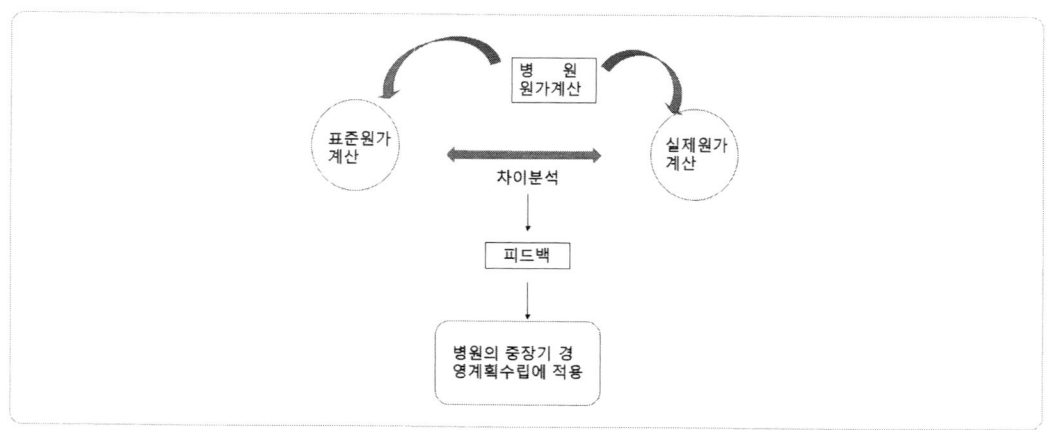

3) 재무제표 작성을 위한 목적

일정규모 이상의 병원은 매년 결산을 통하여 병원경영에 대한 결과를 외부의 정보이용자에게 제공하여야 한다. 외부의 정보이용자에게 제공하는 병원경영의 결과물은 재무제표를 말한다. 재무제표를 작성하기 위해서는 재무상태표상의 재료(약품) 소모품 등의 재고자산평가, 유형자산, 무형자산의 감가상각을 통한 장부가격의 결정, 손익계산서상의 의료수익, 의료비용, 관리비 등의 증·감에 따라 병원의 이익구조가 달리 표시된다. 이러한 재무상태표와 손익계산서에 표시되는 항목은 원가계산과 관련성이 높다. 따라서 원가계산, 원가절감의 영향은 재무제표에 표시되는 금액이 달라지므로 외부이용자들에게는 중요한 요인으로 작용한다.

4) 경영계획수립목적

병원경영에서 발생하는 각종 원가요인을 정확하게 산정하여 향후 병원경영의 중·장기 계획수립에 적용하여야 한다.

제조기업에서는 원가계산을 통하여 부가가치가 높은 제품생산은 늘리고 부가가치가 낮은 제품은 축소하는 경영계획의 수립과 같이 병원에서도 정상적인 병원경영을 위해서는 원가대비 의료수익이 높은 분야를 집중 성장시키고 반대로 원가대비 의료수익이 낮은 분야는 축소하고 폐지하는 것이 아니라 그에 대한 원인분석을 통하여 대안을 도출하는 과정이 필요하다.

병원은 영리조직인 제조기업과는 달리 수익성, 기여도가 낮다고 해서 무조건 그 부분을 폐지하는 것은 바람직하지 않다. 병원은 공공의 성격을 가지고 있는 비영리 의료기관이기 때문이다.

5) 이익관리목적

비영리조직에 해당하는 의료기관인 병원 또한 영리조직과 같이 수익이 발생하고 나아가 수익사업을 병행하는 경우가 많다. 따라서 병원경영에 있어서 비영리조직의 고유목적을 달성하기 위해서는 정상적인 병원경영이 이루어져야 한다. 즉, 공공의 목적을 달성하기 위해서는 환자들에게 질 높은 의료서비스의 제공이 선행되어야 하는데 이를 위해서는 우수한 의료진 확보, 첨단 의료기기의 확보, 쾌적한 의료환경의 조성 등이 필요하다. 이러한 병원경영환경을 조성하고 유지하는데 소요되는 비용이 요구되는데 이를 충당하는 것이 의료수익과 의료외수익이다. 따라서 정상적인 병원경영을 위해서는 당초 목표이익의 달성을 위한 체계적인 시스템이 필요하다. 체계적인 시스템에는 원가관리, 원가통제, 예산제도 등이 있다.

6) 경영의사결정의 목적

병원경영자는 앞서 설명한 바와 같이 이익관리를 통하여 향후 중·장기 병원경영의 계획을 수립하는 등 병원경영을 위한 의사결정의 수단으로 병원 원가계산이 핵심요소로 작용한다.

병원 원가계산을 통하여 병원규모의 결정, 진료과목의 결정 등 각종 중·장기 의사결정을 할 수 있기 때문이다.

4. 병원원가요소의 분류와 구성

원가요소별 분류는 발생형태에 따른 분류, 배분절차에 따른 분류, 조업도(진료빈도)에 의한 분류로 구분할 수 있으며 분류별 설명은 다음과 같다.

1) 발생형태에 의한 분류

병원의 원가를 발생형태로 분류하면 재료비, 인건비, 경비로 분류하며, 재료비, 인건비, 의료경비의 세 가지를 원가의 3대 요소라고 한다.

① 재료비(material cost)

의료서비스의 제공을 위해 소비되는 소비액으로 그 추적 가능성에 따라 직접재료비(direct material cost)와 간접재료비(indirect material cost)로 구분된다. 직접재료비는 전문진료과목과 관련하여 직접적으로 추적하여 인식될 수 있으며, 진료과목별 운영분석에 주요한 비중을 차지한다. 간접재료비는 전문진료과목과 관련하여 직접적으로 추적하여 인식될 수 없는 것으로 진료과정에서 전문진료과목에 투입된 직접재료비가 아닌 것이 여기에 해당된다.

병원의 재료비는 약품비, 진료재료비 등이 이에 해당된다.

② 인건비(payroll costs)

인건비는 의료서비스를 제공하는 과정에서 의료인(의사, 간호사) 및 병원종사자(행정직원, 물리치료사, 방사선사, 임상병리사 등)의 육체적·정신적 노력에 대한 대가로서 지급된 비용이며 직접인건비(direct payroll cost)와 간접노무비(indirect payroll cost)로 구분된다. 직접인건비는 특정진료과목과 관련하여 직접적으로 추적하여 인식될 수 있으며, 인건비 중에서 중요한 비중을 차지하는데, 의사의 인건비가 여기에 해당된다. 간접인건비는 특정진료과목과 관련하여 직접적으로 추적하여 인식될 수 없는 것으로 특정진료과목에서 인건비소비액 중 직접인건비가 아닌 것은 모두 간접인건비에 해당되며, 원무과, 회계과, 총무과 등에 근무하는 직원 및 물리치료사, 방사선사, 임상병리사 등의 급여가 여기에 해당된다.

③ 의료경비(other manufacturing cost)

병원경영에 있어 재료비·인건비를 제외한 나머지 원가를 말하며 의료비용과 의료외비용으로 구분한다. 의료비용에는 복리후생비, 여비교통비, 보험료, 피복비, 수선비, 차량유지비, 소모품비 등을 말하며 의료외비용에는 의료부대비용, 이자비용, 기부금, 잡손실 등이 이에 해당된다.

2) 배분절차에 의한 분류

원가를 특정제품에 배분하는 절차에 따라 직접비와 간접비로 분류한다.

① 의료직접비(direct cost)

특정진료과목에 의료서비스를 제공하는데 소비된 원가 중에서 직접비의 합계액을 말한다. 즉, 직접재료비와 직접인건비의 합계액이 의료직접비가 된다.

② 의료간접비(indirect cost)

특정진료과목에 의료서비스를 제공하는데 소비된 원가 중에서 직접비에 해당되지 않는 원가의 합계액을 말한다. 즉, 간접재료비와 간접인건비 및 경비의 합계액을 말하며 이를 의료간접비라 칭한다.

[그림 8-1] 의료직접비와 의료간접비의 구분

3) 조업도(진료빈도)에 의한 분류

원가는 경영 조업도(진료빈도)에 따라 고정비와 변동비로 분류한다. 조업도(operating grade)란 조업율이라고도 하며, 일정한 병원진료설비에서 시설 및 의료기구를 어느 정도로 이용하였으며, 진료활동이 어느 정도로 진행되었는가를 뜻하며, 보통 의료서비스에 투입된 의료인 및 비의료인의 투입시간, 의료장비의 작동시간 등에 의하여 측정되고 있다.

(1) 고정비(fixed cost)

조업도(진료빈도)의 수준과 관계없이 일정하게 발생하는 원가요소를 말하며 임차료, 보험료, 감가상각비 등이 이에 속한다. 고정비는 조업도가 증가하여도 그 총원가가 일정하므로 그 단위당 원가는 감소하게 된다.

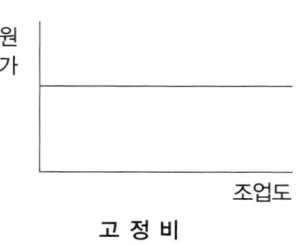

(2) 변동비(variable cost)

조업도(진료빈도)의 증감에 따라 원가총액이 비례적으로 증가 또는 감소하는 원가요소이며, 조업도가 0인 경우에 변동비는 전혀 발생하지 않으며, 직접재료비(약품비), 직접인건비 등이 이에 속한다. 총원가는 조업도의 변동에 따라 비례하여 증가하지만 단위당 변동비는 조업도가 증감하여도 항상 일정하다.

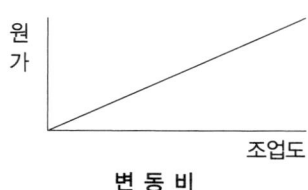

4) 원가의 구성

원가의 구성은 원가의 소비부분에 따라 직접원가, 진료원가, 총원가, 의료수가로 구성된다.

(1) 직접원가(direct cost)

의료서비스에 직접적으로 투입된 원가요소만으로 구성되는 원가를 말한다. 이는 의료서비스의 제공을 위하여 소비된 직접재료비, 직접인건비, 직접의료경비의 세 가지를 포함하며 원가구성의 기초부문이 되므로 기초원가(prime cost) 또는 기본원가라고도 한다.

$$직접원가 = 직접재료비 + 직접인건비 + 직접의료경비$$

(2) 의료원가(medical expense : cost of treatment)

직접원가에 의료간접원가를 더한 것으로서 병원원가(hospital cost)라고도 한다.
즉, 진료원가는 의료서비스를 위하여 투입된 모든 원가를 더한 것을 의미한다.

$$의료원가 = 의료직접원가 + 의료간접비$$
$$= 직접재료비 + 직접인건비 + 직접경비 + 의료간접비$$
$$의료간접비 = 간접재료비 + 간접인건비 + 간접경비$$

(3) 총원가(total cost)

병원 내에서 의료서비스 제공에 투입된 모든 원가 즉, 진료원가에 진료서비스를 제공하기 소비된 비용(관리운영비)을 더한 것을 말한다. 완성된 의료서비스를 제공하기 위하여 소비되는 비용을 관리운영비비라고 하는데 여기에는 급여, 접대비, 복리후생비, 교육훈련비, 여비교통비, 광고선전비, 피복비, 수선비, 차량유지비, 통신비 등이 있다.

$$총원가 = 의료원가 + 관리운영비$$
$$= 직접재료비 + 직접인건비 + 직접경비 + 진료간접비 + 관리운영비$$

(4) 의료수익(medical revenues)

의료수익은 가는 의료서비스 제공에 소비된 진료비 총액을 말하는 것으로 총원가에 병원경영자가 얻고자 하는 이익(합리적인 이익)을 더한 것을 의료수익이라 하며, 이를 책정하는 기준을 의료수가라고 한다.

의료수익의 확정은 의료기관인 병원에서 자체 심사를 거쳐 건강보험심사평가원 등 법령에 의한 외부심사기구를 통하여 진료비를 청구하면 외부심사기구는 진료비 책정의 적정성에 대한 심사를 통하여 지급할 진료비를 확정하여 그 결과를 의료기관인 병원과 지급주체인 제3자단체인 관련기관에 통보하게 된다.

지급주체인 관련기관(건강보험공단, 자동차보험회사, 근로복지공단, 보훈복지공단 등)은 통보받은 결과에 따라 진료수가를 해당 의료기관인 병원에 지급하게 된다.

[그림 8-2] 의료수익 확정절차

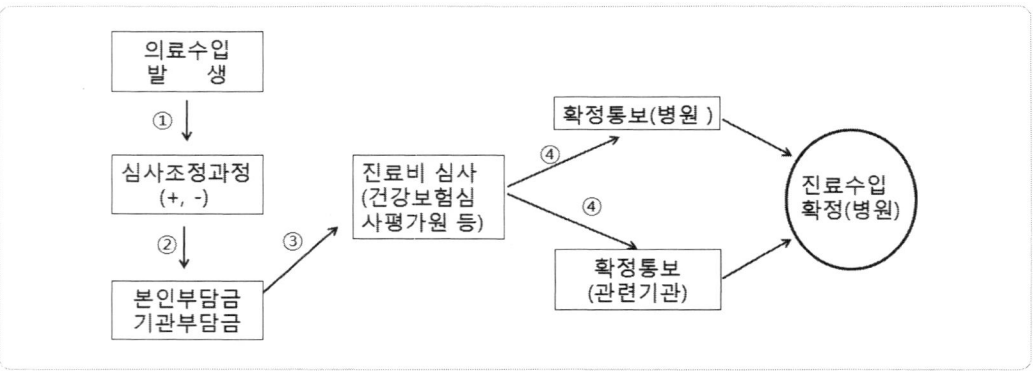

[그림 8-3] 제조기업의 원가구성도

				희망이익	
			판매비와 관리비		
	간접재료비	제조간접비		총원가	판매가격
	간접노무비		제조원가	(판매원가)	
	경 비				
직접재료비	직접원가 (기본원가)				
직접노무비					
직접경비					

[그림 8-4] 의료기관의 원가구성도

				합리적인 이익	
	간접재료비	의료간접비	관리운영비		
	간접인건비		의료원가	총원가	의료수익
	간접의료경비				
직접재료비	직접원가 (기본원가)				
직접인건비					
직접의료경비					

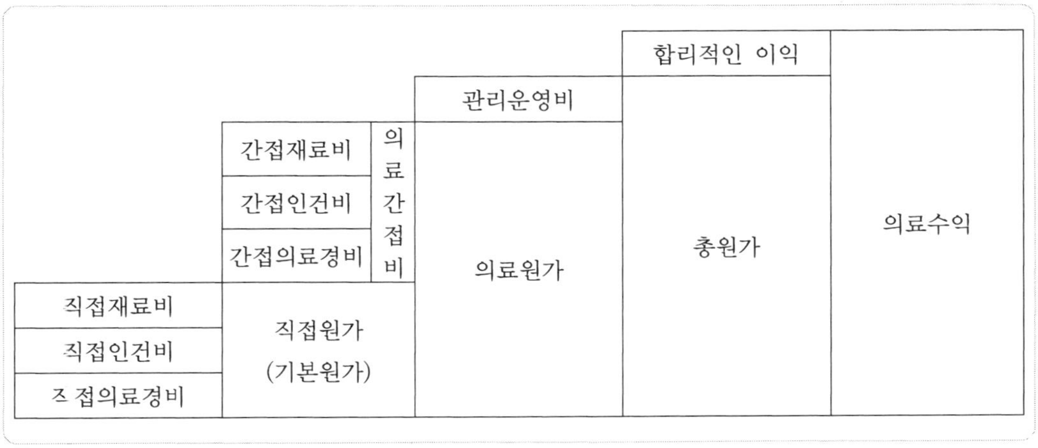

[그림 8-5] 제조기업과 의료기관의 원가구성도

제조기업의 원가					의료기관(병원)의 원가			
재료비	제조원가	총원가	경상원가	판매가격	의료수익	경상원가	총원가	재료비
노무비							의료원가	인건비
경 비								관리비
인건비							의료외비용	
판개비와 관리비	판매관리 원가							
영업외비용						적정이윤		
적정이윤								

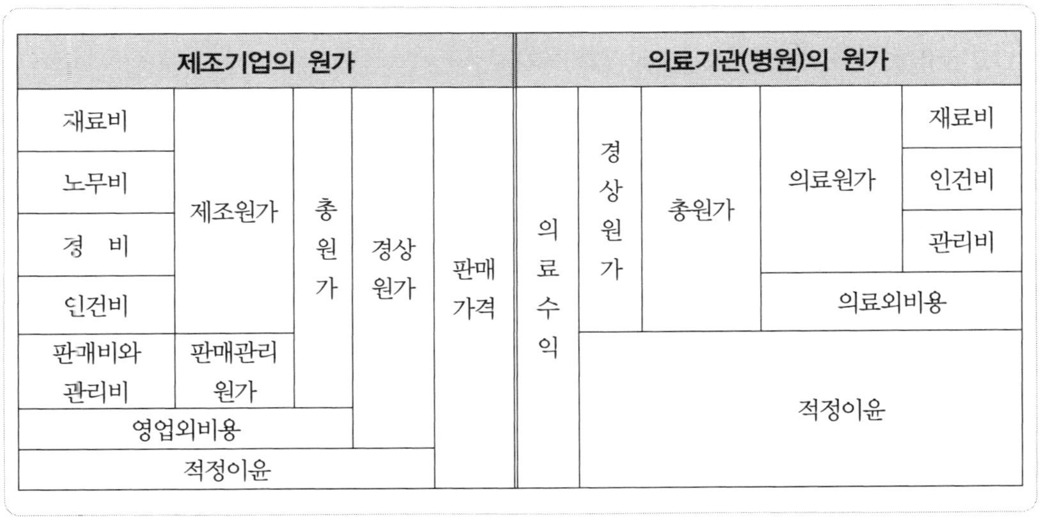

제 2 절 ─ 의료원가계산 절차

1. 원가계산의 종류

원가계산은 병원의 환경에 따라 원가계산방법을 선택할 수 있는데 원가계산의 종류는 다음과 같다.

1) 사전원가계산과 사후원가계산

이는 제공되는 의료서비스에 대한 원가계산 시점을 언제 하느냐를 결정하는 계산방법이다.

(1) 사전원가계산(pre-estimate costing)

일명 예정원가계산이라고도 한다. 이는 의료서비스를 제공하기 전에 진료서비스에 소비되는 원가를 미리 예정하여 원가를 계산하는 방식이다. 사전원가계산방법을 택하는 경우는 과거 진료서비스 제공경험, 실적 등을 근거와 장래의 예상되는 상황을 추정하여 원가계산을 하게 되는데 여기에는 과거의 경험, 실적 등을 기초로 하는 추정원가계산(estimate costing)과 과학적인 연구결과를 기초로 하는 표준원가계산(standard costing)으로 구분을 한다.

(2) 사후원가계산(actual costing)

이는 사전원가계산과 반대되는 개념으로 의료서비스의 제공이 끝난 시점에서 실제로 발생한 소비액을 근거로 산출하는 원가계산의 방법으로서 실제원가계산이라고도 한다.

2. 재료원가 계산

1) 재료원가의 의의

재료원가(material costs)란 의료서비스를 제공하기 위하여 외부로부터 구입한 재료를 진료서비스 제공과정에 투입(소비)함으로서 발생하는 원가를 말한다. 재료라 함은 환자의 진료 및 치료에 소비되는 약품, 진료재료 등이 이에 해당한다.

2) 재료원가의 분류

(1) 재료의 투입처, 사용처에 따라 주요재료원가, 보조재료원가 등으로 구분할 수 있다.

① 주요재료원가(main material costs)

주요재료원가는 의료서비스의 제공에 투입되는 가장 핵심적인 재료를 말하는 것으로 약품 등을 말한다.

② 보조재료원가(indirect material costs)

보조재료원가는 의료서비스의 제공에 투입되는 재료 중 간접적으로 투입되는 재료를 말하는 것으로서 밴드, 붕대 등의 소모성 재료를 말한다.

(2) 직접재료원가와 간접재료원가

재료의 소비처에 따라 원가계산이 달라지게 된다.

① 직접재료원가(direct materials)

직접재료원가는 특정진료과목의 의료서비스의 제공과정에 직접 투입된 것을 말한다.

② 간접재료원가(indirect materials)

간접재료원가는 특정 진료과목에 투입(소비)된 것이 아닌 둘 이상의 여러 진료과목에 공통적으로 투입된 것을 말한다.

3) 재료소비량의 계산

재료의 소비는 수량계산과 가치계산으로 이루어지게 되는데 원가를 파악하는 순서로는 먼저 수량을 파악하여야 하며, 파악된 수량에 소비단가를 곱하여 재료의 소비량을 산정한다. 이러한 재료의 소비량을 결정하는 방법에는 계속기록법, 재고조사법, 역계산법의 세 가지가 있으나 역계산법은 사용빈도가 적어 설명을 생략하기로 한다.

재료소비량 × 재료소비단가 = 재료소비량

(1) 계속기록법(perpetual inventory record method)

이는 장부실사법(book inventory method), 기록계산법, 항구실사법 등으로 불리기도 한다. 기록방법은 재료를 품목별로 재료원장을 별도로 작성하는 방법으로서 재료의 입고 및 출고시 일일이 수량을 기록하여 재료의 소비량을 계산하는 기법이다. 재료의 매입은 입고란에, 재료의 소비는 출고란에 기록함으로서 월말에 재료의 소비량과 재고량을 파악하기 쉬운 장점을 지니고 있다. 또한 재료의 실사를 함에 있어 장부상의 재료재고액과 실지 재고액을 비교함으로서 재료의 감모손실 등에 대한 분석이 용이하다는 점과 더불어 원가계산을 정확히 할 수 있다는 이점을 지니고 있다.

하지만 계속기록법은 취급하는 재료의 종류가 많으면 채택하기가 어렵다는 단점을 지니고 있다. 따라서 계속기록법은 취급하는 재료의 종류가 적고 출고횟수가 낮은 재료의 입·출고 및 재고관리에 적합하다.

 (전월 재료이월량 + 당월 재료매입량) - 당월 재료출고량 = 당월 재료재고량
 당월 재료의 장부재고수량 - 당월 재료의 실제재고수량 = 당월 재료의 재고감모수량

(2) 재고조사법(physical inventory method)

이는 재료를 출고하는 경우 출고전표를 발행하거나 재료원장에 기장하지 않고 정기적으로 재료의 현품을 그 수량을 전월이월량 및 당월 재료매입량과 가감하여 재료의 재고액을 산정하는 방법이다. 따라서 이 방법은 정기적으로 현품을 기준으로 실지 재고

액을 조사한다고 하여 현품조사법이라고 한다. 이 방법은 계속기록법과는 다르게 재료원장에 기록하지 않고 현품을 조사하여 재고액을 산정함으로서 정확한 원가계산, 재료재고감모손실 등을 파악할 수 없다. 따라서 재고조사법은 재료의 종류가 다양하고 입·출고가 복잡한 경우에 활용하는 방법이다.

$$(전월\ 이월량\ +\ 당월\ 매입량)\ -\ 당월\ 실제재고량\ =\ 당월\ 소비량$$

4) 재료소비단가의 결정

재료의 소비단가 결정에 있어서 계속기록법을 채택하는 경우 재료의 입·출고에 대하여 일일이 기장을 하여 재료의 소비단가, 즉, 출고단가를 결정하게 된다. 계속기록법을 채택하여 재료의 소비단가를 결정하는 방법에는 원가법, 시가법, 예정가격법, 표준가격법의 네 가지가 있다.

(1) 원가법(original cost method)

원가법은 재료의 매입원가를 기준으로 소비단가를 결정하는 방법으로 재료원장에 기입된 매입단가가 매입 시기에 따라 다를 경우 재료의 소비단가를 결정할 때 어떠한 방법으로 정하느냐에 따라 재료의 소비액도 달라지게 된다. 재료의 소비단가 결정방법에는 개별법, 선입선출법, 후입선출법, 평균법으로 구분할 수 있다.

① 개별법(specific cost method)

개별법은 출고된 재료의 매입단가를 재료의 소비단가로 결정하는 방법이다. 재료의 소비액을 개별적으로 결정하는 방식으로 재료의 매입단가가 다를 경우 각각 별도의 보관이 필요하게 된다. 따라서 개별법의 적용은 소량이면서 고가의 재고자산을 관리하는 데는 적용이 가능하다 일반적으로 기업에서는 사용하지 않고 있다.

② 선입선출법(first-in first-out method, F.I.F.O.)

선입선출법은 동일한 재료를 각각 다른 단가로 매입한 경우 재료의 소비단가를 결정할 때는 매입일자가 빠른 재료단가를 먼저 출고한 것으로 간주하여 재료의 소비단가를 결정하는 방법으로 매입순법이라고도 한다. 따라서 기말에 재고액으로 표시되는 재료의 가격은 최근에 매입한 취득원가가 기말 재료 재고액으로 남게 된다.

예제와 같은 재료의 입고 및 출고가 이루어졌다면 선입선출법에 의한 재료소비액의 계산은 다음과 같다.

예제 ①

장수병원의 A재료의 4월 중 수급은 다음과 같다.

3월	1일	이월	100개	@₩200	₩20,000
	5일	매입	200개	@₩400	₩80,000
	8일	출고	250개		
	11일	매입	200개	@₩300	₩60,000
	15일	출고	150개		
	19일	매입	150개	@₩500	₩75,000

재 료 원 장

<A재료> (선입선출법)

일자		적요	수 입			인 도			잔 액		
			수량	단가	금액	수량	단가	금액	수량	단가	금액
3	1	이월	100	200	20,000				100	200	20,000
	5	입고	200	400	80,000				100	200	20,000
									200	400	80,000
	8	출고				100	200	20,000	50	400	20,000
						150	400	60,000			
	11	입고	200	300	60,000				50	400	20,000
									200	300	60,000
	15	출고				50	400	20,000	100	300	30,000
						100	300	30,000			
	19	입고	150	500	75,000				100	300	30,000
									150	500	75,000
	31	차월이월잔액				100	300	30,000			
						150	500	75,000			
			650		235,000	650		235,000			
4	1	전월이월	100	300	30,000				100	300	30,000
			150	500	75,000				150	500	75,000

≫ 풀이

장수병원의 재료 소비량은 400개이며, 소비액은 ₩130,000이다. 또한 재료의 월말재고액은 ₩105,000이다.

선입선출법에 의한 재료소비액의 계산은 디플레이션의 환경에서는 이익이 과다하게 발생하지 않는 다는 장점이 있는 반면 인플레이션의 환경에서는 오히려 이익이 과다하게 발생할 수 있는 단점을 지니고 있다.

③ **후입선출법**(last-in first-out method, L.I.F.O.)

후입선출법은 선입선출법과 반대의 개념으로 재료소비액을 계산하는 방법으로 재료의 출고단가를 결정함에 있어 최근에 입고된 재료의 매입단가를 재료의 소비단가로 결정하게 된다. 결론적으로 기말에 재료의 재고액은 가장 먼저 입고한 재료의 매입단가로 계산하게 된다. 따라서 재료의 출고단가를 산정함에 있어 재료의 매입단가를 적용하는 방법이 최근에 매입한 단가를 먼저 적용한다고 하여 매입역법이라고도 한다. 이는 선입선출법과 달리 인플레이션의 환경에서는 가공의 이익이 발생하는 것을 배제하는 장점을 지니고 있다.

예제와 같은 재료의 입고 및 출고가 이루어졌다면 후입선출법에 의한 재료소비량을 계산하면 다음과 같다.

예제 ②

장수병원의 A재료의 4월 중 수급은 다음과 같다.

```
3월  1일  이월  100개  @₩200  ₩20,000
     5일  매입  200개  @₩400  ₩80,000
     8일  출고  250개
    11일  매입  200개  @₩300  ₩60,000
    15일  출고  150개
    19일  매입  150개  @₩500  ₩75,000
```

재 료 원 장

<A재료> (후입선출법)

일자		적요	수입			인도			잔액		
			수량	단가	금액	수량	단가	금액	수량	단가	금액
3	1	이월	100	200	20,000				100	200	20,000
	5	입고	200	400	80,000				100	200	20,000
									200	400	80,000
	8	출고				200	400	80,000	50	200	10,000
						50	200	10,000			
	11	입고	200	300	60,000				50	200	10,000
									200	300	60,000
	15	출고				150	300	45,000	50	200	10,000
									50	300	15,000
	19	매입	150	500	75,000				50	200	10,000
									50	300	15,000
									150	500	75,000
	25										
	31	차월이월 잔액				50	200	10,000			
						50	300	15,000			
						150	500	75,000			
			650		235,000	650		235,000			
4	1	전월이월	50	200	10,000				50	200	10,000
			50	300	15,000				50	300	15,000
			150	500	75,000				150	500	75,000

> **풀이**

장수병원의 재료 소비량은 400개이며, 소비액은 ₩135,000이다. 또한 재료의 월말 재고액은 ₩100,000이다.

④ 평균법

▶ **이동평균법(moving average method, M.A.M.)**

재료의 매입시점마다 각각 구입단가가 다른 경우 매입직전의 수량 및 금액과 구입시의 수량 및 금액을 합산하여 매입금액 총액을 매입수량 총량으로 나누어 매입단가를 결정하는 방법이다. 따라서 재료의 매입단가는 매입시점마다 다르게 결정될 수 있다. 또한 재료의 출고시 출고직전의 매입단가로 출고가격을 결정하게 된다. 이 방법은 출고시 재료의 소비단가를 정확하게 파악할 수 있는 장점이 있는 반면 재료의 매입시점마다 매입단가를 계산하여야 하는 복잡성을 지니고 있다.

예제와 같은 재료의 입고 및 출고가 이루어졌다면 이동평균법에 의한 재료소비액의 계산은 다음과 같다.

예제 ③

장수병원의 A재료의 4월 중 수급은 다음과 같다.

```
3월  1일  이월  100개  @₩200  ₩20,000
     5일  매입  200개  @₩400  ₩80,000
     8일  출고  250개
    11일  매입  200개  @₩300  ₩60,000
    15일  출고  150개
    19일  매입  150개  @₩500  ₩75,000
```

재 료 원 장

<A재료>   (이동평균법)

일자		적요	수 입			인 도			잔 액		
			수량	단가	금액	수량	단가	금액	수량	단가	금액
3	1	이월	100	200	20,000				100	200	20,000
	5	입고	200	400	80,000				300	333.33	100,000
	8	출고				250	333.33	83,330	50	333.33	16,670
	11	입고	200	300	60,000				250	306.68	76,670
	15	출고				150	306.68	46,000	100	306.68	30,670
	19	입고	150	500	75,000				250	422.68	105,670
	31	차월이월				250	422.68	105,670			
			650		236,000	650		236,000			
4	1	이월	250	422.68	105,670				250	422.68	105,670

》 풀이

장수병원의 재료 소비량은 400개이며, 소비액은 ₩129,330이다. 또한 재료의 월말 재고액은 ₩105,670이다.

▶ **총평균법**(gross average method, G.A.M.)

가중평균법이라고도 하는데 이 방법은 이동평균법과 달리 월말에 1개월 동안 구입한 자료의 금액과 전원이월액을 1개월 동안 구입한 재료의 수량과 전월이월수량으로 나누어 구입단가를 결정하는 방법이다.

$$\frac{\text{전월이월액} + \text{당월매입액}}{\text{전월이월량} + \text{당월매입량}} = \text{총평균단가}$$

이 방법은 평균단가의 산정이 월말에 결정된다는 점과 더불어 재료의 소비시점에서는 소비단가를 기록할 수 없다는 단점을 지지고 있다.

예제와 같은 재료의 입고 및 출고가 이루어졌다면 총평균법에 의한 재료소비액의 계산은 다음과 같다.

예제 ④

장수병원의 A재료의 4월 중 수급은 다음과 같다.

```
3월  1일  이월  100개  @₩200  ₩20,000
     5일  매입  200개  @₩400  ₩80,000
     8일  출고  250개
    11일  매입  200개  @₩300  ₩60,000
    15일  출고  150개
    19일  매입  150개  @₩500  ₩75,000
```

재 료 원 장

<A재료> (총평균법)

일자		적요	수 입			인 도			잔 액		
			수량	단가	금액	수량	단가	금액	수량	단가	금액
3	1	이월	100	200	20,000				100	200	20,000
	5	입고	200	400	80,000				300		
	8	출고				250	361.54	90,390	50		
	11	입고	200	300	60,000				250		
	15	출고				150	361.54	54,220	100		
	19	입고	150	500	75,000				250	361.54	90,390
		차월이월				250	361.54	90,390			
			650		235,000	650		235,000			
4	1	이월	250	361.54	90,390				250	361.54	90,390

≫ 풀이

장수병원의 재료 소비량은 400개이며, 소비액은 ₩144,610이다. 또한 재료의 월말 재고액은 ₩90,390이다.

5) 재료원가의 기장

(1) 재료계정 및 기장

재료의 기장은 각 재료마다 별도의 계정을 설정하여 각각 기록할 수도 있고 하나의 재료계정에 재료 전체를 기록할 수도 있다. 이는 기업마다 특성 및 재료의 양, 종류 등에 의하여 탄력적으로 결정할 문제이다.

재 료			
전월이월액	×××	출 고 액	×××
당월매입액	×××	환 출 액	×××
매입제비용	×××	차월이월액	×××
출고반환액	×××		
	××××		××××
전월이월액	×××		

예제 ⑤

장수병원은 전설제약회사로부터 약품 ₩1,000,000을 매입하고 대금은 외상으로 하다. 매입관련 제비용 ₩50,000은 현금으로 지급하였다.

≫ 풀이

(차변) 약품 1,050,000 (대변) { 외상매입금 1,000,000
　　　　　　　　　　　　　　　　　현　　　금　　 50,000

예제 ⑥

장수병원은 월말에 재료출고청구서를 정리한 결과 본월말의 재료소비액은 다음과 같다.

소비내역	금액
직접재료	₩500,000
간접재료	₩300,000

≫ 풀이

(차변) 재료비 800,000　　　　(대변) 약품　 800,000

(차변) { 직접재료비 500,000　　(대변) 재료비 800,000
　　　　간접재료비 300,000

또한 재료를 구입하여 의료서비스 제공에 투입하기까지 창고에 보관하는 과정에서 재료의 손실이 발생할 수 있다. 즉, 재료의 장부잔액과 실제잔액이 일치하지 않는 경우가 종종 발생하는데 이를 재료재고감모손이라 하며, 재료재고감모손계정에 대체기입 하여야 한다. 그리고 발생한 재료재고감모손의 발생이 정상적인 원인에 의하여 발생하였으면 의료간접원가에 산입하고 비정상적인 원인에 의하여 발생하였으면 원가외 비용인 원가차액계정으로 회계처리 한다.

예제 ⑦

1. 장수병원의 월말에 재료를 재고조사 한 결과 재료(약품) ₩50,000이 장부잔액보다 부족함을 발견하였다. 회계처리하시오.

2. 위의 재료재고감모손 중 ₩30,000은 정상적으로, ₩20,000은 비정상적으로 발생한 것으로 확인되었다. 회계처리 하시오.

> 풀이

1.	(차변)	재료재고감모손	50,000	(대변)	재료(약품)	50,000
2.	(차변)	의료간접원가 원가차액	30,000 20,000	(대변)	재고감모손	50,000

3. 인건비 원가계산

1) 인건비의 의의

인건비(payroll costs)란 병원경영과정 중 핵심인 의료서비스의 제공 등의 과정에서 노동력이 필요하게 되는데 이에 소비되는 노동력에 대한 대가의 발생을 인건비원가라고 한다. 의료서비스의 제공에 소비되는 원가의 3대 요소 중 재료원가는 물적원가라고 하며, 인건비원가는 인적원가라고 한다.

2) 인건비원가의 분류

인건비는 임금, 급여, 종업원상여수당, 퇴직급여충당금, 잡급 등으로 분류한다. 임금은 제조기업의 생산현장에서 직접 작업하는 인부에게 지급하는 것으로서 병원회계에서는 발생하지 않기 때문에 설명을 생략하고자 한다.

(1) 급여(salary)

급여는 의료서비스의 제공과정에 투입된 인력에 대한 대가의 지불이다. 여기에는 의료인(의사, 간호사) 및 행정사무직원 등에 지급되는 보수를 말한다.

(2) 종업원상여수당

종업원 상여수당은 종업원들에게 정상적으로 지급되는 상여 및 제수당을 의미한다. 상여의 종류에는 연말상여, 일시상여, 명절상여 등이 있으며, 제수당은 정근수당, 가족수당, 주택수당, 교통수당, 물가수당, 위험수당, 자격수당 등이 이에 해당된다.

(3) 퇴직급여충당금

근로기준법 또는 회사의 퇴직급여규정에 따라 퇴직준비금으로 적립되어있는 금액을 말한다.

(4) 잡급

잡급은 한시적으로 고용된 일용직 노무자에게 지급되는 보수를 말한다.

3) 직접인건비와 간접인건비

이는 발생한 원가를 특정한 제품에 배분하는 절차를 위하여 분류한 것이다.

① 직접인건비원가(direct payroll cost)

직접인건비원가는 의료서비스를 제공하는 과정에서 특정진료과목에 직접적으로 투입된 노동력에 대한 보수로서 그 특정진료과목에 직접적으로 원가를 부과할 수 있는 원가를 말한다. 일반적으로 의료서비스를 제공하는 과정에 직접 육체적으로 활동한 노동력은 모두 직접인건비원가로 처리한다. 즉, 의료인(의사, 간호사)가 받는 급여는 대부분 여기에 해당된다.

② 간접인건비원가(indirect payroll cost)

간접인건비원가는 특정진료과목에 의료서비스를 제공에는 직접적으로 관여를 하지 않으나 여러 진료과목의 의료서비스를 제공하는 과정에 공통적이고 간접적으로 간여하는 종사자에 대한 보수를 말한다. 즉, 비의료인에 해당하는 행정사무종사자의 보수가 여기에 해당된다.

4. 의료경비원가 계산

1) 의료경비원가의 의의

의료경비원가(medical costs)는 의료서비스 제공을 위하여 소비되는 3대 원가 중 하나로서 재료원가, 인건비원가에 해당하지 않는 제반 원가를 말한다. 의료서비스 제공 활동 과정에서 발생하는 원가 중 재료원가, 인건비원가를 제외한 각종 다양한 원가가 차지하는 비율이 매우 중요하고 이를 각 의료수가에 반영하는 방법 또한 매우 중요하다고 할 수 있다. 건물감가상각비, 의료기기감가상각비, 보험료, 수선비, 전력비, 가스수도료, 통신비, 교육훈련비, 복리후생비 등이 의료경비원가에 해당한다. 재료원가 및 인건비원가의 범주를 어떻게 설정하느냐에 따라 의료경비원가의 범위가 달라지게 된다. 예를 들면 치과병원의 경우 임플란트 등 외주가공비의 경우 제조경비원가로 분류되나 그 발생금액이 적은 경우 재료원가로 계상할 수 있고, 인건비가 차지하는 비율이 높으면 인건비원가로 계상할 수도 있다.

2) 의료경비원가의 분류

(1) 직접경비원가와 간접경비원가

이는 의료경비원가의 발생액이 특정제품에 직접적으로 발생하였느냐 여부에 따른 분류이다.

① 직접경비원가

직접경비원가는 재료의 외주가공비, 특정진료과목의 의료서비스 제공을 위한 설계비, 시작비, 특허권사용료 등과 같이 특정진료과목의 의료서비스 제공에만 발생하는 원가를 말한다.

② 간접경비원가

간접경비원가는 특정진료과목의 의료서비스 제공에 직접관계가 없이 발생하는 원가로서 발생하는 원가의 대부분이 공통적으로 발생하는 간접원가를 말한다. 일반적으로 의료경비원가는 간접경비원가로 회계처리한다. 따라서 혹자는 의료경비원가를 모두 간접경비원가로 설명하는 학자도 있다.

(2) 고정비와 변동비

이것은 조업도(진료횟수)의 변동에 따른 분류로서 진료횟수와 상관없이 고정적으로 발생하는 원가(임차료, 보험료, 감가상각비 등)를 고정비라고 하며, 진료횟수와 비례하여 발생하는 원가(약품비, 진료재료 등)를 변동비라고 한다.

3) 의료경비소비액의 계산

의료경비소비액의 발생은 대부분 해당경비의 지급으로 인하여 발생하나 지급을 수반하지 않고도 발생하는 경비가 있다. 따라서 원가에 배분한 경비의 계산방법으로 월할경비, 측정경비 지급경비, 발생경비의 네 가지로 구분하여 계산한다.

(1) 월할경비

월할경비는 매월 고정적 성격으로 발생하는 경비로서 보험료, 감가상각비, 임차료, 세금공과, 특허권사용료 등을 들 수 있다. 이들 경비는 1년 또는 일정기간 동안의 부담액을 일시에 계산하거나 지급되는 경비이다. 이러한 월할경비는 생산량의 많고 적음에 관계없이 발생하는 고정성 경비로서 해당 기간의 발생액을 월할하여 매원가계산기간의 경비액으로 반영한다.

(2) 측정경비

측정경비는 전력비, 가스수도료 등과 같이 원가계산기간 중에 발생한 소비액을 계량기에 측정할 수 있는 경비를 말한다. 일반적으로 계량기의 검침일과 원가계산일이 일치하지 않기 때문에 지급경비액과 발생경비액이 일치하지 않는다. 측정경비의 효율성을 높이기 위해서는 경비측정표를 작성하여 측정하는 것이 효과적이다.

경 비 측 정 표   No.

6월분

20x1년 7월 1일

비 목	전월검침량	당월검침량	당월소비량	단 가	금 액
전력료	5,000KWH	5,500KWH	500KWH	₩10	5,000
가스수도료	4,000t	4,800t	800t	10	8,000
적 요		㉠	발행자		㉠

(3) 지급경비

지급경비는 그달의 지급액을 그달의 소비액으로 반영하는 의료경비를 말한다. 여기에는 복리후생비, 수선비, 교육훈련비, 여비교통비, 외주가공비, 잡비 등이 있다. 지급경비의 계산은 그 달의 실제지급액을 소비액으로 계상하나 당월지급액을 기준으로 전월선급액은 더하고 당월선급액은 차감하여 당월소비액을 산출한다. 또한 반대로 전월미지급액이 있으면 이를 당월지급액에서 차감하고 당월미지금액은 더하여 당월 소비액을 계산한다.

경 비 지 급 표   No.

20x1년 9월 30일   9월분

비 목	당 월 지급액	전 월		당 월		당 월 소비량
		미지급액 (−)	선급액 (+)	미지급액 (+)	선급액 (−)	
외주가공비	30,000	5,000		3,000		28,000
복리후생비	20,000		1,500	1,000		22,500
적 요						
	㊞			㊞	발행자	㊞

당월소비액 = (당월지급액 + 전월선급액) − 당월선급액

당월소비액 = (당월지급액 − 전월미지급액) + 당월미지급액

(4) 발생경비

발생경비는 실질적으로 지급액이 없음에도 불구하고 발생하는 경비로서 재료재고감모손실이 대표적이다. 재료재고감모손실은 재료의 장부잔액과 실지재고액과의 차이에서 발생하는 경비로서 그 발생원인이 정상적 감모비는 의료간접원가에 반영하나 비정상적인 감모비는 의료외비용 항목으로 손익계산서에 표시한다.

경 비 발 생 표   No.

201×년 ×월 ×일   ×월분

비 목	발 생 부 문	금 액	비 고
재료재고감모손	수 선 부	50,000	

제 3 절 부문별원가계산

1. 부문별원가계산의 의의

병원의 원가계산은 원가의 3대요소인 재료비, 인건비, 경비의 소비액을 각 요소별로 원가를 계산한 다음 이를 발생장소별로 분류집계하는 과정을 부문별원가계산(departmental cost accounting)이라고 한다.

이 때 원가를 분류집계하기 위한 계산조직상의 구분을 원가부문(cost department) 또는 원가중심점(cost center)이라 하고, 각 부문에 집계되는 원가를 부문비(departmental burden) 또는 부문별 원가(departmental cost)라고 한다.

원가계산에 있어 원가중심점을 너무 세분화 하면 정확한 원가의 계산은 가능할 수 있으나 계산구조가 복잡하고 관련 소요경비가 많이 들어가기 때문에 경제성을 고려하여 결정하여야 할 것이다.

부문비는 직접비원가와 간접원가 중에서 직접원가는 해당 진료과목에 직접 부과되고 간접원가만 부문별원가계산의 대상이 된다.

제조기업에서는 제품제조원가를 산정함에 있어 주요부서인 제조부문과 이를 보조해주는 보조부문으로 구분하고 제조부문은 제품별로 구분하여 A제조부문, B제조부문 등으로 구분하고 보조부문은 제품제조를 도와주는 부서로서 동력부문, 수선부문, 공장사무부문 등으로 구분한다.

병원의 의료원가계산 또한 제조기업의 제품제조원가 계산과 같은 절차를 거치게 된다. 병원의 경우 진료부문과 보조부문으로 구분한다. 진료부문은 진료과목별로 구분(정형외과, 소아과 등)하고 보조부문은 병동부문, 재활부문, 물리치료부문, 운동처방부문 등으로 구분할 수 있다.

2. 부문별원가계산의 목적

병원원가계산의 목적은 제공되는 의료서비스나 용역에 대한 원가계산을 보다 정확하게하기 위함으로서 부문별원가계산은

① 의료간접비를 배부함에 있어 병원 전체의 일괄된 배부기준, 배부율에 의해 각 진료과목에 배부하기 보다는 각 부문별로 책정된 배부율을 사용하여 각 진료과목에 배부하는 것이 정확한 원가를 산정할 수 있다.
② 부문별원가계산은 책임소재가 확실하다는 것이다. 원재료의 투입부터 여러 진료과정을 정을 거쳐 의료서비스가 완성되는데 이러한 여러 진료과정에서 발생한 원가에 대한 책임과 사후관리가 가능하다는 것이 부문별원가계산의 특징이며 목적이라 할 수 있다.

3. 부문별 원가계산의 절차

1) 부문비 배부절차

부둔별원가계산은 의료원가를 산정함에 있어 의료간접원가를 각 진료과목에 보다 더 정밀하게 배부하기 위함으로 그 발생 장소인 부문별로 분류 및 집계하는 절차를 말한다. 부문비계산의 순서는 의료간접원가를 집계하여 이를 각 부문에 우선 배부하고 다시 이를 각 진료부문에, 그리고 각 진료과목에 배부하여 의료원가를 산정하게 된다. 부문비 배부절차에 대한 순서를 나열하면 다음과 같다.

첫째, 부문직접비를 각 부문에 부과한다.
둘째, 부문간접비를 각 부문에 배부한다.
셋째, 보조부문비를 진료부문에 배부한다.
넷째, 진료부문비를 각 진료과목에 배부한다.

[그림 8-6] 부문비 배부순서

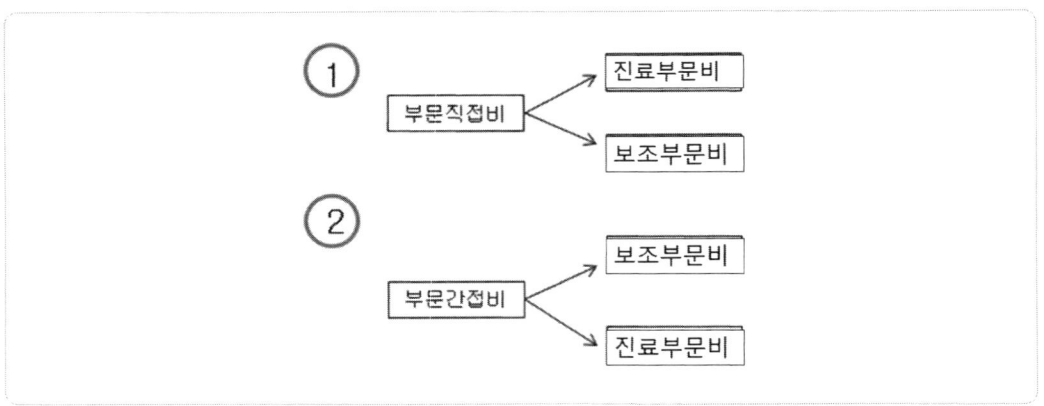

병원의 원가계산구조를 직접개별비와 직접공통비, 진료부문비와 보조부문비로 구분할 수 있는데 구분방법은 아래 [그림 8-7]와 같다.

[그림 8-7] 병원 원가계산 구분

부문	외래부문			입원부문			중앙진료부문			진료보조부문		관리부문			
부서	내과	외과	응급실	내과병동	외과병동	중환자실	영상의학과	통증의학과	재활의학과	중앙공급실	간호행정실	원무과	총무과	회계과	원장실
실	진찰실	진찰실		7병동	33병동		CT실			소독실					
활동군															

직접원가 발생부문 (개별 직접비) / 간접원가 발생부문 (개별 공통비)

보조부문비 배부기준 설정
의료간접비 배부기준 설정

2) 부문공통비 배부기준

병원의 원가발생 동인 중 부문개별비는 직접비로서 해당 의료원가에 투입하면 된다. 하지만 부문 공통비는 각 진료과목의 원가요인에 공통으로 발생한 것으로서 이는 해당요소별 배부기준에 의해 각 진료과목별 배부하여야 한다. 부문공통비의 발생요소별 배부기준은 다음과 같다.

〈표 8-1〉 보조부문비 배부기준

부문공통비	배 부 기 준
전 력 비	각 진료부문의 전력사용량
복리후생비	각 부문의 종사자 수
간접인건비	각 부문의 종사자 수, 인건비총액
환자피복비	각 진료부문별 입원환자 수
소모품비	각 부문의 종사자 수
연 료 비	각 부문이 차지하는 면적
감가상각비	건물 : 각 부문이 차지하는 면적, 의료기기 : 의료기기의 취득가액
수 선 비	각 기기별 수선횟수
도서인쇄비	각 부문별 종사자 수 or 환자수
재 산 세	각 부문이 차지하는 면적
임 차 료	각 부문이 차지하는 면적
직원침구비	각 부문의 종사자 수

3) 개별비와 공통비의 집계

병원의 원가계산에 있어 개별비와 공통비 발생액의 원가집계가 필요한데 아래 <표 8-2>와 같이 집계하여 원가계산을 한다.

〈표 8-2〉 병원 병동의 개별비 및 공통비 집계표

원가 요소	부 서	내과병동						배부 기준
	부/실	A병동		B병동		C병동		
	활동군							
인건비	부/실 개별비 - 간호사급여 간호조무사 급여							
	부/실 공통비 전문의 급여 전공의 급여							
	계							
재료비	부/실 개별비 약품비 진료재료비							
	계							
관 리 운영비	복리후생비							
	감가상각비							
	계							
	합계							

제 4 절 보조부문원가의 배부

1. 보조부문원가배부의 의의

병원의 주된 업무는 환자를 대상으로 하는 진료업무이다. 진료업무에는 직접 의료인이 진료를 담당하는 진료부문과 의료보조인이 환자의 완치를 위해 도와주는 보조부문으로 나누어진다.

병원원가계산은 환자를 대상으로 진료를 함에 있어 주된 업무인 진료업무와 보조업무를 통합하여 의료원가를 산정하여야 한다. 그렇다면 보조업무에서 발생하는 원가는 주된 업무인 진료업무(진료과목별)에 어떻게 합리적으로 배부할 것인가를 고민하여야 한다. 제조기업에서도 제조부문과 보조부문으로 구분하는데 보조부문에서 발생한 원가를 제조부문에 배부하는 절차를 거치게 되는데 이를 보조부문비 배부라고 한다.

보조부문에서 발생한 원가를 주된 업무인 진료부문(진료과목별)에 배부함으로서 최종적으로 진료과목별 진료부문의 의료원가 산정이 이루어지게 된다.

따라서 보조부문에서 발생한 보조부문비를 진료부문에 배부하는 방법은
첫째, 각 보조부문에서 발생한 원가를 발생원가 동인에 맞게 배부기준을 설정하여야 하고
둘째, 각 보조부문에서 발생한 원가를 진료부문에 어떠한 방식으로 배부할 것인가를 결정하여야 한다. 보조부문비의 진료부분에 배부방법은 크게 3가지로 구분할 수 있다. 직접배부법, 단계배부법, 상호배부법이 이에 해당한다.
직접배부법은 보조부문비를 각 진료부문에 배부기준에 의해 직접 배부하는 방식으로 배부방법이 단순한 반면 배부결과에 대한 신뢰도는 다소 낮다고 할 수 있다.
단계배부법은 보조부문비 중에서 우선순위를 정하여 단계적으로 진료부문과 보조부문에 배부하는 방식으로 보조부문비 중에서 우선순위를 정하는 기준이 명확하지 않다는 단좀을 가지고 있다.
상호배부법은 보조부문 상호간 배부하는 방식으로 계산절차가 복잡한 단점은 있으나 배부결과에 대한 신뢰도는 높다고 할 수 있다.

병원의 원가계산은 보조부문비를 우선 진료부문에 배부한 다음 각 진료부문의 원가를 계산하여야 정확한 의료원가의 산정이 가능하다. 이러한 절차를 보조부문비 배부라고 한다.

2. 보조부문비의 배부기준

보조부문비를 진료부문에 배부할 경우 앞서 부문공통비를 각 진료부문과 보조부문에 배부한 경우와 같이 배부기준에 의거 배부를 하여야 한다. 그렇다고 배부기준이 정확

성을 기하는 것은 아니지만 그래도 합리성을 추구한다는 의미에서 배부기준의 마련은 중요하다고 할 수 있다. 보조부문비를 진료부문에 배부하는 기준으로서는 해당원가항목별 배부기준이 달리한다. 예를 들면 ① 종업원의 경우는 종업원 수, ② 의료기계의 경우 작업시간 수, ③ 재료의 경우 재료의 가액 또는 중량용적, ④ 동력의 경우 마력수 × 운전시간 등으로 배부기준을 설정하여 배부한다. 이는 절대적으로 정확성을 기하는 것은 아니며, 병원의 환경에 맞게 그 기준을 달리 할 수 있다.

〈표 8-3〉 보조부문비 배부기준

보조부문비	배 부 기 준
동력부문비	기계마력 수 × 운전시간
건물비	각 진료부문이 차지하는 면적용적 등
방역부문	방역횟수 등
용수부문비	계량기에 의해서 측정된 각 진료부문의 용수소비량, 공급파이프의 직경 등
검사부문비	각 진료부문의 검사담당자의 작업시간 등
창고부문비	각 진료부문의 재료출고액, 출고중량, 출고횟수, 출고수량 등
인건비부문비	각 진료부문의 급여, 종업원 수, 작업시간 수 등
연구개발비	각 진료부문의 종업원 수 등
운반부문비	각 진료부문의 운반물품의 중량운반거리·운반횟수 등

3. 보조부문원가의 배부방법

보조부문원가를 진료부분으로의 배부방법에는 배부기준에 의해 이루지면서 배부방법이 다음과 같이 직접배부법, 단계배부법, 상호배부법 세 가지가 있다.

1) 직접배부법(direct distribution method)

이 방법은 보조부문 상호간의 용역의 배부를 인정하지 않고 모든 보조부문비는 진료부문에 직접 배부하는 방식이다. 이는 배부방법은 간단하다는 장점을 지니고 있으나 배부의 정확성이 떨어진다는 단점도 지니고 있다.

[그림 8-8] 직접배부법 도해

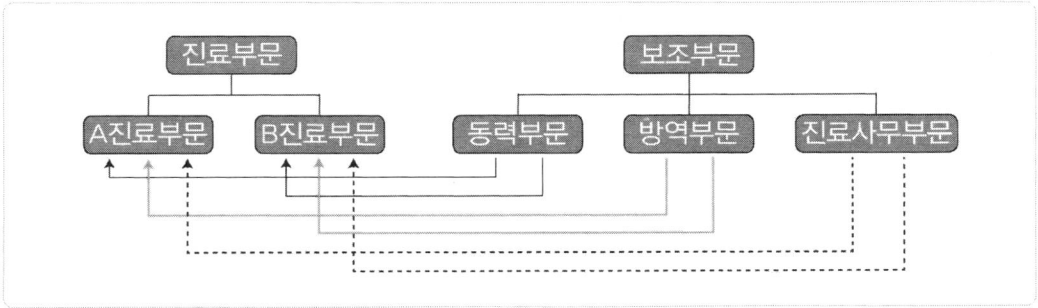

[그림 8-8]은 보조부문비를 진료부문에 직접배부하는 방식이다.

① 보조부문 중 동력부문을 진료부문인 A진료부문과 B진료부분에 배부한다.
② 보조부문 중 방역부문을 진료부문인 A진료부문과 B진료부분에 배부한다.
③ 보조부문 중 진료사무부문을 진료부문인 A진료부문과 B진료부분에 배부한다.

예제 ⑧

다음 자료에 의하여 장수병원의 부문비배부표를 직접배부법에 의해 작성하고 보조부문비를 진료부문에 대체하는 분개를 하시오.

〈보조부문비 배부기준〉

부 문	마력 수	운전시간	방역횟수	종업원 수
A진료부문	5마력	300시간	25회	20명
B진료부문	4마력	200시간	20회	10명

부 문 비 계 산 표

비 목	배부기준	합 계	진 료 부 문		보 조 부 문		
			A진료부문	B진료부문	동력부	방역부	진료사무부
부문원가		635,400	300,000	200,000	18,400	27,000	90,000

> **풀이**

보조부문비 배부의 계산
- 동력부문비(마력×운전시간수)

    A진료부문 : ₩18,400 × $\dfrac{5 \times 300}{2,300}$ = ₩12,000

    B진료부문 : ₩18,400 × $\dfrac{4 \times 200}{2,300}$ = ₩6,400

- 방역부문비(방역횟수)

    A진료부문 : ₩27,000 × $\dfrac{25}{45}$ = ₩15,000

    B진료부문 : ₩27,000 × $\dfrac{20}{45}$ = ₩12,000

- 진료사무부문비(종업원 수)

    A진료부문 : ₩90,000 × $\dfrac{20}{30}$ = ₩60,000

    B진료부문 : ₩90,000 × $\dfrac{10}{30}$ = ₩30,000

부 문 비 계 산 표

비 목	배부기준	합 계	진 료 부 문		보 조 부 문		
			A진료부문	B진료부문	동력부	방역부	진료사무부
부문원가		635,400	300,000	200,000	18,400	27,000	90,000
동력부문	마력×운전시간	18,400	12,000	6,400			
방역부문	방역횟수	27,000	15,000	12,000			
진료사무부문	종업원 수	90,000	60,000	30,000			
합 계		635,400	387,000	248,400			

2) 단계배부법(step allocation method)

이 방법은 먼저 보조부문 중에서 여러 부문에 서비스를 제공한 순위를 정하여 순위에 따라 해당 보조부문원가를 다른 보조부문과 진료부문에 배부하는 방식이다. 이 방법은 보조부문 중에서 일단 배부가 끝난 보조부문은 다른 보조부문으로부터 배부를 받지 않는다. 이런 방법으로 하여 모든 보조부문비를 진료부문비에 배부하는 방식으로 직접배부법에 비해 정확도는 높다고 할 수 있으나 순위결정 등이 어렵기 때문에 실무에서는 거의 사용하지 않고 있다.

[그림 8-9] 단계배부법 도해

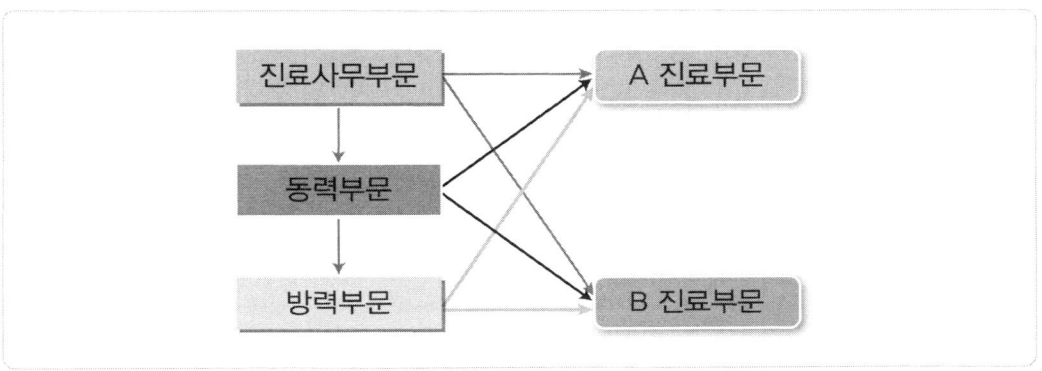

[그림 8-9]는 보조부문비를 진료부문에 단계배부법에 의해 배부하는 방식이다.

① 보조부문 중 진료사무부문을 진료부문인 A진료부문과 B진료검사부분 및 보조부문인 동력부문과 방역부문에 배부한다.
② 보조부문 중 동력부문을 진료부문인 A진료부문과 B진료검사부분 및 보조부문인 방역부문에 배부한다.
③ 보조부문 중 방역부문을 진료부문인 A진료부문과 B진료검사부분에 배부한다.

예제 ⑨

다음 자료에 의하여 장수병원의 보조 부문비의 단계배부법에 의한 부문비계산표를 작성하시오.

(1) 부문비 배부합계액 ₩1,150,000

A진료부문	₩400,000	B진료부문	₩450,000
방역부문	₩150,000	동력부문	₩100,000
진료사무부문	₩50,000		

(2) 배부율

비 목	A진료	B진료	방역부	동력부	진료사무부
진료사무부문비	30%	35%	20%	15%	–
동력부문비	50%	30%	20%	–	–
방역부문비	60%	40%	–	–	–

부 문 비 계 산 표

(단계식 배부법)

비 목	합 계	진료부문				보조부문					
		A진료		B진료		방역부		동력부		진료사무부	
		%	금액	%	금액	%	금액	%	금액	%	금액

≫ 풀이

부 문 비 계 산 표

(단계식 배부법)

비 목	합 계	진료부문				보조부문					
		A진료		B진료		방역부		동력부		진료사무부	
		%	금액	%	금액	%	금액	%	금액	%	금액
부문비배부합계	1,150,000		400,000		450,000		150,000		100,000		50,000
진료사무부문비	(50,000)	30	15,000	35	17,500	20	10,000	15	7,500		50,000
동력부문비	(107,500)	50	53,750	30	32,250	20	21,500		107,500		
방역부문비	(181,500)	60	108,900	40	72,600	–	181,500				
진료부문비	1,150,000		577,650		572,350						

배부계산

(진료사무부문비)

 A진료부문 : ₩50,000 × 0.3 = ₩15,000 B진료부문 : ₩50,000 × 0.35 = ₩17,500

 방역부문 : ₩50,000 × 0.2 = ₩10,000 동력부문 : ₩50,000 × 0.15 = ₩7,500

(동력부문비)

 A진료부문 : ₩107,500 × 0.5 = ₩53,750 B진료부문 : ₩107,500 × 0.3 = ₩32,250

 방역부문 : ₩107,500 × 0.2 = ₩21,500

(방역부문비)

 A진료부문 : ₩181,500 × 0.6 = ₩108,900 B진료부문 : ₩181,500 × 0.4 = ₩72,600

3) 상호배부법(reciprocal distribution method)

이 방법은 보조부문 상호간의 용역수수관계를 고려하여 보조부문의 원가를 배분하는 방식이다. 상호배부법을 채택하면 앞서 직접배부법, 단계배부법에 비해 원가배분의 정확도가 높다고 할 수 있다. 또한 단계배부법에서 시행하는 배부순서의 결정에 대한 오류 등의 염려도 방지할 수 있는 장점을 지니고 있다. 상호배부법에서 보조부문의 총원가는 다음과 같은 연립방정식으로 형성된다.

> 총원가 = 자기부문의 발생원가 + 타 부문으로부터 배부된 원가

예를 들면 A보조부문은 B보조부문에 20%의 용역을 제공하고 B보조부문은 A보조부문에 10%의 용역을 제공한다고 할 경우 A보조부문과 B보조부문의 총원가는 다음과 같은 식에 의해 산출된다.

> A보조부문 총원가 = A보조부문 발생원가 + (B부문의 총원가 × 10%)
> B보조부문 총원가 = B보조부문 발생원가 + (A부문의 총원가 × 20%)

[그림 8-10] 상호배부법 도해

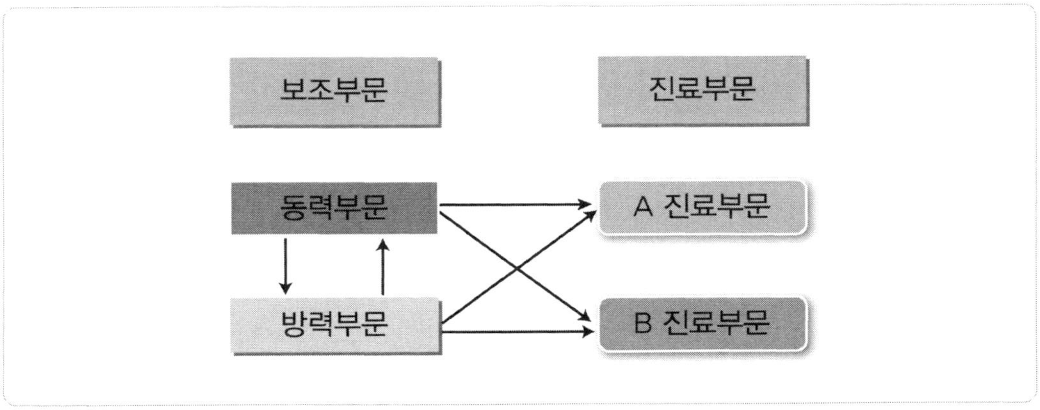

[그림 8-10]은 보조부문비를 진료부문에 상호배부법에 의해 배부하는 방식이다.

① 보조부문 중 동력부문을 진료부문인 A진료부문과 B진료부분 및 보조부문인 방역부문에 배부한다.
② 보조부문 중 방역부문을 진료부문인 A,진료부문과 B진료부문 및 보조부문인 동력부문에 배부한다.

예제 ⑩

장수병원의 다음 자료에 의하여 보조부문비의 상호배부법에 의한 부문비계산표를 작성하시오.

(1) 부문비배부합계액   ₩302,000
   A진료부문 ₩150,000   B진료부문 ₩70,000   동력부문 ₩32,000   방역부문 ₩50,000

(2) 제1차 배부율

비 목	A진료부문	B진료부문	동 력 부	방 역 부
동력부문비	40%	40%	-	20%
방역부문비	50%	20%	30%	-

> 풀이

부 문 비 계 산 표

(상호배부법)

비 목	합계	진료부문		진료부문		보조부문		보조부문	
		A진료부문		B진료부문		동력부		방역부	
		%	금액	%	금액	%	금액	%	금액
부문비배부합계	302,000		150,000		70,000		32,000		50,000
동력부문비	(50,000)	40	20,000	40	20,000	-	-	20	10,000
방역부문비	(60,000)	50	30,000	20	12,000	30	18,000	-	-
							18,000		10,000
합 계	302,000		200,000		102,000				

4. 의료원가지표

위와 같은 원가계산방식을 거쳐 병원의 의료원가지표를 표로 나타내면 다음과 같다.

계정과목별(2)	전체평균 소계	일반병원 평균					병원
		소계	종합병원_상급종합	종합병원_300병상 이상	종합병원_160~299병상	종합병원_160병상 미만	
	99.7	99.8	99.2	101.1	98.4	103.2	96.4
소계	45.0	45.0	43.2	45.4	49.6	54.4	49.5
인건비	30.3	30.5	33.4	29.5	23.9	22.7	19.7
재료비	23.4	23.4	22.5	24.0	24.3	26.1	26.7
관리비	-	-	-	-	-	-	-
기타	347,247.8	358,322.8	598,652.1	315,016.4	196,886.5	242,224.5	118,075.7
소계	156,864.7	161,548.7	260,666.4	141,568.8	99,250.7	127,611.2	60,577.8
소계	50,883.7	52,286.2	78,042.3	47,983.4	35,638.4	44,381.7	18,578.9
의사급여	46,484.8	48,197.5	80,959.7	42,589.5	25,236.5	31,808.5	11,888.1
간호사급여	2,081.9	2,153.6	3,930.4	1,885.5	698.1	1,061.3	553.9
약사급여	14,523.2	14,934.1	24,719.8	12,986.7	8,348.1	10,468.3	4,848.4
의료기사급여	14,332.5	14,645.7	21,225.7	13,321.4	10,502.1	13,216.7	6,903.4
사무기술직급여	9,902.1	10,126.8	20,661.4	7,129.3	3,715.6	4,834.0	2,731.3
고용, 기타급여	11,174.0	11,536.0	20,171.0	9,571.0	6,324.0	9,212.0	3,271.0
퇴직급여	105,439.0	109,354.0	210,280.0	91,864.0	47,872.0	53,300.0	24,095.0
소계	50,507.0	52,495.0	100,839.0	42,166.0	21,531.0	21,420.0	10,682.0
약품비	46,916.0	48,745.0	94,857.0	41,655.0	14,738.0	22,021.0	4,314.0
진료재료비	3,796.0	3,792.0	3,115.0	4,031.0	4,019.0	3,180.0	4,588.0
급식 재료비	3,794.0	3,900.0	2,278.0	3,725.0	6,457.0	6,030.0	4,253.0
의료소모품비	81,637.0	84,054.0	136,041.0	74,700.0	48,637.0	61,313.0	32,678.0
소계	12,527.0	12,901.0	20,496.0	11,752.0	7,544.0	11,729.0	4,246.0
복리후생비	4,666.0	4,781.0	6,374.0	4,566.0	3,766.0	4,367.0	2,616.0
전기수도료	2,214.0	2,268.0	2,966.0	1,993.0	2,129.0	1,837.0	1,592.0
소모품비	18,311.0	18,919.0	28,988.0	18,361.0	11,090.0	11,947.0	5,234.0
감가상각비	3,918	4,065.0	7,166.0	3,718.0	1,508.0	2,442.0	992.0
수선유지비	2,235.0	2,272.0	4,062.0	1,454.0	1,515.0	1,041.0	2,089.0
지급임차료	16,114.0	16,690.0	30,338.0	14,313.0	6,600.0	10,733.0	4,637.0
외주용역비	2,750.0	2,818.0	4,219.0	2,705.0	1,543.0	2,183.0	1,455.0
기타관리비	-	-	-	-	-	-	-
소계							

자료 : 통계청

연습문제

【문제1】 다음 중 원가의 3대요소에 해당하는 것은?

① 직접재료비, 직접노무비, 직접경비 ② 재료비, 노무비, 경비
③ 간접재료비, 간접노무비, 간접경비 ④ 직접원가 + 제조간접비

【문제2】 다음 공식에 알맞은 용어는?

간접재료비 + 간접노무비 + 간접경비 = (?)

① 제조원가 ② 총원가 ③ 직접원가 ④ 제조간접비

【문제3】 다음 중 제조원가에 포함되지 않는 항목은?

① 광고선전비 ② 기계감가상각비
③ 공장소모품비 ④ 공장 경비원임금

【문제4】 다음중 원가의 요건에 해당하지 않는 것은?

① 경제적 가치에 소비된 것이어야 한다.
② 반대급부를 수반한 것이어야 한다.
③ 반대급부와 관련 없이 경영상의 필요적 경비로 소비된 것을 말한다.
④ 경영과 직·간접적으로 관련된 것이어야 한다.

【문제5】 원가계산에 대한 설명으로 맞지 않는 것은?

① 추정원가계산은 과거실적, 경험 등을 근거로 산정하는 사전원가이다.
② 표준원가계산은 과학적 연구결과에 의해 산정하는 원가방식이다.
③ 사후원가는 제품의 제조가 끝난 시점에서 발생한 소비액을 근거로 산출하는 원가로서 실제원가라고 한다.
④ 추정원가계산은 사전원가, 표준원가계산은 사후원가계산이다.

【문제6】 장수병원의 다음 자료에 의하여 ( ) 안에 알맞은 금액을 기입하시오.

〈자 료〉
① 직접재료원가 ₩150,000
② 직접인건비원가 ₩100,000
③ 직접경비원가 ₩50,000
④ 관리운영비 : 제조원가의 25%를 배부
⑤ 의료수익 ₩600,000(매출원가의 20%를 이익으로)

직접재료원가 직접인건비원가 직접경비원가	직접원가 (① 300,000)	제조간접원가 (② 100,000)			
		관리운영비 (④ 100,000)	의료원가 (③ 400,000)	이 익 (⑥ 100,000)	
				총 원 가 (⑤ 500,000)	의료수익 (⑦ 600,000)

【문제7】 다음 중 제조원가 항목에 해당하는 것은?

① 마케팅부서 접대비 ② 관리부 경리사원 급여
③ 영업사원 복리후생비 ④ 공장 차량운반구의 감가상각비

【문제8】 원가계산의 목적에 해당하지 않는 것은?

① 판매량 증가 목적 ② 가격결정의 목적
③ 원가관리의 목적 ④ 경영계획 수립목적

【문제9】 다음의 원가에 대한 설명으로 옳지 않은 것은?

① 특허권사용료, 전력비, 수도료 등은 간접비이다.
② 2개 이상의 공정을 관리하는 공장장의 임금은 간접비이다.
③ 인플레이션 하에서 선입선출법에 의한 재료소비량, 재고량을 계산하게 되면, 재고액이 증가된다.
④ 재료재고감모손실은 발생경비이다.

【문제10】 다음의 원가에 관한 설명 중 가장 적절하지 않은 것은?

① 간접비란 여러 종류의 제품제조를 위하여 공통적으로 소비되어 특정제품과 직접 관련시킬 수 없는 원가를 말한다.
② 직접비란 특정제품의 제조에만 소비되어 직접 그 특정제품에 관련시킬 수 있는 원가를 말한다.
③ 노무비란 제품을 제조하기 위하여 노동력을 소비함으로써 발생되는 원가를 말한다.
④ 가공원가란 직접재료비와 직접노무비만을 합한 금액을 말한다.

【문제11】 다음 중 의료원가에 속하지 않는 것은?

① 직접인건비   ② 제조간접비
③ 광고선전비   ④ 직접재료비

【문제12】 다음 중 의료원가로 분류할 수 없는 것은?

① 병원이미지에 대한 광고선전비   ② 의료기기의 감가상각비
③ 의사의 병원부담분 국민연금   ④ 병동건물의 재산세

【문제13】 원가대상에 대한 원가요소의 추적가능여부에 따른 원가분류는?

① 직접비·간접비   ② 통제가능원가·통제불능원가
③ 변동비·고정비   ④ 실제원가·표준원가

【문제14】 원가의 분류를 설명한 것이다. 잘못된 것은?

① 발생형태에 따라 재료비, 노무비, 경비로 분류한다.
② 배분형태에 따라 직접비와 간접비로 구분한다.
③ 조업도에 따라 고정비와 변동비로 구분한다.
④ 경비형태에 따라 월할경비, 측정경비로 구분한다.

【문제15】 다음은 경비의 종류를 나타낸 것이다. 아닌 것은?

① 직접경비   ② 발생경비   ③ 월할경비   ④ 측정경비

【문제16】 다음 중 비원가항목은?

① 비정상적인 재고감모손
② 감가상각이 종료된 의료기기를 사용하였을 경우
③ 기부, 증여 받은 기계를 사용하였을 경우
④ 정상적인 대손상각비

【문제17】 장수병원의 재료관련 자료이다. 선입선출법에 의하여 재료소비액을 계산하면 얼마인가?

```
5월  1일    전월이월    200개    @₩100
    3일    입   고    300개    @₩200
    1일    출   고    300개
```

① 60,000원   ② 40,000원   ③ 50,000원   ④ 55,000원

【문제18】 장수병원의 재료관련 자료이다. 후입선출법에 의하여 월말 재료재고액을 계산하면?

```
8월  1일    전월이월    100개    @₩100
    10일    입   고    200개    @₩150
    25일    출   고    250개
```

① 7,500원   ② 6,000원   ③ 5,000원   ④ 5,500원

【문제19】 재료소비량 계산 방법 중 아닌 것은?

　　① 계속기록법　　　　　　　　② 실제재고조사법
　　③ 생산량비례법　　　　　　　④ 역계산법

【문제20】 다음 경비 중 복합경비에 해당하는 것은?

　　① 수선비　　② 여비교통비　　③ 보험료　　④ 통신비

【문제21】 부문비의 배부에 있어 부문공통비의 배부기준으로써 적당하지 못한 것은?

　　① 수선비 = 각 부문의 수선횟수
　　② 간접재료비 = 각 부문의 직접재료비
　　③ 복리비 = 각 부문의 임금지급액
　　④ 간접인건비 = 각 부문의 직접인건비 또는 직접의료인 수

정 답

1	②	2	④	3	①	4	③	5	④
6	① : 300,000　② : 100,000　③ : 400,000　④ : 100,000　⑤ : 500,000　⑥ : 100,000　⑦ : 600,000									
7	④	8	①	9	①	10	④	11	③
12	①	13	①	14	④	15	①	16	①
17	②	18	③	19	③	20	①	21	③

제 9 장 병원회계프로그램

제1절 병원회계프로그램 구축

병원회계프로그램은 영리기업의 회계프로그램과 같이 자체 설계 및 구축하는 방법, 기존 패키지를 이용하는 방법, 기존 패키지를 커스터마이징(customizing)을 통하여 병원환경에 맞게 재설계 하는 방법 등이 있다.

1. 병원회계프로그램의 자체 개발

병원의 회계프로그램 개발 및 구축은 위 3가지의 유형으로 구분할 수 있으며, 병원 자체적으로 필요한 부분을 중점으로 개발하는 방법이 있다. 이 방법의 장점은 우리병원의 환경에 최적화 되어있는 프로그램의 개발이 가능하다는 것이고 반면, 단점은 설계 및 구축기간, 구축비용이 많이 소요된다는 것이다.

2. 패키지 프로그램 활용

패키지 프로그램의 활용은 저렴한 가격으로 바로 활용할 수 있다는 장점이 있는 반면, 우리병원의 환경에 맞지 않는 내용이 있거나 필요한 내용이 누락된 경우가 많다는 것이다.

3. 커스터마이징 프로그램

커스터마이징(customizing) 방법은 기존 패키지 프로그램을 기본으로 병원의 환경에 맞는 부분을 추가 또는 삭제하여 구축하는 방식이다. 이는 병원회계프로그램의 개발에 있어 비용절감, 효율성 극대화 등에서 많이 이용되고 있는 프로그램 개발 방식으로 널리 이용되고 있다.

4. 병원프로그램 소개

본 교재에서는 병원마다 각각의 환경에 적합한 회계프로그램을 사용하고 있기 때문에 특정 프로그램을 소개하기에는 다소 무리가 있다고 판단되어 일반 회계학과 학생들이 자격증 취득에 많이 활용되고 있는 회계프로그램을 통하여 전표의 입력, 거래처 입력 등 회계프로그램 활용방법에 대하여 소개하고자 한다.

물론 회계프로그램의 프레임은 대동소이하고 작업방법 또한 크게 다르지 않기 때문에 일반 제조기업에서 활용하는 회계프로그램을 활용하여도 교육용으로는 무방하다고 할 것이다.

제 2 절 병원회계프로그램 활용

1. 회계프로그램 기능

병원회계프로그램은 회사등록, 거래처등록, 계정과목등록, 전표입력 등 다양한 회계거래내역을 입력하고 조회하는 기능을 가지고 있다. 이를 순서대로 입력사례를 근거로 나타내 보고자 한다.

재무회계			
전표입력	**기초정보관리**	**장부관리**	**결산/재무제표**
일반전표입력	회사등록 거래처등록 계정과목및적요등록 환경등록	거래처원장 거래처별계정과목별원장 계정별원장 현금출납장 일계표(월계표) 분개장 총계정원장 매입매출장 세금계산서(계산서)현황 전표출력	결산자료입력 합계잔액시산표 재무상태표 손익계산서
전기분재무제표	**자금관리**	**데이터관리**	
전기분재무상태표 전기분손익계산서 거래처별초기이월 마감후이월	받을어음현황 지급어음현황 일일자금명세(경리일보) 예적금현황	데이터백업 회사코드변환 회사기수변환 기타코드변환 데이터체크 데이터저장및압축	

주 최: 한국세무사회   개발사: NewZen 뉴젠솔루션

2. 회계프로그램의 입력

1) 기초정보등록

회계프로그램의 기능 중에서 회사등록, 거래처등록, 계정과목 등록, 전표입력 등의 순으로 소개하면 다음과 같다.

(1) 회사등록

회사등록은 병원의 이력을 등록하는 것으로서 사업자등록증을 기준으로 입력한다.

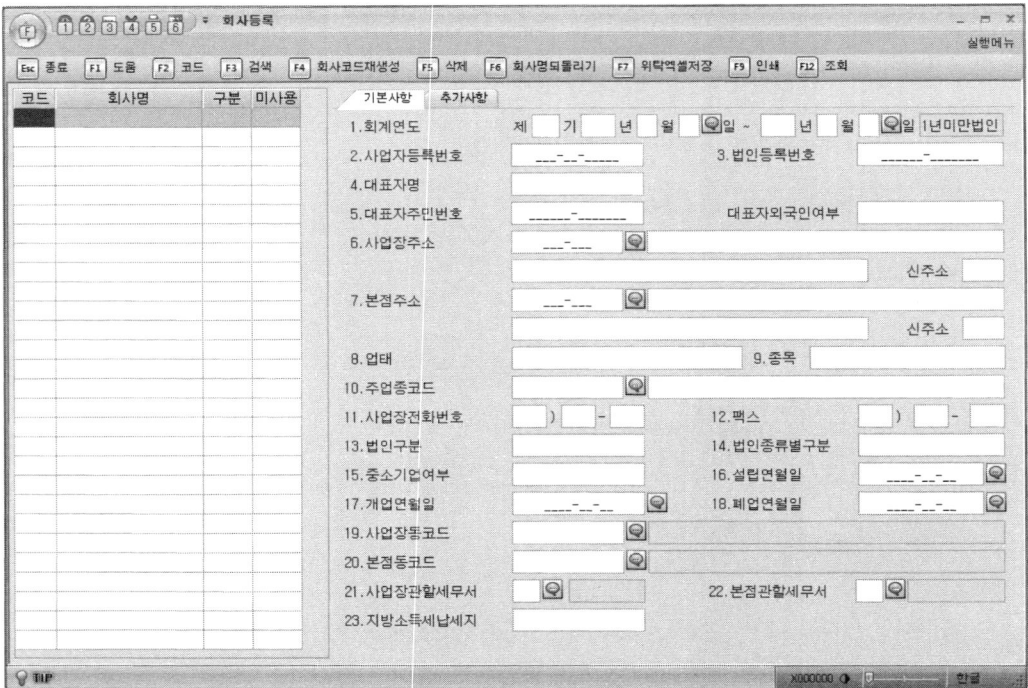

사 업 자 등 록 증

(일반과세자)

등록번호 : 503-81-67890

법인명(단체명) : 장수병원
대 표 자 : 성 전설
개 업 년 월 일 : 2014년 01월 01일
사업장 소재지 : 대구시 서구 통학로32길 12
사 업 의 종 류 : **업태** 보건업, 부동산 **종목** 내과, 정형외과

교 부 사 유 : 신규
공 동 사 업 자 :

사업자단위과세 적용사업자여부 : 여( ) 부(√)
전자세금계산서 전용 메일주소 : sbcpro@naver.com

2014년 01월 01일
서대구세무서장   (인)

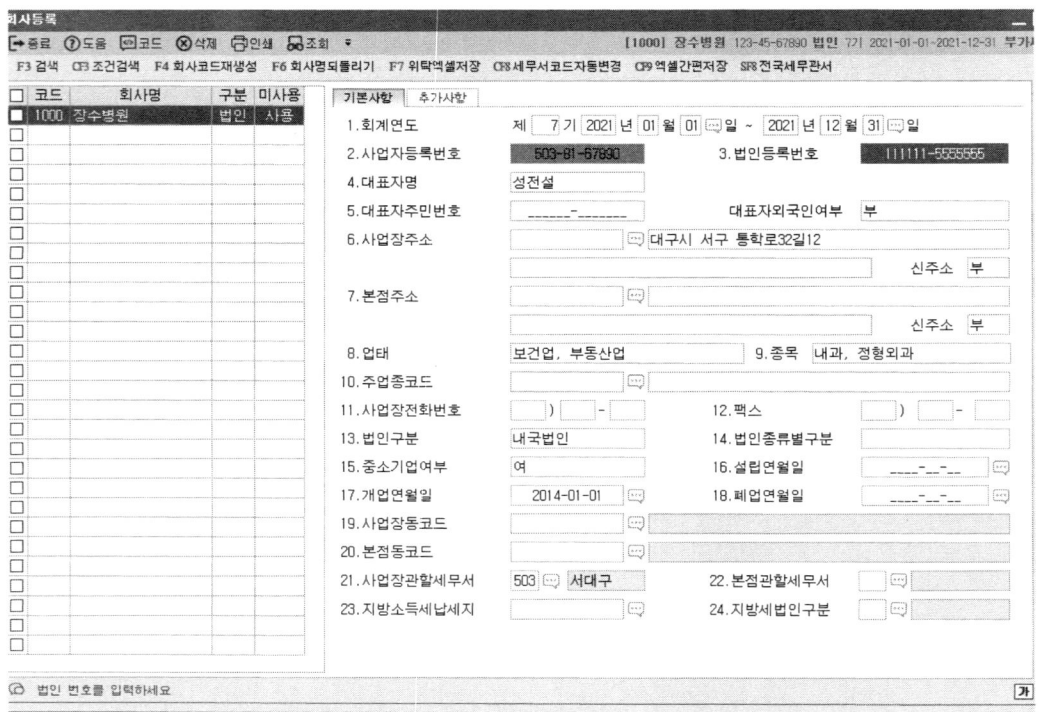

(2) 거래처등록

거래처등록은 일반거래처, 금융기관, 신용카드 3가지의 거래처로 구분된다.

거래처등록메뉴에서 해당거래유형을 선택하고 회사코드번호, 회사명, 대표자명, 사업자등록번호, 업태, 업종, 주소, 이메일주소 등 회사등록사항을 입력한다.

제9장 병원회계프로그램

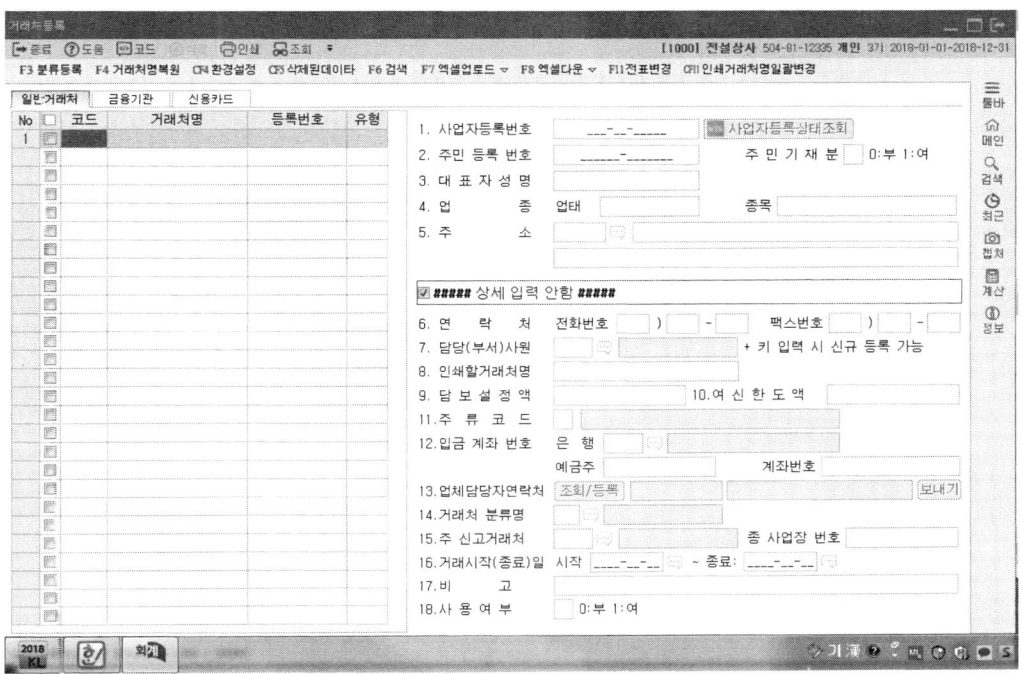

병원의 거래처는 주로 제약회사, 소모품 공급업체, 의료기기 납품업체가 된다. 또한 병원 구내식당을 운영할 경우 식재료 납품업체 등도 포함된다.

거래처등록방법으로는 기초정보관리 메뉴의 거래처등록 메뉴를 클릭한 후 일반거래처, 금융거래처, 카드거래처 중에서 일반거래처를 선택한 후 거래처의 사업자등록 내역을 입력하면 된다.

① 일반거래처

코드	거래처	사업자등록번호	대표자	업태	종목	사업장주소
110	행복제약(주)	505-21-11111	이몽룡	제조, 도소매	의약품	경주시 감포대로 100

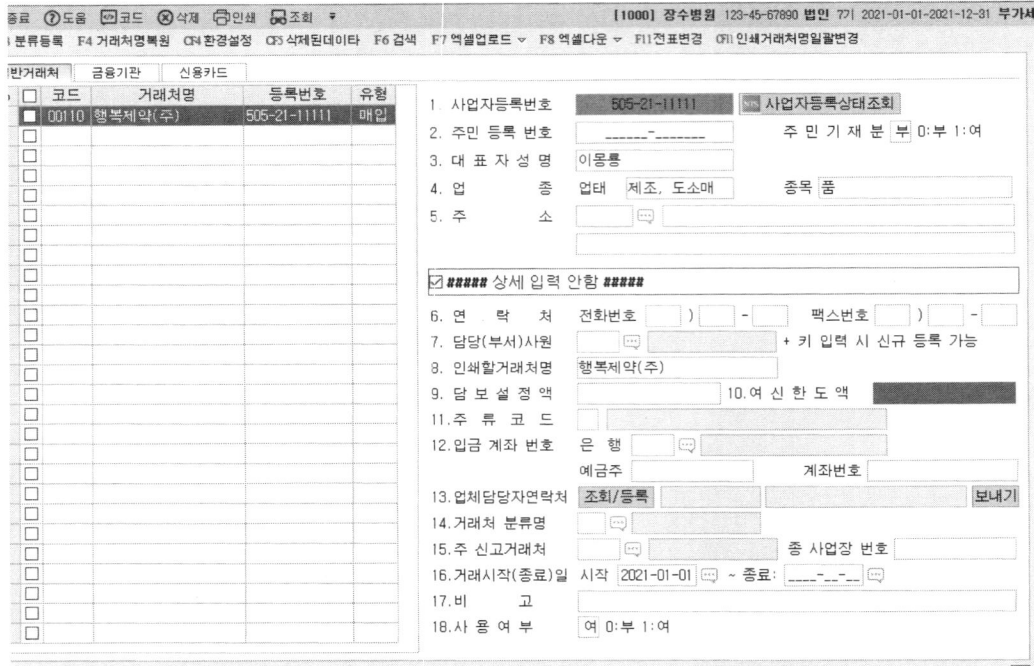

② 금융거래처

코드	거래처	계좌번호
98000	국민은행(보통)	624-24-0142-900 (구분 : 일반, 예금종류 : 보통예금, 0.보통)

③ 카드거래처

코드	거래처	카드(가맹점)번호
99600	삼성카드	카드번호 : 1111-2222-3333-4444 (구분 : 매입카드, 결제일 : 30일)

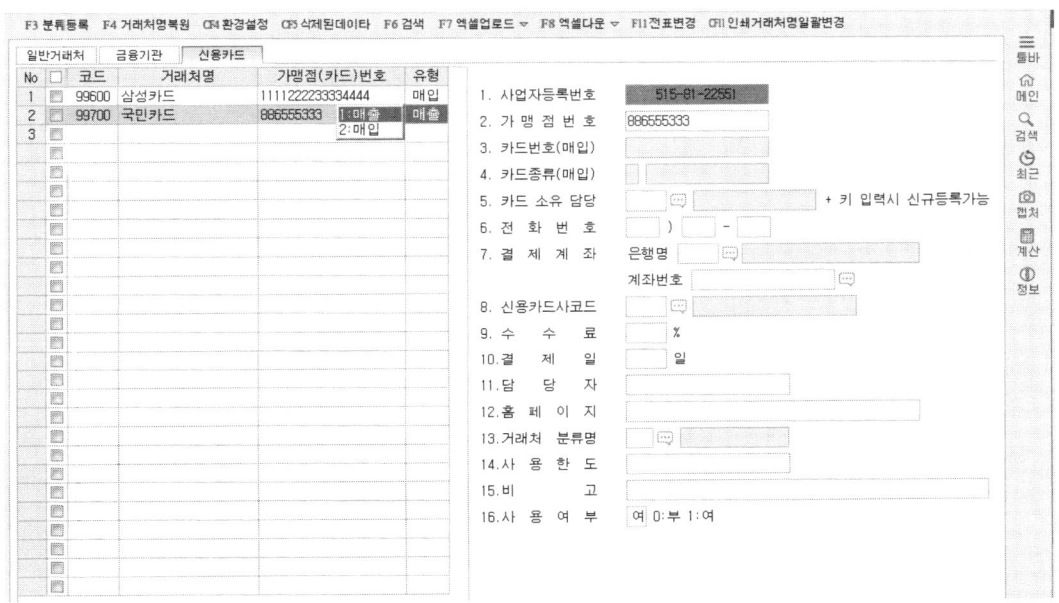

2) 계정과목 및 적요등록

어떠한 거래가 발생했는지를 알려주는 거래의 이름을 계정과목이라 한다.

거래의 내용을 요약하여 기록하는 것을 적요라 하며, 이는 추후에 거래의 내용을 파악할 수 있게 해 준다.

현금거래가 발생하여 입금전표와 출금전표를 입력할 때에는 현금적요가 나타나고, 대체전표를 작성할 때에는 대체적요가 나타난다.

회계관리의 메뉴화면에서 기초정보등록 → 계정과목 및 적요등록을 클릭한다.

> 당좌자산 중에서 코드번호 107번 의료미수금 계정을 입력해 보자
> 현금적요란에 1. 입원환자 미수금, 2. 외래환자 미수금으로 입력해보자

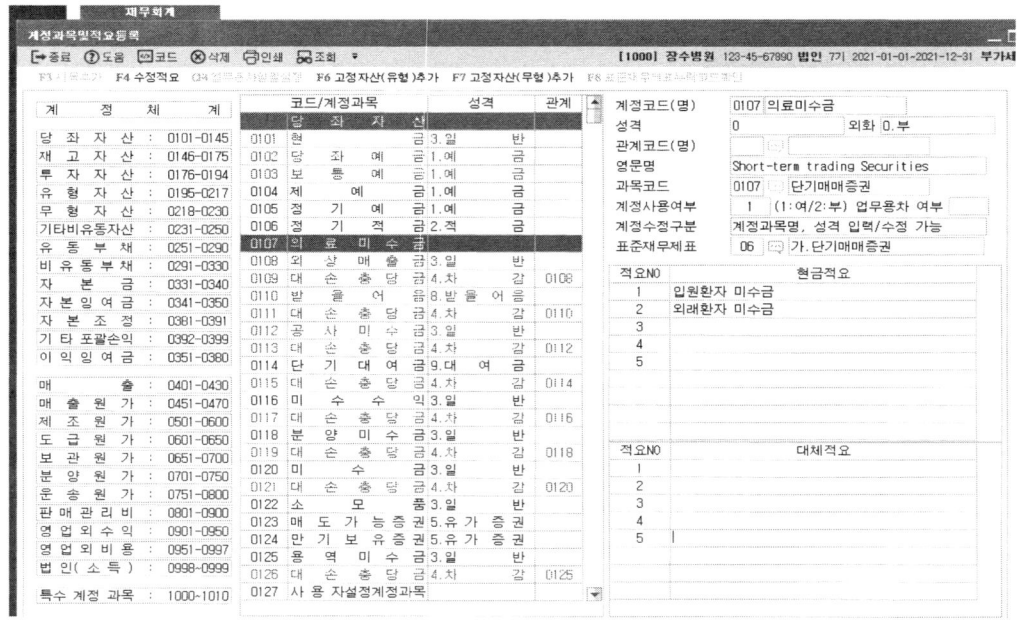

3) 전표입력

병원의 운영과정에서 발생하는 각종 거래(의료수익, 의료외수익, 의료비용, 의료외비용, 일반관리비 등)를 회계프로그램에 입력하는 절차이다.

전표의 입력에는 일반전표입력과 매입매출전표 입력이 있다. 부가가치세 등이 발생한 거래는 매입매출전표에, 부가가치세 등이 발생하지 않은 거래는 일반전표에 입력한다.

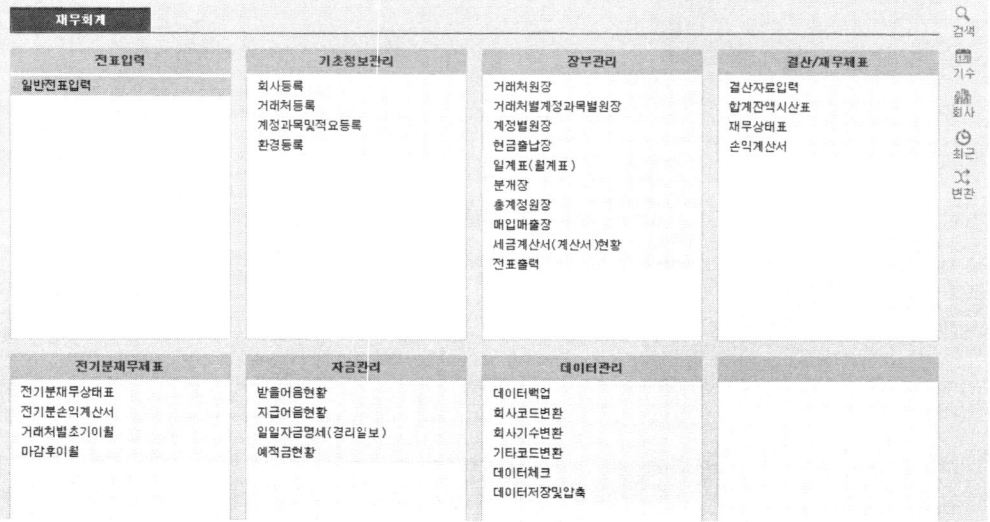

(1) 전표번호

전표번호는 자동으로 부여된다.

입력된 하나의 대체전표일 경우에 **차·대변 전표번호가 일치하지 않는 경우에는** `+F2 Shift 번호수정` **버튼을 클릭하여** 수정한 후, 다시 한 번 `+F2 Shift 번호수정` 클릭해야 한다.

(2) 구분

거래형태에 따른 전표의 종류를 구분하여 입력해야 한다.

현금거래 중 현금의 수입거래인 **입금전표는 숫자 2를 선택해야 하고**, 현금의 지출거래인 **출금전표는 숫자 1을 선택해야 한다. 대체전표의 차변 계정과목과 금액은 숫자 3을, 대변계정과목과 금액은 숫자 4를 선택하여 입력한다.**

이에 대한 해설은 프로그램 하단에 '구분을 입력하세요. 1. 출금, 2. 입금, 3. 차변, 4. 대변, 5. 결산차변, 6. 결산대변' 라고 표시되어 있다.

---

1. 출금 : 분개결과 현금의 지출이 발생한 거래에서 사용하며, 차변의 계정과목만 입력한다.
2. 입금 : 분개결과 현금의 입금이 발생한 거래에서 사용하며 대변의 계정과목만 입력한다.
3. 차변 : 현금의 입. 출금이 발생하지 않는 거래에서 차변 계정과목을 선택시 사용한다.
4. 대변 : 현금의 입. 출금이 발생하지 않은 거래에서 대변 계정과목을 선택시 사용한다.
5. 결산차변 : 결산정리(수정)분개에서 차변 계정과목을 입력시 사용한다.
6. 결산대변 : 결산정리(수정)분개에서 대변 계정과목을 입력시 사용한다.

---

(3) 코드와 계정과목

계정과목 코드 3자리를 입력하면 계정과목명은 자동 입력된다.

계정과목 코드를 모르는 경우 입력하는 방법은 아래와 같다.

메뉴		입력방법
방법 1	F2 코드 아이콘	입력화면의 중앙에 계정코드 도움박스가 나타난다. 방향키인 Page Up / Page Down 또는 화살표키를 이용하거나, 계정코드 도움박스 우측 스크롤바를 이동하여 입력하고자 하는 계정과목 코드를 찾는다.
방법 2	F2 기능키	
방법 3	계정과목명 입력	계정코드 도움 하단 입력 란에 검색하고자 하는 계정과목명의 앞 두 글자 또는 전부를 입력한 후 Enter↵ 키를 누르면 입력된 단어가 포함된 계정과목명들이 조회된다. 이 때 해당 계정과목에 커서를 위치시킨 후 Enter↵ 키를 누른다.

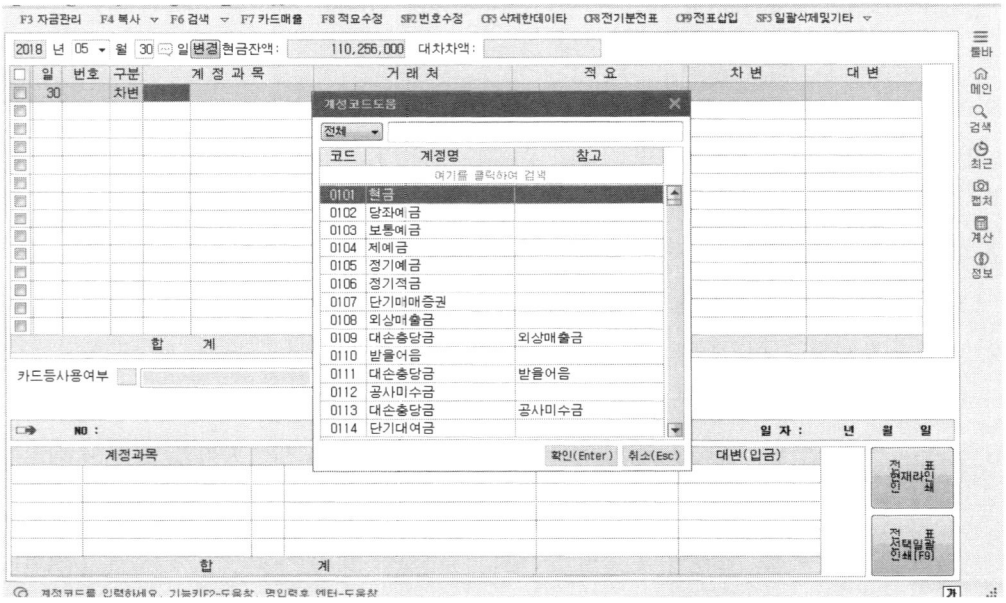

(4) 거래처코드·거래처명

채권과 채무금액은 거래처별 잔액과 거래내역 관리를 위하여 거래처 코드를 입력하면 거래처명으로 자동 변경되어 표기된다.

약품·소모품 및 의료수익·의료외수익 계정과 관련된 거래는 **장부 조회문제**와 관련되어 거래처코드·거래처명을 입력해야 한다.

매출채권·매입채무·대여금·차입금 등의 채권·채무와 관련된 거래처를 입력한다.

예금계정 등과 관련된 당좌예금·보통예금과 가지급금·가수금 등의 계정 입력시 거래처를 입력한다.

거래처등록 도움창에서 **등록할 거래처코드를 입력한 후 수정 단추를 클릭하면** 일반전표입력메뉴의 하단 거래처등록란에 해당 내용을 입력한다.

[등록[Enter]] : 자동 부여되는 번호로 거래처코드 등록할 때 선택하는 단추로, 등록단추를 마우스로 클릭하거나, 키보드의 [Enter↵] 키를 누른다. (00101 - 97999)의 범위에서 사용되지 않는 번호 중 빠른 번호가 부여된다.

또한 신규거래처 등록시 거래처코드만을 임의로 입력하고 거래처의 사업자등록번호, 주소 등 세부사항을 입력하지 않는 경우에도 등록 단추를 클릭한다.

[수정[tab]] : 등록된 거래처 내용을 수정할 때 사용하며, 자동 부여된 코드가 아닌 임의의 다른 코드로 등록을 원할 때 본 단추를 선택하여 클릭하면 메시지 박스 하단이 열려지며, 커서는 거래처코드 입력란에 위치한다. 이 때 등록하고자 하는 번호를 입력하고 [Enter↵] 키를 누르면 해당 번호로 거래처가 등록된다.

▶ 거래처코드 · 거래처명 입력방법

거래처 입력시 거래처 코드를 모르는 경우에 아래의 방법 중 선택하여 입력한다.

① **방법 1**

커서가 거래처 코드란에 있을 때 '+' 키를 누르면 "00000"이 자동으로 표기되며 커서가 거래명 란에 위치하면 입력하고자 하는 거래처명을 정확히 입력하고 [Enter↵] 키를 누른다. 도움 화면은 나타나지 않으며, 해당 거래처 코드와 거래처명이 자동으로 표기된다.

② **방법 2**

정확한 거래처명을 모를 경우 거래처명란에 해당 거래처명 앞 두 글자를 입력한 후 F2 키를 누르면 입력된 단어를 포함하는 거래처명들이 조회된다. 해당 거래처에 커서를 위치시킨 후 [Enter↵] 키를 누르거나 하단 입력란에 직접 해당 거래처 코드를 입력한다.

③ **방법 3**

거래처 코드란에 커서가 있을 때 도구줄의 코드를 클릭하거나 기능키 F2를 누르면 거래처 코드의 도움 박스가 나타난다.

거래처코드 도움 박스 하단 "입력"란에 찾고자 하는 거래처명을 정확히 입력하거나, 해당 거래처명의 앞 두 글자를 입력하고 [Enter↵] 키를 누른다. 입력된 단어를 포함한 거래처명들이 거래처코드 도움 박스에 조회되므로 해당 거래처를 선택한다.

(5) 금액

입금전표의 경우 차변란에는 현금으로 자동 표시되므로, 금액란에 대변금액을 입력한다. 출금전표의 경우 대변란에는 현금으로 자동 표시되므로, 금액란에 차변금액을 입력한다. 대체전표 차변의 경우에는 금액란에 차변금액을 입력하고, 대변의 계정과목을 입력하면 대변금액은 자동으로 반영된다.

금액은 숫자를 직접 하나하나 입력하기도 하며, 천원 단위는 키보드상의 숫자판에 있는 "+"키를 누르면 자동으로 천 단위로 입력된다. **금액 입력 후 반드시** [Enter↵] **키를 눌러야 저장되면서** 전표에 입력된다.

▶ **일반전표 입력시** [Enter↵] **키의 활용에 대하여**

전표 입력시 일자, TY, 계정과목코드, 거래처명, 현재 적요가 각각 직전 전표와 같을 경우 해당란에서 Enter↵ 키를 누르면 그대로 복사되어 입력된다.

단, 거래처명이 아닌 거래처코드 까지 직전 전표와 동일한 입력을 원할 경우에는 거래처 코드란에서 '+'키를 누른 후 Enter↵ 키를 누른다.

(6) 적요

발생된 거래의 내용을 요약하여 입력한다.

차후에 전표·분개장 조회시 어떠한 거래가 발생했는지 알 수 있도록 명확하게 기재해야 한다.

적요는 숫자 0, 1-8, 9중 해당 번호를 선택하여 입력한다.

- **적요 0** : 내장적요에 등록되어 있지 않은 임의의 적요를 직접 입력하고 할 때 선택한다. 한글은 20자 이내에서 영문은 40자 이내에서 입력한다.

- **적요 1-8** : 화면 하단에 보이는 내장적요로, 해당 번호를 선택하여 입력한다. 또 한 일반전표 입력시 등록되어 있지 않지만, 자주 발생하는 적요는 신규등록·수정할 수 있다. 도구줄의 수정적요를 클릭하거나, 기능키 F4를 누르면 하단 적요란에 커서가 이동된다. 기 등록된 적요를 수정하거나, 비어있는 적요란에 신규등록을 한다.

- **적요 7·8** : 간주공급, 타계정 대체거래는 적요 7·8을 입력해야 원가가 정확하게 자동으로 계산되어 재무제표가 올바르게 작성된다.

- **적요 9** : 자금관리 항목(받을어음, 지급어음, 차입금)에 대한 추가 자료 입력시 선택하며, 이는 받을어음, 지급어음, 차입금 등에 반영되어 자금관리 자료로 활용된다.

(7) 전표의 수정 및 삭제

① 수정 : 입력된 자료를 수정하고자 할 경우에는 해당란으로 커서를 이동하여 덧씌워 입력한다. 일반전표의 수정은 계정별원장, 거래처원장, 일계표 등에서도 가능하다.

② 삭제 : 삭제하고자 하는 전표로 커서를 이동시킨 후 도구줄의 삭제 도구를 클릭하거나 기능키 F5를 누르면 삭제여부를 묻는 메시지 박스가 나타난다.

삭제를 원할 경우에는 예(Y) 단추를 누르거나 [Enter↵] 키를 누르면 되며, 취소할 경우에는 아니오(N) 단추를 클릭한다.

4) 전표작성하기

부가가치세와 관련 없는 거래일 경우 일반전표입력 메뉴에 입력한다.

> **전표의 구분**
> 1. 출금전표 : 현금을 지출한 거래, 현금계정이 대변에 자동 반영된다.
> 2. 입금전표 : 현금이 입금된 거래, 현금계정이 차변에 자동 반영된다.
> 3. 대체전표 : 거래액 중 일부가 현금이거나, 현금이 포함되지 않은 거래 (차변3, 대변4)

▶ 1월 30일 회계부에서 구독한 신문구독료를 현금으로 지급하였다.

```
           20x1년 1월분 구독료

       기간 : 20x1. 01. 1 ~ 01. 31.
       월구독료 : 30,000원


           상기와 같이 영수함.
              20x1. 01. 30.


                웅비신문사
         구독해주셔서 감사합니다.
```

날 짜	차 변	대 변
1월30일	도서인쇄비(판) 30,000원	현금 30,000원

전표 구분은 출금(1) 또는 차변(3), 대변(4) 모두 가능하다.

✍ 입력화면

➤ 1월 31일 경주전자에서 외상매출금을 현금으로 회수하고 입금표를 발행하였다.

입 금 표 (공급자 보관용)				
NO		최완쾌 귀하		
공급자	사업자 등록번호	123-45-67890		
	상 호	장수병원	성명	성전설
	사 업 장 소 재 지	대구시 서구 통학로32길12		
	업 태	보건업, 부동산	종목	내과, 정형외과
작성일자		공급대가총액		비고
2021.05.31		5,000,000		
내 역				
외상매출금 대금을 현금으로 회수함				
영수자		장수병원		

날 짜	차 변	대 변
5월31일	현금 5,000,000원	의료미수금(김완쾌) 5,000,000원

제9장 병원회계프로그램

✍ **입력화면**

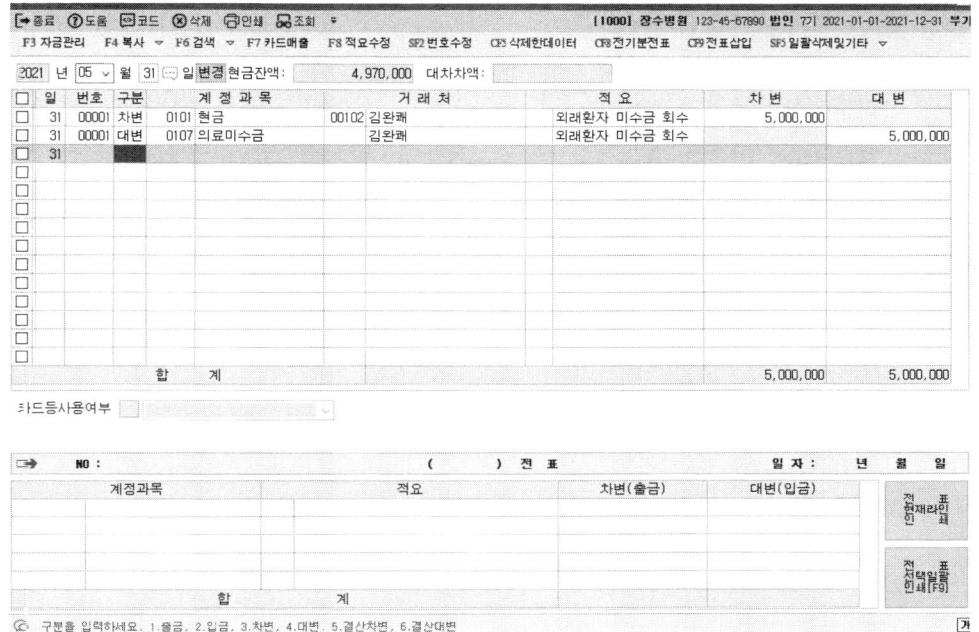

➤ 2월 5일 거래처 직원과 식사를 하고 식사대금은 법인카드인 삼성카드로 결제하였다.

```
           카드매출전표
        카드종류 : 삼성카드
        회원번호 : 1111-2222-3333-4444
        거래일시 : 2021.06.05. 11:22 : 25
        거래유형 : 신용승인
        매    출 : 100,000원
        합    계 : 110,000원
        결제방법 : 일시불
        승인번호 : 89662511

        가맹점명 : 착한남자
           - 이 하 생 략 -
```

날 짜	차 변	대 변
6월5일	복리후생비(판) 100,000원	미지급금(삼성카드) 100,000원

✐ 입력화면

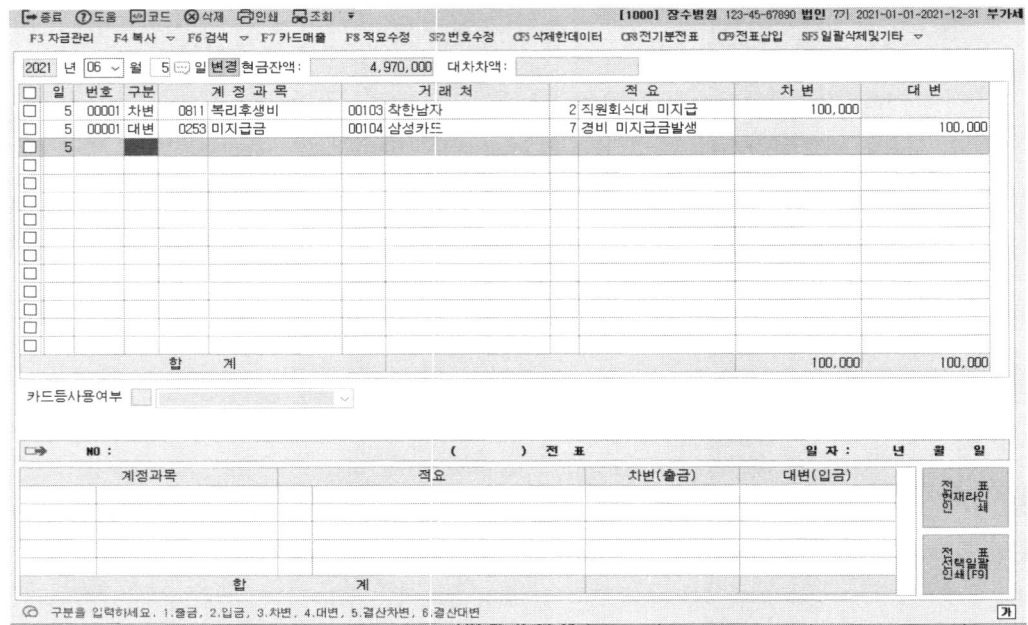

✐ 거래처코드를 입력해야 하는 채권, 채무, 예금관련 계정과목
1. 채권 : 의료미수금, 받을어음, 미수금, 선급금, 대여금, 가지급금 등
2. 채무 : 외상매입금, 지급어음, 미지급금, 선수금, 차입금, 가수금 등
3. 예금 : 보통예금, 당좌예금 등

▶ 2월 25일 신규로 구입한 승용차의 취득세를 국민은행에 현금으로 납부하였다.

제9장 병원회계프로그램

대구광역시	차량 취득세 (전액)		납부(납입) 서		납세자보관용 영수증	
납세자	장수병원					
주소	대구시 서구 통학로32길12					
납세번호	기관번호 5567991		제목 10101503	납세년월기		과세번호
고지서내역	차번	11라 0214	년식	2021	과 세 표 준 액	
	목적	신규등록(일반등록)	특례	세율특례없음		85,000,000
	차명	제네시스 EQ900				
	차종	승용자동차	세율	70/1000		
세목	납 부 세 액		납부할 세액 합계		전용계좌로도 편리하게 납부!!	
취 득 세	5,950,000				대구은행	021-08-370379
가산세	0		2,150,000원		신한은행	661-53-21533
지방교육세	0				기업은행	123-59-33333
농어촌특별세	0		신고납부기한		국민은행	624-24-0142-911
합계세액	5,950,000		2021. 7.31. 까지			

지방서법 제6조~22조, 제30조의 규정에 의하여 위와 같이 신고하고 납부 합니다.

■ 전용계좌 납부안내(뒷면참조)

담당자	위의 금액을 영수합니다.		
디은아	납부장소 : 전국은행(한국은행제외) 우체국 농협	년 월 일	수납인

날 짜	차 변	대 변
7월31일	차량운반구 5,950,000원	현금 5,950,000원

🖉 입력화면

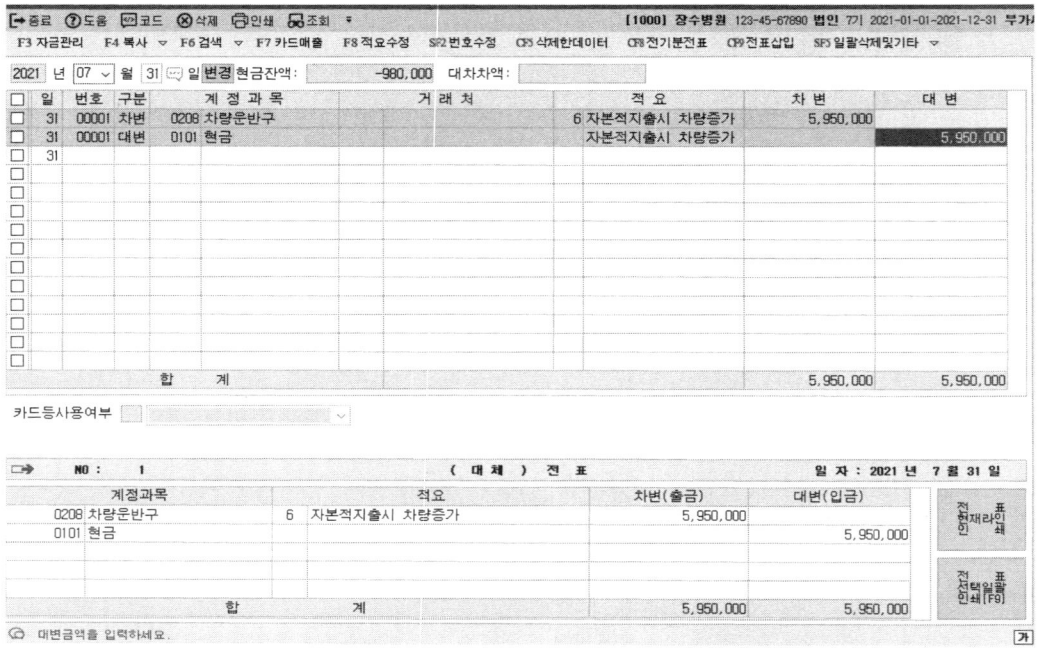

➤ 9월 20일 일등의료상사로부터 최첨단 방사선 의료기기 1대를 50,000,000원(부가세별도)에 구입하고 대금은 삼성카드로 결재하였다.

날 짜	차 변	대 변
9월 20일	의료기기 50,000,000원 부가세대급금 5,000,000원	미지급금 55,000,000원

■ 부가가치세법 시행규칙 [별지 제14호서식] (적색)

세금계산서(공급자보관용)

| 책 번 호 | 권 | 호 |
| 일 련 번 호 | | - | |

공급자	등록번호	101-79-22335				공급받는자	등록번호	501-81-67890		
	상호(법인명)	일등의료상사	성명(대표자)	나매출			상호(법인명)	장수병원	성명(대표자)	성전설
	사업장 주소	서울시 종로구 종로3길 11					사업장 주소	대구시 서구 통학로32길12		
	업태	제조, 도소매	종목	의료기기			업태	보건업, 부동산	종목	내과, 정형외과

작성		공 급 가 액												세 액									비고
연	월	일	공란수	조	천	백	십	억	천	백	십	만	천	백	십	일	천	백	십	억	천	백	십	만	천	백	십	일
21	3	20	5						5	0	0	0	0	0	0	0							5	0	0	0	0	0	0

월	일	품 목	규격	수량	단가	공급가액	세액	비고
9	20	의료기기	K021	1		50,000,000	5,000,000	

합계금액	현금	수표	어음	외상 미수금	이 금액을 영수 함 청구
55,000,000				55,000,000	

210mm×148.5mm (인쇄용지(특급) 34g/m²)

※ 부가가치세가 있는 거래는 일반전표가 아닌 매입매출전표에 입력하여야 한다. 그 이유는 매입매출전표에 입력하여야 부가가치세신고서에 자동 반영되어 부가가치세 신고를 편리하게 할 수 있다.

위 전표입력 내용의 특징은 병원에서 의료기기를 구입한 것은 비영리사업의 고유목적사업에 해당하기 때문에 부가가치세 매입세액공제가 되지 않는다.
따라서 정확한 입력은 매입세액 불공제(불공)을 선택하여야 한다.

3. 결산재무제표의 작성

병원에서 발생한 일련의 거래를 회계프로그램에 입력하게 되면 부가가치세신고서, 각종 총계정원장, 결산재무제표 등이 자동으로 생성되어 나타난다.
회계담당자는 필요한 시점에서 필요한 회계정보를 출력하여 신고 및 납부하면 된다. 따라서 회계담당자는 병원회계에 대한 전문지식을 습득하고 있어야 한다. 그 이유는 회계담당자가 입력하는 내용에 의해 필요한 회계정보가 생성되고 출력이 된다. 따라서 회계담당자가 실수 또는 전문지식이 없어서 잘못 입력하였다면 그 결과에 의해 제공되는 회계정보는 신뢰성을 상실하게 된다. 이러한 회계정보처리과정을 거쳐 결산시점에서 생성되는 각종 재무제표는 병원 내부관계자(정보이용자) 또는 병원 외부관계자(정보이용자) 들로 하여금 유용한 정보(useful information)로 활용되어 진다.

제2편

의료기관 세무

제10장　병원의 세무

제1절　국세기본법

1. 국세기본법의 목적

국세기본법은 국세에 관한 기본적인 사항 및 공통적인 사항과 위법·부당한 국세처분에 대한 불복절차를 규정함으로 국세에 관한 법률관계를 명확히 하고, 과세의 공정을 도모하며, 납세의무의 원활한 이행에 기여함을 목적으로 한다.

1) 국세에 부과하는 조세

① 소득세
② 법인세
③ 상속세와 증여세
④ 종합부동산세
⑤ 부가가치세
⑥ 개별소비세
⑦ 교통·에너지·환경세
⑧ 주세(酒稅)
⑨ 인지세(印紙稅)
⑩ 증권거래세
⑪ 교육세
⑫ 농어촌특별세

2. 세법

국세의 종목과 세율을 정하고 있는 법률과 국세징수법」, 조세특례제한법」, 국제조세조정에 관한 법률」, 조세범 처벌법」및 조세범 처벌절차법」을 말한다.

3. 용어의 정의

1) 가산세

가산세(加算稅)란 이 법 및 세법에서 규정하는 의무의 성실한 이행을 확보하기 위하여 세법에 따라 산출한 세액에 가산하여 징수하는 금액을 말한다.

2) 체납처분비

체납처분비(滯納處分費)란 「국세징수법」 중 체납처분에 관한 규정에 따른 재산의 압류, 보관, 운반과 매각에 든 비용(매각을 대행시키는 경우 그 수수료를 포함한다)을 말한다.

3) 공과금

공과금(公課金)이란 「국세징수법」에서 규정하는 체납처분의 예에 따라 징수할 수 있는 채권 중 국세, 관세, 임시수입부가세, 지방세와 이에 관계되는 체납처분비를 제외한 것을 말한다.

4) 원천징수

"원천징수(源泉徵收)"란 세법에 따라 원천징수의무자가 국세(이에 관계되는 가산세는 제외한다)를 징수하는 것을 말한다.

5) 납세의무자

납세의무자란 세법에 따라 국세를 납부할 의무(국세를 징수하여 납부할 의무는 제외한다)가 있는 자를 말한다.

6) 납세자

납세자란 납세의무자(연대납세의무자와 납세자를 갈음하여 납부할 의무가 생긴 경우의 제2차 납세의무자 및 보증인을 포함한다)와 세법에 따라 국세를 징수하여 납부할 의무를 지는 자를 말한다.

7) 제2차 납세의무자

제2차 납세의무자란 납세자가 납세의무를 이행할 수 없는 경우에 납세자를 갈음하여 납세의무를 지는 자를 말한다.

8) 보증인

보증인이란 납세자의 국세 또는 체납처분비의 납부를 보증한 자를 말한다.

9) 과세기간

"과세기간"이란 세법에 따라 국세의 과세표준 계산의 기초가 되는 기간을 말한다.

10) 과세표준

"과세표준"(課稅標準)이란 세법에 따라 직접적으로 세액산출의 기초가 되는 과세대상의 수량 또는 가액(價額)을 말한다.

11) 과세표준신고서

과세표준신고서란 국세의 과세표준과 국세의 납부 또는 환급에 필요한 사항을 적은 신고서를 말한다.

12) 과세표준수정신고서

과세표준수정신고서란 당초에 제출한 과세표준신고서의 기재사항을 수정하는 신고서를 말한다.

13) 법정신고기한

법정신고기한이란 세법에 따라 과세표준신고서를 제출할 기한을 말한다.

14) 세무공무원

세무공무원이란 다음 각 목의 사람을 말한다.
① 국세청장, 지방국세청장, 세무서장 또는 그 소속 공무원
② 세법에 따라 국세에 관한 사무를 세관장(稅關長)이 관장하는 경우의 그 세관장 또는 그 소속 공무원

15) 정보통신망

정보통신망이란 「전기통신기본법」 제2조제2호에 따른 전기통신설비를 활용하거나 전기통신설비와 컴퓨터 및 컴퓨터의 이용기술을 활용하여 정보를 수집, 가공, 저장, 검색, 송신 또는 수신하는 정보통신체계를 말한다.

16) 전자신고

전자신고란 과세표준신고서 등이 법 또는 세법에 따른 신고 관련 서류를 국세청장이 정하여 고시하는 정보통신망(이하 "국세정보통신망"이라 한다)을 이용하여 신고하는

것을 말한다.

17) 특수관계인

특수관계인이란 본인과 다음 각 목의 어느 하나에 해당하는 관계에 있는 자를 말한다. 이 경우 이 법 및 세법을 적용할 때 본인도 그 특수관계인의 특수관계인으로 본다.
① 혈족·인척 등 대통령령으로 정하는 친족관계
② 임원·사용인 등 대통령령으로 정하는 경제적 연관관계
③ 주주·출자자 등 대통령령으로 정하는 경영지배관계

18) 세무조사

세구조사란 국세의 과세표준과 세액을 결정 또는 경정하기 위하여 질문을 하거나 해당 장부·서류 또는 그 밖의 물건(이하 "장부등"이라 한다)을 검사·조사하거나 그 제출을 명하는 활동을 말한다.

19) 지방세

지방세(地方稅)란 「지방세기본법」에서 규정하는 세목을 말한다.

4. 기간과 기한

1) 기간

(1) 의의

기간이란 특정시점에서 다른 특정시점까지의 계속되는 시간의 길이를 말한다.

(2) 기간의 계산방법

국세기본법 또는 세법에 특별규정이 있는 것을 제외하고는 민법에 의한다(국기법 4).

구 분	내 용
기간의 기산일	<원칙> 기간의 계산에 있어서 기간을 일, 주, 월, 연으로 정한 때에는 초일을 산입하지 아니한다(초일불산입의 원칙). <예외> 다음의 경우에는 초일을 산입한다. ① 기간이 오전 0시부터 시작되는 경우 ② 소득세법상 종합소득공제시 연령계산의 경우
기간의 만료일	① 개요 : 기간을 일, 주, 월, 연으로 정한 경우에는 당해 기간 말일의 종간이 만료한다. ② 기간계산방법 : 기간을 주, 월, 연으로 정한 경우에는 역에 의하여 계산한다. ③ 초일불산입시 기간의 만료일 : 기간을 주, 월, 연으로 정하고 초일불산입에 의하여 기간계산을 하는 경우에는 최후의 주, 월, 연에서 그 기간일의 전일로 기간이 만료한다. ④ 최종월에 해당일이 없는 경우: 월 또는 연으로 기간을 정한 경우로서 최종월에 해당일이 없는 때에는 그 월의 말일로 기간이 만료한다. ⑤ 기간의 말일이 공휴일인 경우 : 기간의 말일이 공휴일에 해당하는 때에는 그 공휴일의 다음날로 기간이 만료한다.

2) 기한

(1) 의의

기한이란 법률상의제권리를 행사하거나 의무를 이행하는 경우 당해 효력이 발생하기 위하여 도래하는 일정 시점을 말한다. 국세기본법에서는 세법상의 기한을 적용하는데 있어서 각종 특례규정을 두고 있다.

(2) 공휴일 등에 대한 기한의 특례

① **기한이 공휴일에 해당하는 때**

납세의무자의 신고·신청·청구·기타 서류의 제출·통지·납부·징수 등에 관한 기한이 공휴일에 해당하는 때에는 그 공휴일의 다음날을 기한으로 한다(국기법 5①).

② **납부기한이 근로자의 날에 해당하는 때**

국세기본법 또는 세법에 의한 국세의 납부기한이 근로자의 날에 해당하는 때에는 그 다음 날을 기한으로 한다(국기법 5②).

③ 국세청장이 정하여 고시하는 정보처리장치가 전산장애로 가동이 정지된 경우

과세표준신고서 등의 신고기한일에 국세청장이 정하여 고시하는 정보처리장치가 법정사유로 인한 장애로 가동이 정지되어 전자신고를 할 수 없게 되는 경우에는 그 장애가 복구된 날의 다음날을 기한으로 한다(국기법 5③).

(3) 우편 등에 의한 서류제출 시 기한의 적용특례

① 우편에 의한 서류제출 시

우편으로 과세표준신고·과세표준수정신고 시 관련서류를 제출하는 경우에는 우편법에 의한 통신일부인이 찍힌 날에 신고된 것으로 본다(발신주의).

② 전자신고 시

국세청장이 지정하는 정보처리장치에 기록된 때에 신고된 것으로 본다.

3) 기한의 연장

(1) 천재·지변 등으로 인한 기한의 연장

천자·지변 등 법정사유로 인하여 세법이 정하는 신고·신청·청구·기타 서류의 제출·통지·납부와 징수를 정해진 기한까지 할 수 없다고 인정되는 때에는 그 기한을 연장할 수 있다.

① 기한의 연장사유

구분	기한연장사유
모든 기한	① 천재·지변 ② 납세자가 화재·전화·기타 재해를 입거나 도난을 당한 때 ③ 납세자·그 동거가족이 질병으로 위중하거나 사망하여 상중인 때 ④ 권한 있는 기관에 장부·서류가 압수 또는 영치된 때 ⑤ 정전, 프로그램의 오류 기타 부득이한 사유로 한국은행(그 대리점 포함) 및 체신관서의 정보처리장치의 정상적인 가동이 불가능한 때 ⑥ ②~④에 준하는 사유가 있는 때
납부·징수기한	⑦ 납세자가 그 사업에 심한 손해를 입거나 사업이 중대한 위기에 처한 때

5. 세금의 정의 및 구분

세금이란 일정한 요건을 갖춘 기업이나 개인에게 부과하는 것으로 일종의 조세이다. 세금은 국가가 국민 개개인의 사유권을 인정하고 이러한 사유재산을 보호하는데 필요한 경비를 국가에서 부담하게 되는데, 이는 국민의 사유재산을 보호하는데 소요되는 경비를 국가가 대신 지급함으로써 징수되는 것을 세금이라 한다.

▶ **세금은 국가나 지방자치단체에서 부과한다.**

세금은 국가나 지방자치단체에서 부과하는 것으로서 그 사용처에 따라 징수기관이 구분된다. 세금은 공과금과 구분이 되어야 하는데, 국가나 지방자치단체 이외의 공공단체에 납부하는 것은 공과금이다(각종 협회의 회비, 무역협회의 수출부담금 등).

▶ **공공경비의 조달목적이다.**

앞에서 언급하였듯이 국가의 운영경비는 국민이 납부하는 세금으로 대부분을 충당하고 있다. 즉, 조세의존도가 상당히 높다고 하겠다. 따라서 국가전체의 운영경비 조달을 위해서 세금의 징수가 필요한 것이다.

▶ **세금은 과세요건이 충족되는 일반인에게 강제적으로 부과된다.**

여기서 과세요건이라 함은 헌법 제59조 '조세의 종목과 세율은 법률로 정한다.' 헌법 제38조 '모든 국민은 법률이 정하는 바에 의해 납세의 의무를 진다'라고 되어있다. 즉, 무조건의 강제징수가 아닌 법률에 의해 정해지고 징수되어야 한다는 조세법률주의에 입각하여야 한다.

▶ **세금은 국가정책을 달성하기 위한 목적이다.**

국가는 국민의 재산을 보호하고 복지사회 건설을 위해 많은 노력과 투자를 하게 된다. 국내산업의 보호 및 육성, 청소년보호, 소득재분배, 노인정책 등 주요정책을 효율적이고 효과적으로 수행하기 위한 수단으로 세금의 징수가 필요하다.

6. 세금의 분류

세금을 누가 징수하느냐에 따라 즉, 과세의 주체, 대상, 성격 등에 따라 국세와 지방세로 나누어진다.

국세는 중앙정부의 행정관서인 국세청(세무서)과 관세청(세관)에서 부과·징수하며, 국방·치안·교육 등과 같은 국민전체의 이익을 위해 사용된다.

지방세는 지방자치단체인 특별시와, 광역시, 각 시·군·구의 행정기관에서 자치단체의 이익과 발전을 위해서 사용된다.

[그림 10-1] 세금의 분류

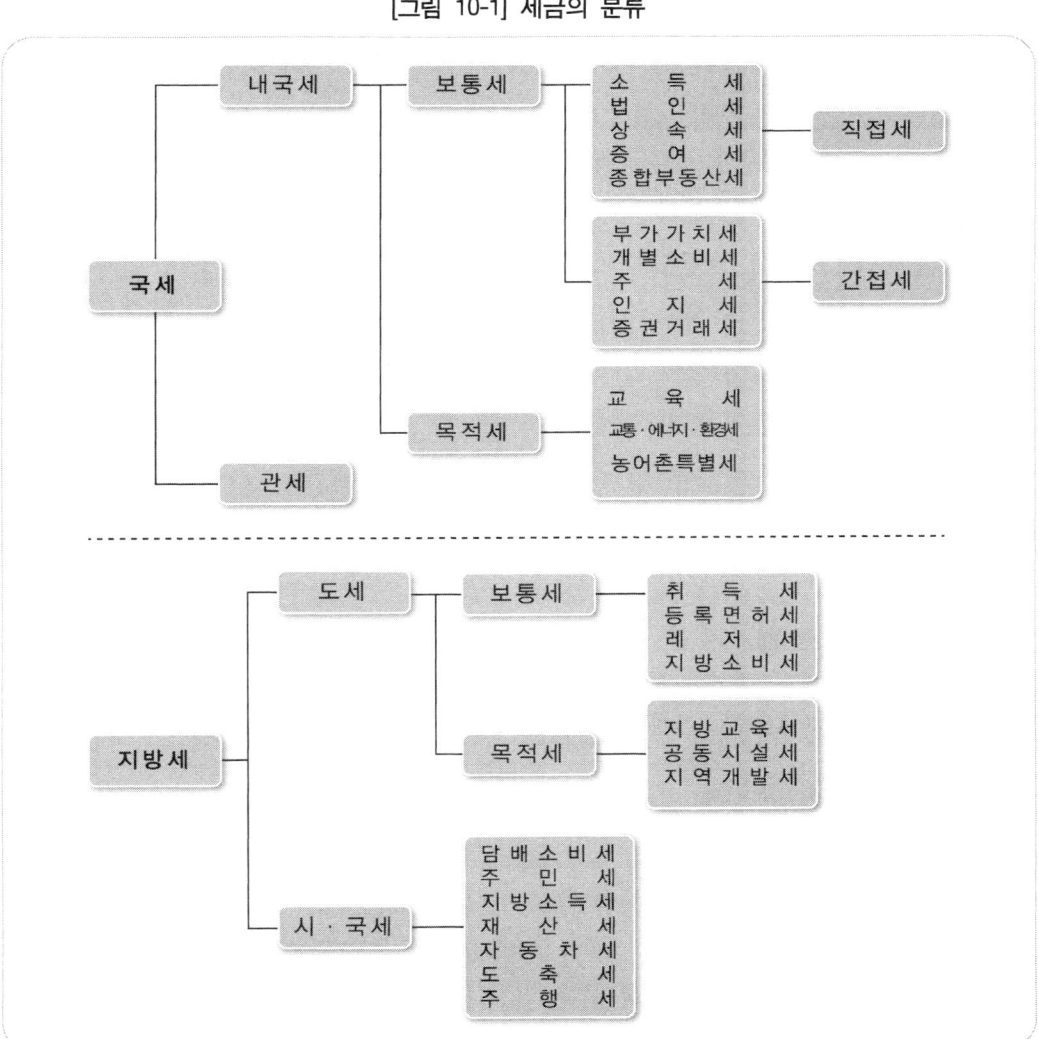

- **국세** : 소득세, 법인세, 상속세, 증여세, 부당이득세, 부가가치세, 특별소비세, 주세, 인지세, 증권거래세
- **관세** : 관세(국경을 통과하여 수입되는 물품에 부과되는 세금)

7. 세금의 계산과 납부

▶ 세금의 계산

세금은 기본적으로 과세표준에 세율을 곱하여 계산한다.

$$\boxed{\text{과세표준}} \times \boxed{\text{세율}} = \boxed{\text{세금}}$$

☞ 과세표준이란

세법에 의해 세금산출의 기초가 되는 과세물건의 수량 또는 금액을 말한다. 수량으로 표시되는 것을 종량세, 금액으로 표시되는 것을 '종가세'라고 한다.

☞ 세율이란

누진세율과 비례세율이 있다. 누진세율은 소득이 증가함에 따라 적용하는 세율이 증가하는 것을 의미하고(법인세, 소득세, 상속세, 증여세 등), 비례세율은 과세표준의 크기에 상관없이 항상 일정한 세율을 적용하는 것을 말한다.(부가가치세 등)

우리가 일상 생활속에서 다양한 세금을 접하게 되고 납세의무에 충실하고 있다. 생활속에서 발생하는 세금에 대하여 열거하면 다음과 같다.

〈표 10-1〉 생활 속의 세금 분류

구분	세금	구분	세금
부동산 취득	취득세, 등록면허세, 지방교육세	전화	부가가치세
부동산 매각	양도소득세	담배	특별소비세, 지방교육세
직장생활 소득	근로소득세, 지방소득세	이자발생	이자소득세
사업	사업소득세	부동산 보유	재산세, 종합부동산세
법인기업	법인세	상속	상속세
개인기업	소득세	증여	증여세
물건매매	부가가치세, 개별소비세	퇴직	퇴직소득세
술	주세, 부가가치세, 교육세	연금	연금소득세
강연, 복권, 간접선 신고 등	기타소득세	주식보유	배당소득세

제 2 절 — 병원의 세금

1. 비영리법인의 세무상 특징

비영리법인 역시 영리법인과 같이 과세소득에 대하여는 법인세 또는 소득세의 납세의무를 진다. 또한 무상으로 받은 상속 및 증여재산에 대하여도 상속세 및 증여세의 납부의무를 진다. 하지만 비영리법인을 영리법인과 동일한 기준으로 모든 세금에 대하여 과세를 한다면 소외계층, 사회약자, 건전한 사회기반조성 등을 위하여 비영리사업을 하고자 하는 법인은 급격히 감소하게 될 것이다.

따라서 비영리법인은 「법인세법」, 「조세특례제한법」, 「부가가치세법」, 「상속세 및 증여세법」, 「지방세법」 등에서 비영리법인에게는 세제상의 혜택을 부여하고 있다.

2. 법인의 유형별 법인세법상 과세소득의 범위

법인세법에서는 납세의무자인 법인의 유형에 따라 과세소득의 범위를 다르게 규정하고 있다. 법인의 구분과 법인의 유형별 과세범위는 아래와 같다.

〈표 10-2〉 법인의 구분

내국법인	영리법인		주식·합명·합자·유한회사 및 특별법에 의하여 설립된 법인
	비영리법인		- 민법 제32조에 의한 법인 - 사립학교법 등에 의하여 설립된 법인으로 민법 제32조와 유사한 목적을 가진 법인 - 국세기본법에 의한 법인으로 보는 단체 - 정비사업조합
	공공법인	영리법인	조세특례제한법 제72조에 비영리법인으로 규정한 이외의 공공법인
		비영리법인	조세특례제한법 제72조에 규정하는 공공법인
	비과세법인		국가, 지방자치단체(지방자치단체조합 포함)
외국법인	영리법인		
	비영리법인		외국법인 중 외국의 정부·지방자치단체 및 영리를 목적으로 하지 아니하는 법인
국가지방장치단체			납세의무 없음

〈표 10-3〉 법인의 유형에 따른 과세범위

구분		각 사업연도소득에 대한 법인세	토지 등 양도소득에 대한 법인세	기업의 미환류 소득에 대한 법인세	청산소득에 대한 법인세
내국법인	영리법인	국내외 모든 소득에 대하여 과세	토지 등 양도소득에 대하여 과세	미환류 소득에 대하여 과세	해산시 청산소득에 대하여 과세
	비영리법인	국내외 모든 수익사업에서 생긴 소득에 대하여 과세	토지 등 양도소득에 대하여 과세	납세의무 없음	납세의무 없음
외국법인	영리법인	국내원천소득에 대하여 과세	토지 등 양도소득에 대하여 과세	납세의무 없음	납세의무 없음
	비영리법인	국내원천소득 중 수익사업에서 생긴 소득에 대하여 과세	토지 등 양도소득에 대하여 과세	납세의무 없음	납세의무 없음

〈표 10-4〉 법인세와 소득세의 비교

항 목	법 인 세	소 득 세
순자산증가설	익금불산입을 제외한 모든 거래를 총익금으로, 손금불산입을 제외한 모든 거래를 총손금으로 하여 총익금에서 총손금을 공제한 나머지를 소득금액으로 계산	소득을 종합소득, 퇴직소득, 양도소득으로 구분, 각각의 원천별 소득이 아닌 것은 배제
대표자의 급여	법인실체설에 의해 대표자의 인건비(급여, 상여금, 퇴직금)를 필요경비로 인정	자기자본의 환불로 간주, 필요 경비로 인정하지 않는다.
유가증권처분손익, 고정자산처분손익	인 정	인정하지 않는다. (양도소득으로 계산)
이자소득, 배당소득	이자소득, 배당소득, 부동산임대소득, 작물재배소득 등 모두 익금산입	인정하지 않는다.
가지급금인정이자	대여금으로 간주, 인정이자 계산	대표자 자본인출로 간주, 인정이자 계산하지 않는다.
지급이자 손금불산입	건설자금이자, 채권자가 불분명한 사채의 이자, 지급받은 자가 불분명한 채권·증권의 이자, 비업무용 부동산 등의 취득 및 보유에 관련된 지급이자	건설자금이자, 채권자가 불분명한 사채이자, 초과인출금에 대한 지급이자, 업무와 무관한 지급이자.

기부금	법정기부금: 소득금액의 50%인정 지정기부금: 소득금액의 10%인정	법정기부금: 소득금액의 100%인정 지정기부금: 소득금액의 10~30%인정
소득처분	소득귀속자에게 소득세 부과처분	소득처분제도가 없다.
일시상각충당금 설정 자산	보험차익·국고보조금·공사부담금, 합병평가차익, 물적분할·교환으로 인한 양도차익 및 조특법상 준비금에 대하여 일시상각충당금 또는 압축기장충당금 설정	보험차익·국고보조금에 대해서만 일시상각충당금 설정
신고조정, 결산조정	신고조정, 결산조정 모두 허용	결산조정만 허용

3. 법인세법과 상속세 및 증여세법과의 관계

비영리법인에서 세법과 관련이 있는 것은 크게 법인세와 상속세 및 증여세이다. 물론 종사자 등에 대한 소득세, 부가가치세 등도 포함하지만 가장 무게중심이 있는 세금은 법인세와 상속세, 그리고 증여세라고 할 수 있다.

비영리법인에서는 법인세법에 대하여는 익히 숙지하고 있는 경우가 많다. 법인이기 때문에 법인세와 관련이 있다는 사실에 많이들 관심을 가지고 있다. 또한 비영리법인에서의 법인세는 영리사업에서 획득한 소득을 고유목적사업에 소비를 하였다면 우선적으로 법인세의 납부의무는 면제되는 경우가 많다. 하지만 비영리법인은 재산을 출연(증여)받아 설립하는 경우가 대부분이다. 이는 상속세 및 증여세법에 의한 납세의무를 지게 된다.

따라서 비영리법인의 경우 설립 시부터 외부의 자산출연(증여)을 시작으로 운영과정에서 상속, 증여재산이 발생하게 된다. 이때 비영리법인에서는 반드시 상속세 및 증여세법에서 규정하는 사후관리 규정, 협력의무사항 등을 숙지하여 증여세 및 가산세의 추징을 예방하는데 만전을 기하여야 한다.

⟨표 10-5⟩ 비영리법인의 법인세법과 상속세 및 증여세법과의 관계

구분	법인세법	상속세 및 증여세법
설립시 재산의 출연(수증)	비과세	원칙 : 과세 공익법인의 경우 : 사후관리를 통한 비과세
수익사업용 재산의 수증	과세	비과세
고유목적사업용 재산의 수증 (기부금수입, 자산수증이익 등)	비과세	원칙 : 과세 공익법인의 경우 : 사후관리를 통한 비과세
고유목적사업의 영위에 따른 사업소득	비과세	비과세

4. 의료기관의 법인세법 적용 규정

1) 법인세 납부의무

의료기관은 법인세법 제2조 및 제3조 제3항에 의하여 열거된 수익사업 등에서 발생한 소득에 대해서만 법인세의 신고 및 납부의무를 진다.

다시 말해서 영리법인은 모든 소득에 대하여 법인세 납부의무를 지게 되지만 비영리법인은 법인세법에 의해 열거된 소득에 대하여만 법인세 납부의무를 진다.

예를 들면 비영리법인에서 발생한 소득이 수익사업에 해당하면 고유목적사업에 해당한다 하더라도 법인세 납부의무를 진다. 즉, 비영리법인의 경우 수익사업에서 획득한 소득에 대한 법인세 납부의무 여부는 고유목적사업에 소비되면 납부의무가 면제되나 위 법인세법 제2조 및 제3조 제3항에 의하여 열거된 수익사업 등에서 발생한 소득은 법인세 납부의무를 진다는 것이다.

2) 자산수증이익 등에 대한 과세

의료법인의 경우 정부로부터 받는 보조금으로 의료법인의 시설, 장비보강 등을 위한 지출(자본적지출)은 법인세가 과세되지 않는다.

3) 고유목적사업준비금 설정

영리법인의 경우 결산조정 또는 신고조정을 통하여 고유목적사업준비금을 손금에 산입할 수 없다.

하지만 의료법인의 경우는 설립주체에 따라 금융소득금액의 100%와 기타수익사업소득의 100~50%까지 고유목적사업준비금을 설정할 수 있도록 하고 있다.

특히, 학교법인, 사회복지법인 등이 설립한 의료법인의 경우 공공성이 크다고 보고 고유목적사업준비금 한도 등을 기타수익사업소득의 100% 범위까지 확대하여 인정해주고 있다.

고유목적사업준비금의 사용은 법인의 환경에 따라 달라지게 되는데 병원의 건물, 부속토지, 의료기기, 보건의료정보시스템 설비 등의 구축에 사용하는 경우에는 반드시 '의료발전회계'로 구분경리 하여야 한다.

향후 의료법인이 고유목적사업 자산을 취득하여 감가상각을 하는 경우 감가상각액 만큼 '의료발전준비금환입(익금)'으로 처리하여 과세소득을 증가시키게 된다.

〈표 10-6〉 고유목적사업준비금 설정 시 회계처리

구분	병원회계(수익사업)	의료발전회계
전입 시 (전입금액 : 500원)	(차) 고유목적사업준비금전입액 500원 (대) 고유목적사업준비금 500원	-

의료기기 구입 시
(취득금액 : 500원)
	(차) 의료기기 500원
	    (대) 현 금 500원
	(차) 고유목적사업준비금 500원
	    (대) 의료발전준비금 500원
		(차) 의료기기 500원
		    (대) 의료발전준비금 500원

감가상각 시
(당해연도 감가상각액 : 100원)
	(차) 감가상각비 100원
	    (대) 감가상각누계액 100원
	(차) 의료발전준비금 100원
	    (대) 의료발전준비금환입(익금) 100원
		(차) 의료발전준비금 100원
		    (대) 의료기기 100원

해당자산 처분 시
(처분금액 : 200원)
	(차) 현금 200원
	(차) 감가상각누계액 100원
	(차) 유형자산처분손실 200원
	    (대) 의료기기 500원
	(차) 의료발전준비금 400원
	    (대) 의료발전준비금환입 400원
		(차) 의료발전준비금 400원
		    (대) 의료기기 400원

5. 의료기관의 소득세법 적용 규정

1) 사업장현황신고 의무

의료기관 중 개인 병·의원의 경우 소득세법에 따라 사업장현황을 과세기간 종료 후 2월 10일까지 사업장 관할세무서장에게 신고하여야 한다.

사업장현황신고는 부가가치세 면세사업자만 해당한다.

과세사업자 또는 법인사업자는 사업장현황신고 의무가 없다. 따라서 의료법인은 사업장현황신고 의무에 해당하지 않는다.

개인 병·의원의 경우 사업장현황신고와 함께 매출·매입처별계산서합계표, 매입처별세금계산서합계표를 함께 과세종료 후 2월10일까지 제출하여야 한다.

신고기한까지 신고를 하지 않거나 미달하게 신고한 경우 신고하지 아니한 금액 또는 미달하게 신고한 수입금액의 1천분의 5에 상당하는 가산세가 부과된다.

2) 사업용 계좌 사용의무

2007년부터 복식부기를 하는 사업자는 사업용 계좌를 사용토록 하고 있다.

사업용 계좌는 사업과 관련된 입·출금만 사용할 수 있는 계좌(통장)를 말한다.

〈표 10-7〉 사업용 계좌 사용 의무사업자

업 종	직전연도 매출액
부동산임대사업자	7,500만원 이상
제조, 건설, 음식, 숙박, 전기, 가스·수도업, 운수·창고업, 금융보험업, 소비자용품수리업	1억5천만원 이상
도소매업, 농업, 임업, 광업, 어업, 부동산매매업	3억원 이상
의료업(의사, 약사, 수의사), 변호사업, 변리사업 등 전문직사업자	매출액과 상관없이 무조건 사업용 계좌 사용 의무(2007년 1월 1일부터 적용)

3) 현금영수증 발급 의무

소득세법 제162조의 3(현금영수증가맹점 가입·발급의무 등)에 따라 2010년 4월1일부터 병의원, 한의원, 동물병원, 학원, 골프장, 예식장, 부동산 중개업 등과 전문직(변호사, 세무사, 법무사 등) 사업자는 10만원 이상의 거래금액에 대하여 그 대금을 현금으로 받는 경우에는 소비자의 요청 여부와 관계없이 현금영수증을 발급하여야 한다.

현금영수증 발급의무를 위반한 경우 조세범처벌법 제15조에 의거 미발급금액의 50%를 과태료로 부과한다.

따라서 의료기관에서는 반드시 현금영수증 발급에 신경을 써야 한다.

4) 종합소득세 신고

모든 개인 병·의원은 매년 1월1일부터 12월31일까지 벌어들인 소득에 대하여 익년 5월31일까지 종합소득세 신고를 하여야 한다.

종합소득이라 함은 이자소득, 배당소득, 근로소득, 사업소득, 연금소득, 기타소득 등 6가지의 소득으로 구분되며 이자소득과 배당소득을 금융소득이라고 하며, 이는 일정 금액 이하일 경우 분리과세가 가능하다.

〈표 10-8〉 종합소득의 분류

소득종류	소득내용	개인 병·의원 관련성
이자소득	예금이자소득	병·의원 개인사업자가 이자소득이 있는 경우
배당소득	모든 배당소득	병·의원 개인사업자가 배당소득이 있는 경우
사업소득	개인사업체에서 벌어들인 소득 및 이외의 지속적으로 발생한 소득	병·의원 운영을 통한 소득 및 기타 반복, 연속적으로 용역을 제공하여 획득한 소득
근로소득	고용관계에 의해 근로를 제공하고 획득한 소득	병·의원에 고용되어 받는 소득
연금소득	국민연금, 연금저축 등에 가입하여 지급받는 연금액	병·의원 사업자 개인이 연금을 지급받는 경우
기타소득	위에 해당하지 않는 소득	고용관계가 없이 반복적이지 않는 형태의 강연, 집필, 자문, 상금 등의 소득

5) 성실신고 확인제도

당해연도 수입금액이 5억원 이상인 개인 병·의원사업자는 종합소득 신고시 계산의 적정성 등을 세무사 등에게 확인받아야 하며, 세무사 등을 통하여 작성된 확인서를 "성실신고확인서"라고 하며 이를 납세지 관할 세무서장에게 제출하여야 한다(2012년 5월 31일 신고분부터 적용, 소득세법 제70조의 2).

성실신고확인서를 발급한 개인 병·의원 사업자는 작성비용 중 60%를 세액공제(연간 100만원 한도)를 받는다. 또한 종합소득세신고기한을 6월 말일까지 기간연장의 혜택이 주어진다(일반기업 종합소득세 신고기한 5월31일까지).

성실신고확인을 받아야 함에도 확인받지 않은 개인 병·의원의 사업자에게는 산출세액의 5%의 가산세가 부과되며 향후 세무조사 대상이 될 수 있어 만전을 기하여야 한다.

6) 원천징수신고 납부의무

병·의원 사업자는 자금의 지출에 있어 지출의 성격이 인적 용역비에 해당하는 경우에는 지급받는 당사자에게 원천징수영수증을 발급하여야 한다. 이는 자신이 운영하는 병·의원에 소속되어 근무하는 종사자는 물론 소속되어 있지 않으나 일부 용역 등을 제공받고 그 대가를 지급하는 경우에도 원천징수영수증을 발급하여야 한다.

〈표 10-9〉 소득구분에 따른 원천징수 발급여부

소득구분	적용세목	원천징수 여부
공동사업 의사	지분에 의한 종합소득세 신고	×
프리랜서 고용의사	계속적이고 반복적 : 사업소득에 해당	3.3% 원천징수
고용된 의사	근로소득에 해당	근로소득 원천징수

연습문제

【문제1】 다음 중 옳지 않은 것은?

① 세금은 국세와 지방세로 구분한다.
② 소득세, 부가가치세는 국세이다.
③ 취득세, 법인세는 지방세이다.
④ 부가가치세는 간접세이다.

【문제2】 법인세의 특징으로 옳지 않은 것은?

① 직접세이다.　　　　　　　　② 단일세율이다.
③ 기간조세이다.　　　　　　　④ 자진신고납세제도이다.

【문제3】 법인세에 대한 설명으로 옳은 것은?

① 법인세의 분납제도는 없다.
② 납부세액이 2천만원을 초과할 경우 분납일에 50%이상 납부하여야 한다.
③ 사업연도 종료일로부터 3개월 이내 신고 및 납부하여야 한다.
④ 간접세이다.

【문제4】 법인세에 대한 설명으로 옳지 않은 것은?

① 법인세율은 누진세율을 적용한다.
② 당초보다 과소 신고한 경우에는 신고일로부터 6개월 이내에 수정신고할 경우 가산세의 20%를 감면받는다.
③ 당초보다 과다 신고한 경우에는 경정청구를 통하여 돌려받을 수 있다.
④ 경정청구는 3년 이내의 과다납부액을 청구가 가능하다.

【문제5】 다음 중 국세에 해당하지 않는 것은??

① 법인세　　　② 취득세　　　③ 소득세　　　④ 부가가치세

【문제6】 다음 설명 중 옳지 않은 것은?

① 법인세는 누진세율을 적용한다..
② 과세표준의 산정에는 세무조정절차를 거쳐 산정한다.
③ 외국에 본점 또는 주사무소를 둔 외국법인은 국내·외의 모든 소득에 대하여 법인세를 부과한다.
④ 법인세는 보통세이다.

【문제7】 다음 설명 중 옳지 않은 것은?

① 6월말 결산법인의 법인세 신고기한은 10월말 일까지이다.
② 법인세는 물납으로도 납부할 수 있다.
③ 법인세 납부금액이 일정금액 이상일 경우에는 분납제도를 이용할 수 있다.
④ 법인세의 전부 또는 일부를 납부하지 아니한 경우 과세당국은 납부기한이 경과한 날로부터 2월 이내에 법인세를 징수하여야 한다.

【문제8】 다음 중 설명 주 옳지 않은 것은?

① 중소기업은 접대비 한도초과액은 기초금액이 2,400만원이다.
② 익금산입은 수익에 가산하는 것을 말한다.
③ 손금불산입은 비용에서 차감하는 것을 말한다.
④ 익금산입, 익금불산입, 손금산입, 손금불산입 과정을 세무조정이라 한다.

【문제9】 다음은 분리과세에 해당하는 것은?

① 이자소득   ② 사업소득   ③ 근로소득   ④ 연금소득.

【문제10】 다음 설명으로 옳지 않은 것은?

① 소득세는 국세이다.
② 소득세는 분납제도가 있다.
③ 소득세는(성실신고자 제외) 익년 5월31일까지 신고 및 납부한다.
④ 소득세는 간접세이다.

정 답

1	③	2	②	3	③	4	②	5	②
6	③	7	①	8	①	9	①	10	④

제11장 의료기관의 부가가치세

제1절 부가가치세의 개요

1. 부가가치세의 의의

부가가치세(VAT: Value Added Tax)란 재화나 용역의 공급, 재화의 수입을 통해 발생한다.

부가가치세의 세율은 10% 단일세율이며, 우리나라는 1977년 7월 1일 도입되었다.

2. 우리나라 부가가치세의 특징

우리나라의 부가가치세는 다음과 같은 특징을 가지고 있다.

1) 국세

부가가치세는 국가가 부과하고 징수하는 조세이다.

2) 일반소비세

부가가치세상 면세로 열거되어 있지 아니한 모든 재화와 용역의 소비에 대하여 포괄적으로 과세하기 때문에 부가가치세는 일반세이며, 소비를 담세력으로 하는 소비세이다.

3) 간접세

납세의무자와 납세자가 다르다.

4) 다단계거래세

특정 재화나 특정 거래 단계에 부과하는 것이 아니라 재화나 용역의 가치 증가분이 있는 모든 거래 단계마다 과세한다.

5) 전단계세액공제법

매출세액(매출액 × 10%)에서 매입세액(매입액 × 10%)을 차감하여 계산하는 방법이다. 전단계세액공제법이란 (매출액 - 매입액) × 10%이다.

6) 소비지국 과세원칙

관세 및 무역에 관한 일반 협정의 소비지국 과세원칙에 따라 국내의 소비지출재화에 대해서만 과세한다.

7) 물세

납세의무자의 부양가족이나 교육비 중 인적사정이 전혀 고려되지 않는 재화와 용역에 대해 과세되는 물세이다.

8) 신고납세제도

원칙적으로 납세의무자의 과세표준신고에 의해 납세의무가 확정된다.

3. 부가가치세의 계산

부가가치세의 계산방법에는 가산법, 공제법(전단계거래공제법, 전단계세액공제법)이 있으며, 우리나라는 전단계세액공제법을 채택하고 있다.

매출액 × 세율(10%) = 매출세액(부가가치세 예수금)
매입액 × 세율(10%) = 매입세액(부가가치세 대급금)
매출세액 - 매입세액 = 납부세액

4. 신고 및 납부기한

신고 및 납부기한은 제1기와 제2기로 구분하며, 각각의 예정신고와 확정신고제도를 두고 있다.

1) 부가가치세의 계산구조

(1) 일반과세자

부가가치세에 대한 계산구조는 별지 제12호 서식에 잘 나타나 있다. 12호 서식에 의한 일반과세자에 의한 계산구조는 다음과 같이 간단하게 표시할 수 있다.

(2) 간이과세자

연간 매출액이 8,000만원(공급대가 기준) 미만이 되는 영세사업자인 간이과세자는 업종별 부가가치율에 의하여 계산한다. 부가가치세법에 의한 간이과세자의 계산구조는 별지 제20호의 7서식에 잘 나타나 있다. 20호의 7서식에 의한 간이과세자의 기본적인 계산구조는 다음과 같이 간단하게 표시할 수 있다.

⟨간이과세자의 부가가치세 계산구조⟩

기본구조	비 고
① 매출세액	매출액 × 업종별부가가치율 × 세율
② 재고납부세액	
③ 매입세액	매입세액 × 업종별부가가치율
④ 경감·공제세액	신용카드 발행공제, 기타공제 등
⑤ 의제매입세액공제 등	
⑥ 예정고지세액	
⑦ 가산세액계	미납부 가산세 등
차가감 납부할 세액 (환급받을 세액)	**(①+②-③-④-⑤-⑥+⑦)**

※ 간이과세자는 환급세액이 발생하면 납부세액을 "0"으로 하여 환급하지 않는다.

제2절 부가가치세의 과세

1. 과세대상

부가가치세는 재화나 용역이 과세거래의 대상일 뿐이지 그 자체가 과세물건은 아니다. 따라서 부가가치세의 과세대상이 되려면 재화나 용역의 공급이 이루어지고 또한 재화의 수입 행위가 발생하여야 과세 대상이 되는 것이다.

부가가치세의 과세대상은 단순한 거래대상이 아닌 재화나 용역의 공급거래가 형성되고 재화의 수입행위가 이루어져야만 부가가치세의 과세대상이 된다.

> 부가가치세 과세대상 거래는,
> • 재화 또는 용역의 공급
> • 재화의 수입

2. 납세의무자

1) 의의

납세의무자는 영리목적 유무에 관계없이 독립적으로 재화 또는 용역을 공급하는 자를 사업자로 규정하고 있으며 자연인인 개인, 법인(국가, 지방자치단체)과 법인격이 없는 사단, 재단, 기타 단체는 모두 이에 포함한다.

2) 사업자

사업자라 함은 일정한 사업형태를 갖추고 계속적이고 반복적으로 동일한 업을 영위하는 행위자를 사업자라 하며, 관할세무서에 사업자 등록을 하고 영업을 행하는 것이 일반적이지만 사업자 등록을 하지 않고 계속적으로 영업을 하는 행위도 사업자로 본다.

3. 과세기간

1) 과세기간의 의의

과세기간이란 세법에 의해 국세의 과세표준을 계산하기 위한 기초가 되는 기간을 말한다. 부가가치세법상 과세기간은 부가가치세의 납세의무 성립시기의 판정과 과세표준 계산을 위하여 중요하다.

2) 과세기간

부가가치세는 1년을 크게 1기와 2기로 구분하여 과세하며 이를 다시 제1기 예정신고, 제1기 확정신고 및 제2기 예정신고, 제2기 확정신고로 구분하여 과세한다. 법인기업과 개인기업의 과세기간은 다음과 같이 구분하여 과세한다.

과세기간	과세대상기간		신고납부기간	신고대상자
제1기 1.1~6.30	예정신고	1.1~3.31	4.1~4.25	법인사업자
	확정신고	1.1~6.30	7.1~7.25	법인·개인사업자
제2기 7.1~12.31	예정신고	7.1~9.30	10.1~10.25	법인사업자
	확정신고	7.1~12.31	다음해 1.1~1.25	법인·개인사업자

※ 일반적인 경우 법인사업자는 1년에 4회, 개인사업자는 2회 신고
 - 개인사업자 (일반과세자) 중 사업부진자, 조기 환급발생자는 예정신고와 예정 고지세액납부 중 하나를 선택하여 신고 또는 납부할 수 있다.

제3절 의료기관의 부가가치세

의료기관은 비영리조직에 해당하므로 부가가치세가 면제되는 사업자에 해당한다. 하지만 수익사업도 병행하는 의료기관이 많기 때문에 단순히 부가가치세 면세사업자로만 해석하면 곤란하다. 근로소득자들이 매년 행하는 연말정산시에 의료비 공제와 같은 맥락에서 접근하면 이해가 쉬울 것이다. 즉, 치료행위에 해당하는 것은 면제대상이나 미용, 성형 등에 해당하는 것은 과세대상이 된다.

1. 의료기관의 유형별 부가가치세 과세여부

1) 의료보건용역의 부가가치세

의료기관은 비영리조직에 해당되어 부가가치세가 면제되는 기관이다. 이의 근거는 부가가치세법 제26조 제1항 제5호에 따라 의료보건 용역(수의사의 용역을 포함한다)으로서 대통령령으로 정하는 것과 혈액은 부가가치세를 면제한다고 되어있다.

하지만 2011년 7월1일부터는 진료병과에 관계없이 미용, 성형, 쌍꺼풀 수술 등 비보험 항목들은 부가가치세가 과세된다. 또한 동물병원에서 행하는 수의사의 진료용역도 부가가치세가 과세된다.

〈표 11-1〉 의료보건용역의 부가가치세 과세여부

구 분	과세여부	비 고
의료기관 보험급여 의료용역	면세	부가가치세법 시행령 제29조
의료기관 비보험급여 의료용역	면세 (단, 미용, 성형 등 예외적 항목은 과세)	진료병과에 관계없이 쌍꺼풀 수술, 미용, 성형 등의 의료행위는 과세
동물병원 수의사 진료용역	면세	애완견 등 동물병원 진료는 과세
치과기공소 등	면세	부가가치세법 시행령 제29조 제3항
장의사	면세	상조회사는 과세
산후조리원	면세	병원부설 관계없이 면세
약 국	과세	처방전 조제용역은 면세

출처 : 의료기관 회계와 세무실무. 삼일인포마인

2) 의료기관에서 제공하는 음식물에 대한 부가가치세

병원에서 환자에게 제공하는 음식물 등은 당연히 부가가치세가 면제된다. 하지만 환자가 아닌 보호자 등에게 제공하는 음식물 등은 부가가치세가 과세된다.

또한 의료법에 의해 병원이 직영으로 운영하는 구내식당에서 의사, 간호사, 행정사무 직원 등 병원종사자에게 제공하는 음식물 등은 부가가치세법 제2조의 규정에 따라 부가가치세의 납부의무가 있다.

가정의례에 관한 법률 제5조의 규정에 의거 신고한 장례식장 업자가 장례식장을 방문한 문상객에게 음식물 등을 제공하는 경우에도 부가가치세법 시행령 제29조 제6호의 규정에 따라 장의용역에 해당하지 아니하므로 부가가치세가 과세된다.

병원의 구내식당을 외부인이 임차하여 운영하면서 환자에게 제공하는 음식물 등은 의료용역에 해당하지 아니하므로 부가가치세가 과세된다.

〈표 11-2〉 음식물 등의 제공용역에 대한 부가가치세의 과세여부

구 분	과세여부	근거법령
환자의 음식물 공급	면세	의료보건용역의 부수용력
병원 종사자의 음식물 공급	과세	부가가치세법 제7조
장례식장에서의 음식물 공급	과세	부가가치세법 제7조
임대사업자의 음식물 공급	과세	부가가치세법 제7조

3) 의료기관이 운영하는 장의용역에 대한 부가가치세

의료기관에서 직접 장례식장을 운영하면서 제공하는 장의용품(장례식장 임대, 빈소설치, 장의차 임대, 시신의 보관 및 염습, 매장 등)과 이에 부수되는 장의용품(관, 수의, 상복 등)을 제공하고 받는 대가는 부가가치세법 제12조 제1항 제4호 및 동법시행령 제29조 제6호의 규정, 동법 제12조 제3항의 규정에 의거 부가가치세가 면제된다.

하지만 상조회사가 회원모집을 통하여 가입비, 회비 등을 받고 그에 상응하는 장의용품 등을 제공하고 받는 대가는 부가가치세가 과세된다.

4) 의료기관이 운영하는 산후조리원의 부가가치세

지금까지는 의료기관에서 직접 운영하는 산후조리원은 의료업에 해당되므로 부가가치세가 면제되며, 독립적으로 운영하는 산후조리원은 의료법이 아닌 모자보건법에 따라 개설된 것으로 기타사업서비스업에 해당되어 부가가치세가 과세된다.

그러나 2012년부터 정부의 출산장려를 목적으로 모자보건법 제2조 제11호에 따른 산후조리원에서 분만 직후의 임산부나 영유아에게 제공하는 급식·요양 등의 용역은 의료법 적용 유무에 관계없이 부가가치세가 면제된다(부가가치세법 시행령 신설).

5) 의료기관의 면세·과세사업을 겸업하는 경우의 부가가치세

실질적으로 의료기관은 대부분 면세사업과 수익사업을 병행하게 된다. 면세사업은 의료서비스의 제공이고 수익사업은 주차장 임대사업, 식당 임대사업 등이 이에 해당한다. 따라서 면세사업과 과세사업을 겸업하는 의료기관은 일반과세사업자등록증을 발급받아야 한다.

이와 같이 의료기관이 면세사업과 과세사업을 겸업하는 경우에 부가가치세의 납세의무는 어떻게 되는지에 대하여 숙지하여야 한다.

당연히 과세사업부문에서 발생한 공급과액에 해당하는 부분의 부가가치세는 과세대상이 된다.

면세사업에 해당하는 물품을 공급받은 경우에는 부가가치세에 대한 매입세액을 공제받을 수 없는, 즉, 매입세액 불공제에 해당한다.

따라서 매입세액 불공제에 해당하는 부가가치세는 자산의 취득원가 또는 비용으로 처리하여야 한다.

취득한 자산이 면세사업과 과세사업에 공통으로 사용되는 경우에는 공통매입세액이 발생하게 된다. 이를 경우에는 과세사업과 면세사업에 사용하는 비율에 따라 안분 계산하여 면세사업분의 부가가치세는 면제가 되고 과세사업분에 해당하는 부가가치세는 과세가 된다.

6) 부동산의 임대 및 공급에 대한 부가가치세

부동산의 임대 또는 공급에 있어 부가가치세의 적용기준이 달라진다.

즉, 토지의 임대는 부가가치세의 과세대상이 되나 토지의 공급은 부가가치세가 면제된다. 그러나 국민주택의 공급, 국민주택의 건설용역, 주택과 부수되는 토지의 임대는 부가가치세가 면제된다. 하지만 국민주택 면적을 초과하는 주택의 공급은 부가가치세가 과세된다.

또한 주택과 부수되는 토지의 임대는 부가가치세가 면제되나 상가나 토지의 임대용역은 부가가치세가 과세된다.

〈표 11-3〉 부동산의 공급, 임대에 따른 부가가치세 과세여부

구 분	과세여부	비고
토지의 공급	면세	
토지의 임대	과세	
주택과 부수되는 토지의 임대	면세	
상가 및 토지의 임대	과세	
국민주택 공급	면세	
국민주택 규모 초과의 주택 공급	과세	

연습문제

【문제1】 다음 중 부가가치세의 특징으로 옳지 않은 것은?

① 부가가치세는 국세이다.
② 부가가치세는 직접세이다.
③ 부가가치세는 전단계세액공제법이다.
④ 소비지국과세이다.

【문제2】 다음 중 부가가치세 특징에 해당하지 않는 것은?

① 물세이다.
② 생산지국과세이다.
③ 다단계거래세이다.
④ 국세이다.

【문제3】 매입세액 불공제에 해당하지 않는 것은?

① 기재사항이 불분명한 세금계산서의 부가세
② 원재료 구입에 지출된 부가세
③ 토지구입관련 부가세
④ 접대비 관련 부가가치세

【문제4】 부가가치세의 설명으로 옳지 않은 것은?

① 면세사업자는 연1회 신고한다.
② 간이과세자는 연1회 신고한다.
③ 법인기업은 연4회 신고한다.
④ 개인기업은 연2회 신고한다.

【문제5】 세금계산서의 필요적 기재사항에 해당하지 않는 것은?

① 공급자 및 공급받는 자의 사업자등록번호
② 작성년월일
③ 수량 및 단가
④ 세액

【문제6】 부가가치세의 설명으로 옳지 않은 것은?

① 세금계산서의 교부시기는 재화나 용역의 공급시기이다.
② 월합계세금계산서 발행의 경우 익월 10일까지 발행하면 된다.
③ 매입자발행세금계산서는 거래건당 공급대가가 30만원 이상이며, 3개월 이내에 신청하여야 한다.
④ 법인기업은 전자세금계산서의 의무발행이다.

【문제7】 부가가치세의 설명으로 옳지 않은 것은?

① 수출하는 기업의 경우 부가세는 영세율을 적용한다.
② 환급에는 조기환급과 일반환급이 있다.
③ 일반환급은 예정신고 및 확정신고일로부터 30일 이내에 환급받는다.
④ 조기환급은 예정신고, 확정신고일로부터 15일 이내에 환급받는다.(월별 가능)

【문제8】 부가가치세의 설명으로 옳지 않은 것은?

① 부가가치세를 공제받지 못하는 거래는 전액 자산 또는 비용으로 처리한다.
② 부가가치세대급금(매입세액)은 자산계정이다.
③ 부가가치세예수금(매출세액)은 부채계정이다.
④ 비영리사업자도 부가가치세 납세의무가 있다.

【문제9】 부가가치세의 설명으로 옳지 않은 것은?

① 영리사업자는 부가가치세 신고의무가 있다.
② 비영리사업자는 부가가치세 신고의무가 없다.
③ 수익업과 비영리사업을 겸업하는 사업자는 수익사업부분에 대하여 부가가치세 신고를 하여야 한다.
④ 개인사업자도 전자세금계산서 발행의무자이다.

【문제10】 매입세액 불공제에 해당하지 않는 것은?

① 토지구입관련 부가가치세
② 접대비관련 지출한 부가가치세
③ 900cc 이상 승용차 구입 및 유지에 지출된 부가가치세
④ 업무와 무관한 지출에 대한 부가가치세

정 답

1	②	2	②	3	②	4	①	5	③
6	③	7	③	8	④	9	④	10	③

제12장 공익법인 등의 납세협력의무

제1절 공익법인의 상속세와 증여세

1. 공익목적 출연재산에 대한 상속세와 증여세

공익법인이 설립고유의 목적을 달성하기 위하여 출연 받은 재산에 대하여는 상속세 및 증여세를 일정한 조건에 따라 면제를 받을 수 있다.
여기서 공익법인이라 함은 모든 비영리법인을 총칭하는 것은 아니다.
상속세 및 증여세법에서는 공익법인을 사립학교부속병원, 종교, 자선, 학술 등 공익을 위한 목적으로 설립되고 운영되는 경우에만 공익법인으로 규정하고 있다.
의료기관이 운영하는 모든 법인은 비영리법인에 해당하면서 상속세 및 증여세법에 의한 공익법인으로 인정을 받고 있다.

1) 상속세의 면제

피상속인이 상속재산을 공익법인 등에 출연한 경우에는 상속세가 과세되지 않는다. 하지만 상속재산(출연재산)에서 발생하는 이익을 상속인 및 그와 특수관계인에게 귀속되는 경우에는 상속세 과세 대상이 된다.

2) 증여세의 면제

비영리법인이 재산을 출연 받았다면 증여세 과세대상이 된다. 하지만 비영리법인 중에서 공익법인의 경우에는 증여세를 면제받는다.

2. 공익법인의 출연재산에 대한 증여세

공익법인은 출연 받은 재산에 대하여 원칙적으로 사후관리 등 출연재산의 사용의무를 성실히 이행하는 전제조건으로 증여세를 면제받는다.

하지만 출연재산을 조세회피의 목적 또는 사후 사용의무를 성실히 이행하지 않을 경우 공익법인에 대하여 증여세를 과세한다.

제 2 절 공익법인 등의 납세협력의무

1. 공익법인의 출연재산 등에 대한 보고서 제출의무

공익법인 등은 상속세 및 증여세법상 납세협력의무를 진다. 따라서 공익법인 등은 결산과 관련하여 다음과 같은 자료를 제출하여야 한다.
① 출연 받은 재산명세서
② 출연재산 운용소득 매각대금의 차용계획 및 진도명세서
③ 출연 받은 재산의 사용명세서
④ 재산 매각대금 사용명세서
⑤ 운용소득의 직접공익목적사업 사용명세서
⑥ 주식보유명세서
⑦ 이사 등 선임명세서
⑧ 특정 기업광고 등 명세서

2. 장부의 작성과 비치의무

공익법인은 사업연도별로 출연 받은 재산 및 공익사업 운용내역 등에 대한 장부를 작성하고 비치하여야 한다. 장부 및 관련서류의 보존기관은 10년이다.
장부의 작성 및 비치의무를 이행하지 않은 경우에는 다음과 같이 가산세가 부과된다.

> (당해연도 수입금액 + 출연재산가액) × 0.07%

3. 세무확인서 제출의무

다음에 해당하는 공익법인은 운영의 투명성을 확보하기 위하여 출연재산 운용과 공익사업 운영 내역 등을 2인 이상의 외부전문가로부터 세무확인을 받아 사업연도 종료일로부터 3월 이내에 관할 세무서장에게 제출하여야 한다.

> 세무확인서 제출대상 공익법인 :
> 자산총액 5억원 이상 또는 수입금액과 출연재산의 합계액이 3억원 이상인 공익법인

1) 외부전문가

외부전문가는 변호사, 회계사, 세무사를 말하며 이들은 독립성이 확보되어야 한다.

2) 세무확인 사항

① 출연재산의 3년 이내 공익목적사업 사용 및 사용내역의 적정성 여부
② 주식을 출연 받거나 취득하는 경우 주식보유기준 초과 여부
③ 수익용 또는 수익사업용으로 운용하는 출연재산의 운용소득 중 기준금액 이상을 직접 공익목적사업에 사용하였는지 여부
④ 출연재산 매각대금을 기준금액 이상 공익사업에 사용하였는지 여부

⑤ 공익사업 수혜자의 적정성 여부
⑥ 출연재산을 출연자 및 그와 특수관계에 있는 자에게 무상 또는 낮은 가격으로 사용·수익하게 하였는지 여부
⑦ 이사 중 특수관계인이 기준초과 여부 및 특수관계인의 임직원 채용 여부
⑧ 특정법인에 대한 광고·홍보 여부
⑨ 장부의 작성 비치·의무 준수 여부
⑩ 각종 보고서의 제출 여부

4. 전용계좌의 개설과 사용의무

공익법인은 공익목적사업과 관련하여 수·지출에 사용할 전용계좌를 개설 및 사용하여야 한다.

5. 결산서 등의 공시의무

세두확인서 제출의무 공익법인(자산규모가 3억원 이상 또는 연간 수입금액과 출연재산의 합계액이 3억원 이상)은 사업연도 종료일로부터 4개월 이내에 대통령령으로 정하는 바에 따라 국세청의 인터넷 홈페이지에 게재하는 방법으로 공시하여야 한다.
공시할 서류는 다음과 같다.
① 재무상태표
② 운영성과표
③ 기부금 모집 및 지출내역
④ 해당 공익법인 등의 대표자 이사 출연자 소재지 및 목적사업에 관한 사항
⑤ 주식보유현황
⑥ 출연 받은 재산의 공익목적 사용현황(외부감사를 받는 공익법인의 경우)

[별지 제23호서식] 〈개정 2020. 3. 13.〉

공익법인 출연재산 등에 대한 보고서

(앞 쪽)

※ 뒤쪽의 작성방법을 읽고 작성하여 주시기 바랍니다.

접수번호 :	접수일자 :

1. 인적사항

①공익법인명		②사업자등록번호 (고유번호)	
③대표자		④사업연도	
⑤소재지		⑥전자우편주소	
		⑦전화번호	
⑧공익사업 유형	1.교육 2.학술·장학 3.사회복지 4.의료 5.종교 6.문화 7.기타		
⑨외부세무확인대상	1.여 2.부	⑩수익사업 운영	1.여 2.부
⑪회계감사이행여부	1.여 2.부	⑫성실공익법인여부	1.여 2.부

2. 자산보유현황

⑬총자산가액 (⑭+⑮+⑯+⑰+⑱)	⑭토지	⑮건물	⑯주식·출자 지분 등	⑰예금·적금 등 금융자산	⑱기타

3. 수입원천별 수입금액현황

구분	⑲합계 (⑳+㉔+㉗+㉘)	수익사업							㉗기타 수익 사업	㉘고유 목적 사업
		금융				부동산				
		⑳소계	㉑이자	㉒배당	㉓기타	㉔소계	㉕임대	㉖매각		
수입금액										
필요경비										
소득금액										

「상속세 및 증여세법」 제48조제5항 및 같은 법 시행령 제41조제1항에 따라 공익법인 출연재산 등에 대한 보고서를 제출합니다.

년   월   일

제출인   (서명 또는 인)

세무서장   귀하

| 제출서류 | 1. 출연재산·운용소득·매각대금의 사용계획 및 진도내역서(별지 제24호서식)
2. 출연받은 재산의 사용명세서(별지 제25호의2서식)
3. 출연재산 매각대금 사용명세서(별지 제25호의3서식)
4. 운용소득 사용명세서(별지 제25호의4서식)
5. 주식(출자지분) 보유명세서(별지 제26호서식)
6. 이사 등 선임명세서(별지 제26호의2서식)
7. 특정기업광고 등 명세서(별지 제26호의3서식)
8. 공익법인 등의 세무확인서, 공익법인 등의 세무확인 결과 집계표, 출연자 등 특수관계인 사용수익명세서, 수혜자 선정 부적정명세서, 재산의 운영 및 수익사업내역 부적정명세서, 장부의 작성·비치의무 불이행명세서, 보유부동산명세서(외부전문가 세무확인대상인 경우로 한정합니다) | 수수료
없 음 |

작성방법

1. 인적사항(①~⑫)
  가. 인적사항란(①~⑦)은 제출일 현재의 현황을 기준으로 적습니다.
  나. ④사업연도란은 공익법인의 회계기간인 사업연도를 적습니다.
      예) 결산일이 없거나 12월말일인 경우 → 'X1.1.1 ~ 'X1.12.31
          결산일이 2월말일인 경우 → 'X1.3.1 ~ 'X2.2.28
  다. ⑧공익사업 유형란은 주된 공익사업의 유형을 선택하여 "O"표시를 합니다.
  라. ⑨외부세무확인대상란은 해당 공익법인 등이 「상속세 및 증여세법」 제50조에 따른 외부전문가 세무확인서 제출대상인지 여부를 표시합니다.
  마. ⑩수익사업 운영란은 「법인세법 시행령」 제2조에 따른 수익사업의 운영여부를 표시합니다.
  바. ⑪회계감사이행여부란은 「상속세 및 증여세법」 제50조제3항에 따른 회계감사 이행여부를 표시합니다.(회계감사대상에 상관없이 회계감사를 받은 경우에는 '여'로 표시)
  사. ⑫성실공익법인여부란은 「상속세 및 증여세법」 제16조제2항 및 같은 법 시행령 제13조제3항 및 제5항에 따른 성실공익법인의 해당여부를 표시합니다.

2. 자산보유현황(⑬~⑱)
  가. 사업연도 종료일 현재 재무상태표의 각 자산종류별 장부가액(고유목적사업과 수익사업 등에 사용되는 모든 자산의 장부가액)을 적습니다.
  나. ⑬총자산가액란은 재무상태표상 총자산의 장부가액과 일치하여야 합니다.

3. 수입원천별 수입금액현황(⑲~㉘)
  가. 수입금액란은 수입총액을 적습니다.
  나. 필요경비란은 각 수입원천별 수입을 위하여 직접 소요된 원가·경비 등 비용을 적으며, 고유목적사업의 필요경비는 고유목적사업에 사용된 경비를 적습니다.
  다. 소득금액란은 수입금액에서 필요경비를 뺀 금액을 적습니다.
  라. 수입원천별 수입구분은 다음과 같습니다.
   (1) 금융(⑳~㉓): ㉑이자란은 예금의 이자 등을 적고(「법인세법」 제4조제3항제2호), ㉒배당란은 주식의 배당금 등을 적으며(「법인세법」 제4조제3항제3호), ㉓기타란은 주식과 채권 등의 매도에 따른 금액(「법인세법」 제4조제3항제4호 및 같은 법 시행령 제2조제3항)을 적습니다.
   (2) 부동산(㉔~㉖): 부동산임대소득 및 부동산 매각금액(「법인세법」 제4조제3항제1호·제5호)을 적습니다.
   (3) 기타수익사업(㉗): 부동산임대소득 외의 수익사업의 금액(「법인세법」 제4조제3항제1호·제5호)을 적습니다.
   (4) 고유목적사업(㉘): 금융·부동산 또는 수익사업 외의 것으로서 고유목적사업의 수입금액과 필요경비를 적습니다.
      예) 회비수입, 교비수입, 기부금수입(출연받은 재산) 등

■ 상속세 및 증여세법 시행규칙 [별지 제24호서식] 〈개정 2012.2.28〉

출연재산·운용소득·매각대금의 사용계획 및 진도내역서

※ 뒤쪽의 작성방법을 읽고 작성하여 주시기 바랍니다. (앞 쪽)

①공익법인명		②사업연도	

구분	사용계획							⑨ 해당 연도 의무사용 기준금액	사용금액				⑬ 기준미달 사용금액 (⑨−⑫)
	③출연(운용소득 발생, 매각) 사업연도	④재산종류		⑤용도	기간		⑧금액		⑩ 직전 연도 까지의 사용금액	⑪ 해당 연도 사용금액	⑫ 계 (⑩+⑪)	
		분류코드	과목명		⑥사용 시작일	⑦사용 종료일						
출연 재산												
운용 소득												
매각 대금												

364mm×257mm(백상지 80g/㎡(재활용품))

(뒤 쪽)

작 성 방 법

1. 이 서식은 출연재산·운용소득 및 재산매각대금에 대하여 사용계획과 그에 따른 연도별 사용내역을 적고, 출연 또는 소득의 발생연도부터 사용이 완료되는 사업연도까지 매년 작성하여 제출하여야 합니다.
   ※ 사용의무기한 : 출연재산은 3년 이내에 전액 사용해야 합니다(「상속세 및 증여세법 시행령」 제38조 제3항에 해당하는 경우에는 연장이 가능합니다). 운용소득은 1년 이내에 70% 이상을 사용하고, 매각대금은 3년 이내에 90% 이상을 사용해야 합니다.
2. 각 재산의 사용계획 및 사용금액은 재산에 따라 나누어 적지 아니하고, ③출연(운용소득발생, 매각)사업연도별, ④재산종류별로 합산하여 적을 수 있습니다.
3. ③출연(운용소득발생, 매각)사업연도란 출연재산의 경우에는 출연일이 속하는 사업연도를, 운용소득의 경우에는 운용소득이 발생한 사업연도를, 매각대금의 경우에는 매각일이 속하는 사업연도를 적으며, 사업연도 종료일의 연월(예 : 2005.12)만 적습니다.
4. ④재산종류란은 출연재산·운용소득·매각대금의 종류를 다음 분류에 따라 선택하여 코드와 과목명을 적습니다.

코드	1	2	3	4	5	6	7	8	9	10
과목명	현금	예·적금	토지	건물	주식·출자지분	기계장치	의료장비	채권	차량운반구	기타

5. ⑤용도란은 직접 공익사업에 사용할 구체적인 내용을 적습니다.
   예) 교육사업 중 교사 신축, 도서관 신축, 학교운영비, 수익용 임대건물 등
6. ⑥사용시작일, ⑦사용종료일란은 출연재산·운용소득 또는 매각대금의 사용계획기간을 적습니다.
   예) 현금 10억원을 '05. 3. 1 출연받아 '06. 2. 28까지 학교건물 신축에 사용할 계획인 경우
   → '05.3.1 ~ '06.2.28
7. ⑧금액란은 출연재산의 경우 당초 출연일이 속하는 사업연도에 제출한 출연받은 재산의 사용명세서(별지 제25호의2서식)의 ⑩가액과 일치하여야 하고, 운용소득의 경우 운용소득 사용명세서(별지 제25호의4서식)의 ㉕해당 사업연도 운용소득과 일치하여야 하며, 매각대금의 경우 출연재산 매각대금 사용명세서(별지 제25호의3서식)의 ⑦매각금액과 일치하여야 합니다.
8. ⑨해당연도 의무사용 기준금액란은 출연재산의 경우 ⑧금액과 동일하게 적고, 운용소득의 경우 운용소득 사용명세서(별지 제25호의4서식)의 해당사업연도 사용실적란(또는 5년간의 평균란)의 ④사용기준액을 적으며, 매각대금의 경우 해당 연도 의무사용 기준금액의 합계액은 출연재산 매각대금 사용명세서(별지 제25호의3서식)의 ⑧사용기준금액의 합계액과 일치하여야 합니다.
9. ⑩직전 연도까지의 사용금액, ⑪해당 연도 사용금액란의 출연재산 및 매각대금 사용금액란 각 합계액은 출연받은 재산의 사용명세서(별지 제25호의2서식)와 출연재산 매각대금 사용명세서(별지 제25호의3서식)의 사용내역란 합계액과 각각 일치하여야 하고, 운용소득의 경우에는 ⑪해당 연도 사용금액란에만 해당 연도의 사용실적을 적습니다.

■ 상속세 및 증여세법 시행규칙[별지 제25호의2서식] 〈개정 2012.2.28〉

출연받은 재산의 사용명세서

※ 뒤쪽의 작성방법을 읽고 작성하여 주시기 바랍니다. (앞 쪽)

① 공익법인명						② 사업연도				
③ 사업연도 구분	④ 출연일	⑤ 출연자	출 연 재 산					⑪ 직전 사업연도 까지의 사용금액	해당 사업연도	
			⑦ 종류		⑧ 소재지	⑨ 수량 (면적)	⑩ 가액		⑫ 사용 금액	⑬ 사용처
		⑥ 주민등록 번호 등	코드	과목명						
⑭ 해당 사업연도		소액계								
	합 계									
⑮ 직전 사업연도										
	합 계									
⑯ 직전 전 사업연도										
	합 계									

210mm×297mm[백상지 80g/㎡ 또는 중질지 80g/㎡]

작성방법

1. 이 서식은 해당 사업연도에 출연받은 재산의 명세 및 사용명세, 그리고 직전 사업연도 종료일 현재 사용이 완료되지 아니한 출연받은 재산의 사용명세(해당 사업연도 사용분)를 작성하며, 출연재산별로 출연일이 빠른 순으로 적습니다.
2. 직전 사업연도 종료일 이전에 출연받은 재산으로서 직전사업연도 종료일 전에 사용을 완료한 경우에는 금년도 출연받은 재산의 사용명세서에 적지 않습니다.
3. 소액계의 ⑩가액란에는 1개 사업연도 중에 50만원 미만을 출연한 자(법인은 제외합니다)가 있는 경우에 소액 출연재산의 합계액을 적습니다.
4. ④출연일란은 출연재산이 공익법인에 귀속된 날짜를 적습니다.
5. ⑤출연자란은 출연자의 성명 또는 상호를 적고, ⑥주민등록번호등란에는 출연자의 주민등록번호 또는 사업자등록번호 등을 적습니다.
6. 출연재산란(⑦~⑩)은 아래의 설명에 따릅니다.

   가. ⑦종류란은 출연재산의 종류를 다음 분류에 따라 선택하여 코드와 과목명을 적습니다.

코드	1	2	3	4	5	6	7	8	9	10
과목명	현금	예·적금	토지	건물	주식·출자지분	기계장치	의료장비	채권	차량운반구	기타

   나. ⑧소재지란은 부동산의 경우에는 소재지를 적고, 주식 및 유가증권 등의 경우에는 발행회사를 적으며, 그 밖의 경우에는 적지 않습니다.

   다. ⑨수량란에는 부동산은 "㎡"단위로, 주식은 "주"단위로, 현물출연은 현물의 수량을 나타내는 기본단위(예: 기계장치의 경우 "대")로 적습니다.

   예1) 토지 1,000㎡의 경우 ⇨ 1,000 입력

   예2) 주식 500주의 경우 ⇨ 500 입력

   예3) 기계장치 30대의 경우 ⇨ 30 입력

   라. ⑩가액란은 출연당시의 시가로 적되, 시가를 산정하기 어려운 경우에는「상속세 및 증여세법」제61조부터 제65조까지에 따른 평가가액으로 적습니다.
7. ⑫해당 사업연도 사용금액란에는 해당 사업연도에 직접 공익목적사업에 사용한 금액을 적습니다.
8. ⑬해당 사업연도 사용처란은 해당 사업연도에 출연받은 재산을 사용한 구체적인 내용을 적습니다.

   예) 도서관 신축, 학교운영비, 수익용 임대건물 취득, 장학금 지급 등

■ 상속세 및 증여세법 시행규칙[별지 제25호의3서식] 〈개정 2012.2.28〉

출연재산 매각대금 사용명세서

※ 뒤쪽의 작성방법을 읽고 작성하여 주시기 바랍니다. (앞 쪽)

①공익법인명						②사업연도				
③ 매각 연월일	매각재산					⑧ 사용 기준금액 [⑦ × 30 (60, 90) /100]	사용명세			⑫ 미사용 금액 (⑧-⑨-⑩)
	④종류		⑤ 소재지	⑥ 수량	⑦ 매각 금액		⑨ 직전 사업 연도까지의 사용금액	해당사업연도		
	코드	과목명						⑩ 사용 금액	⑪ 사용처	
합계										

210mm×297mm[백상지 80g/㎡ 또는 중질지 80g/㎡]

작성방법

1. 이 서식은 사업연도(과세기간) 개시일부터 소급하여 3년 이내에 재산을 매각한 경우로서 매각금액을 직접 공익목적사업에 사용한 실적을 매각일이 속하는 사업연도(과세기간) 이후 3년 동안 매년 작성하여 제출합니다.
   다만, 직전 사업연도 종료일 이전에 출연재산을 매각하여 그 매각대금의 사용을 완료한 경우에는 작성하지 않습니다.
2. ④종류란은 매각한 재산의 종류를 다음 분류에 따라 선택하여 코드와 과목명을 적습니다.

코드	1	2	3	4	5	6	7	8	9	10
과목명	현금	예·적금	토지	건물	주식·출자지분	기계장치	의료장비	채권	차량운반구	기타

3. ⑤소재지란은 부동산의 경우에는 소재지를 적고, 주식 및 유가증권 등의 경우에는 발행회사를 적으며, 그 밖의 경우에는 적지 않습니다.
4. ⑥수량란에는 부동산은 "㎡" 단위로, 주식은 "주" 단위로, 현물출연은 현물의 수량을 나타내는 기본단위(예: 기계장치의 경우 "대")로 적습니다.
   예1) 토지 1,000㎡의 경우 ⇨ 1,000 입력
   예2) 주식 500주의 경우 ⇨ 500 입력
   예3) 기계장치 30대의 경우 ⇨ 30 입력
5. ⑦매각금액란은 매각금액총액에서 매각에 따른 국세 및 지방세를 뺀 금액을 적습니다.
6. ⑧사용기준금액란은 매각한 날이 속하는 과세기간 또는 사업연도의 경과연수에 따라 ⑦매각금액에 기준율(30/100, 60/100, 90/100)을 곱하여 적습니다.
   예) 매각연월일이 'X1년 4월이고 12월말 법인인 경우
      1차연도('X2년 12월말) : 매각금액에 30/100을 곱하여 산출한 금액
      2차연도('X3년 12월말) : 매각금액에 60/100을 곱하여 산출한 금액
      3차연도('X4년 12월말) : 매각금액에 90/100을 곱하여 산출한 금액
7. ⑩해당 사업연도 사용금액란은 해당 사업연도에 직접 공익목적사업에 사용한 금액을 적습니다.
8. ⑪해당 사업연도 사용처란은 해당 사업연도에 매각대금을 사용한 구체적인 내용을 적습니다.
   예) 도서관 신축, 학교운영비, 수익용 임대건물 취득, 장학금 지급 등
9. ⑫미사용금액란이 음수(-)인 경우에는 "0"으로 적습니다.

[별지 제25호의4서식] 〈개정 2020. 3. 13.〉

운용소득 사용명세서

※ 뒤쪽의 작성방법을 읽고 작성하여 주시기 바랍니다. (앞 쪽)

① 공익법인명		② 사업연도	

1. 전년도 운용소득의 직접공익목적사업 사용실적

구분	⑦ 해당 사업연도	⑧ 1년 전 사업연도	⑨ 2년 전 사업연도	⑩ 3년 전 사업연도	⑪ 4년 전 사업연도	⑫ 5년간의 평균 (⑦~⑪의 평균)
③ 전년도 출연재산 운용소득						
④ 사용기준액 (③ × ( )/100)						
⑤ 1년내 사용실적						
⑥ 과부족액 (⑤ - ④)						

2. 해당 사업연도 운용소득의 계산

	가산액				차감액			
⑬ 수익사업 등의 소득금액	⑭ 고유목적 사업준비금	⑮ 해당 사업연도 (과세기간) 중 고유목적사업비로 지출된 금액으로서 손금에 산입된 금액	⑯ 기타	⑰ 소계 (⑭+⑮+⑯)	⑱ 출연재산 양도차익	⑲ 법인세 등	⑳ 이월 결손금	㉑ 소계 (⑱+⑲+⑳)

㉒ 차가감 소득 (⑬+⑰-㉑)	직전 사업연도 운용소득 미달사용액			㉖ 해당 사업연도 운용소득 (㉒+㉕)
	㉓ 기준미달사용액	㉔ 운용소득 미달사용가산세	㉕ 소계 (㉓-㉔)	

210mm×297mm[백상지 80g/㎡]

작 성 방 법

1. 전년도 운용소득의 직접공익목적사업 사용실적
   가. "⑧"란부터 "⑫"란까지는 "⑦해당사업연도"의 사용실적이 부족한 경우["⑥과부족액"란이 음수(−)인 경우를 말합니다]에만 적습니다.
   나. "③전년도 출연재산 운용소득"란은 직전 사업연도에 제출한 이 서식의 "㉕해당사업연도 운용소득"의 금액과 일치하여야 합니다.
   다. "④사용기준액"란은 "③전년도 출연재산 운용소득" 금액에 100분의 70을 곱하여 계산한 금액을 적습니다. 다만, 「상속세 및 증여세법」제16조제2항에 따른 성실공익법인에 해당하는 경우에는 100분의 80을 적용합니다.
   라. "⑤1년내 사용실적"란에는 각 사업연도 중 아래 사항에 대한 사용실적을 합하여 적습니다.
      (1) 정관으로 정한 공익목적사업을 직접 수행하는데 소요된 비용
      (2) 정관으로 정한 공익목적사업의 수행을 위해 직접 사용되는 자산을 취득한 비용
      (3) 정관으로 정한 공익목적사업 수행을 위해 사용인의 인건비 등 필요경비로 사용한 비용(수익사업에서 발생한 소득을 50%를 초과하여 고유목적사업준비금으로 손금산입한 법인 등이 8천만원을 초과하는 인건비를 지급하여 「법인세법 시행령」 제56조제11항에 따라 그 초과하는 금액을 인건비로 보지 않는 경우 그 초과하는 금액은 제외하고 적습니다)
      (4) 직전 사업연도에 대해 제출한 이 서식의 "㉖해당사업연도 운용소득"의 금액)"에 "⑮해당 사업연도(과세기간) 중 고유목적사업비로 지출된 금액으로서 손금에 산입된 금액"이 포함되어 있는 경우 그 금액
      ※ 수익용 또는 수익사업용 재산 취득에 사용한 운용소득금액은 직접 공익목적사업 사용금액에 포함하지 않습니다.
2. 해당 사업연도 운용소득의 계산
   가. "⑬수익사업 등의 소득금액"란은 출연재산을 수익사업이나 예금 등 수익의 원천으로 사용함으로써 생긴 소득금액(「법인세법」 제14조에 따른 각 사업연도 소득금액 계산방법에 따라 계산한 금액을 말합니다)을 적습니다.
   나. "⑭고유목적사업준비금"란은 각 사업연도 소득금액 계산 시 적용한 「법인세법」 제29조제1항에 따른 고유목적사업준비금과 해당 과세기간 또는 사업연도 중 고유목적사업비로 지출된 금액으로서 손금에 산입된 금액의 합계액을 적습니다.
   다. "⑮기타"란은 출연재산을 수익의 원천에 사용하여 발생한 소득 중 "⑬수익사업 등의 소득금액"에 포함되지 아니한 소득금액(예 : 분리과세 예금이자소득 등)을 적습니다.
   라. "⑱출연재산 양도차익"란은 수익사업 등의 소득금액에 포함된 출연재산 양도차익을 적습니다.
   마. "⑲법인세 등"란은 해당소득에 대한 법인세·주민세·농어촌특별세 및 토지 등 양도차익에 대한 법인세 등의 합계액을 적습니다.
   바. "⑳이월결손금"란은 「법인세법」 제13조제1호에 따라 수익사업에서 발생한 이월결손금을 적습니다.
   사. "㉓기준미달사용액"란은 직전 사업연도 운용소득 중 사용기준금액에 미달하게 사용한 경우 해당 금액을 적고, 이 금액은 직전 사업연도 운용소득 사용명세서의 "⑦해당사업연도"(또는 "⑫5년간의 평균")란의 "⑥과부족액"의 금액과 일치하여야 합니다(직전 사업연도의 "⑥과부족액"이 음수인 경우에는 그 금액의 절대값을 적습니다).
   아. "㉔운용소득 미달사용 가산세"란은 운용소득 기준미달사용액에 대한 「상속세 및 증여세법」 제78조제9항에 따른 가산세를 적습니다.

■ [별지 제26호서식] 〈개정 2020. 3. 13.〉

주식(출자지분) 보유명세서

※ 뒤쪽의 작성방법을 읽고 작성하여 주시기 바랍니다.

(앞 쪽)

①법인명		②사업연도	

주식발행법인				공익법인 보유주식							
③ 법인명	④ 사업자 등록번호	⑤ 총발행 주식수	⑥ 계열법인 여부	⑦ 주식수	⑧ 지분율	⑨ 취득 구분	⑩ 취득일	⑪ 취득 가액	⑫ 장부 가액	⑬ 총재산 가액	⑭ 비율

210mm×297mm[백상지 80g/㎡]

작 성 방 법

1. 공익법인이 보유하고 있는 주식 중 기업집단에 속하는 계열법인과 그 밖의 법인을 구분하여 따로 적습니다.(⑥계열법인여부란, 1. 여, 2. 부로 기재)

2. ③법인명란에는 보유하고 있는 주식의 발행법인의 회사명을 적고, ④사업자등록번호란에는 주식발행법인의 사업자등록번호를 적습니다.

3. ⑤총발행주식수란은 보유하고 있는 주식의 발행회사가 발행한 총주식수(의결권 없는 주식은 제외합니다)를 적습니다.

4. ⑧지분율란은 다음 계산식에 따른 비율을 적습니다.

$$\frac{⑦주식수}{⑤총발행주식수(의결권 없는 주식은 제외)} \times 100$$

5. ⑨취득구분란은 출연·매입·유상증자·기타로 구분하여 적습니다.

6. ⑩취득일란에는 주식을 취득한 연월일을 적습니다.

7. ⑪취득가액은 「법인세법 시행령」 제74조제1항제1호마목에 따른 가액을 적습니다.

8. ⑫장부가액란은 재무상태표의 가액을 적습니다.

9. ⑬총재산가액란은 보유주식을 제외한 재산의 재무상태표상 취득가액과 장부가액 중 적은 금액을 적습니다.

10. ⑭비율란은 다음 계산식에 따른 비율을 적습니다.

$$\frac{기업집단 \ 내 \ 계열법인별 \ 주식의 \ ⑪취득가액, \ ⑫장부가액 \ 중 \ 적은 \ 금액}{⑬총재산가액} \times 100$$

210mm×297mm[백상지 80g/㎡]

■ 상속세 및 증여세법 시행규칙[별지 제26호의2서식] 〈개정 2012.2.28〉

이사 등 선임명세서

※ 뒤쪽의 작성방법을 읽고 작성하여 주시기 바랍니다.   (앞 쪽)

| 공익법인명 | | 사업연도 | |

1. 이사 등 선임명세

이사 등 인적사항			④ 선임일	⑤ 해임일	⑥ 출연자와의 관계	⑦ 출연법인과의 관계	⑧ 다른 이사와의 관계	⑨ 초과여부	⑩ 비고
① 성명	② 주민등록번호	③ 주소							

2. 기준초과 이사 및 임·직원에 대한 경비 명세

⑪ 성명	⑫ 주민등록번호	⑬ 직책	⑭ 취임·근무일	해당연도 경비 명세						㉑ 비고
				⑮ 급료	⑯ 판공비	⑰ 차량유지비	⑱ 비서실운영비	⑲ 그 밖의 경비	⑳ 합계	

210mm×297mm[백상지 80g/㎡ 또는 중질지 80g/㎡]

작 성 방 법

1. 이사 등 선임명세(①~⑩)란에는 공익법인의 전체 이사 및 임원의 명세를 적습니다.

2. 기준초과 이사 및 임직원에 대한 경비 명세(⑪~㉑)란은 다음과 같이 적습니다.

    가. 출연재[재산출연일 현재 해당 공익법인등의 총출연재산가액의 100분의 1에 상당하는 금액과 2천만원 중 적은 금액을 출연한 자는 제외합니다(「상속세 및 증여세법 시행령」 제38조제10항)] 또는 그의 특수관계인이 이사 현원(이사 현원이 5명에 미달하는 경우에는 5명으로 봅니다)의 5분의 1을 초과하여 이사가 되거나 임원으로 되는 경우에 그 초과한 이사 및 임원에 대한 직접·간접 경비 명세를 적습니다.

        ※ 이사 또는 임원의 취임시기가 다른 경우에는 나중에 취임한 이사 또는 임원분부터, 취임시기가 동일한 경우에는 지출경비가 많은 이사 또는 임원분부터 적습니다.

    나. 직원이 출연자 또는 그의 특수관계인에 해당되는 경우(「상속세 및 증여세법 시행령」 제80조제10항에 따른 의사·교직원 등의 경우를 제외합니다)에는 그 해당직원의 경비 명세를 적습니다.

3. ⑩비고란 및 ㉑비고란에는 이사·임원·직원을 구분하여 적습니다.

[별지 제26호의3서식] 〈개정 2020. 3. 13.〉

특정기업광고 등 명세서

공익법인명					사업연도				
특정기업 (특수관계에 있는 내국법인)			④ 특정기업 소유주식수	광고·홍보행위 관련비용					⑩ 비고
① 법인명	② 소재지	③ 사업자 등록번호		⑤ 계정 과목	⑥ 행위 내용	지출처		⑨ 지출 금액	
						⑦ 사업자 등록번호	⑧ 지출처 명		

작성방법

1. 이 서식은 공익법인이 「상속세 및 증여세법 시행령」 제38조제13항에 따른 특수관계에 있는 내국법인의 이익을 증가시키기 위하여 정당한 대가를 받지 아니하고 광고·홍보를 한 경우에 작성합니다.
2. ④특정기업 소유주식수란에는 공익법인이 보유하고 있는 특정기업의 주식수를 적습니다.
3. 광고·홍보를 위하여 지출한 비용(⑤~⑨)란은 계정과목의 분류에도 불구하고 실제로 지출된 내역을 적되, ⑥행위내용란에는 다음의 코드에 따라 1·2로 구분하여 적습니다.

코드	행위내용
1	신문, 잡지, 텔레비전, 라디오, 인터넷 또는 전자광고판을 이용하여 특정기업을 위하여 홍보하거나 내국법인의 특정상품에 관한 정보를 제공하는 행위. 다만, 내국법인의 명칭만을 사용하는 홍보는 제외합니다.
2	팜플렛, 입장권 등에 내국법인의 명칭을 사용하거나 내국법인의 특정상품에 관한 정보를 제공하는 행위. 다만, 내국법인의 명칭만을 사용하는 홍보는 제외합니다.

210mm×297mm[백상지 80g/m²]

■ 상속세 및 증여세법 시행규칙 [별지 제32호서식] 〈신설 2012.2.28〉

공익법인 등의 세무확인서

※ 두쪽의 작성방법을 읽고 작성하여 주시기 바랍니다.   (앞 쪽)

① 사업자등록번호		② 법 인 명	
③ 대 표 자 성 명		④ 전 화 번 호	
⑤ 소 재 지		⑥ 사 업 목 적	
⑦ 사 업 연 도		⑧ 설 립 근 거 법	

1. 자산보유현황

구 분		금 액
⑨ 총 자 산 가 액		
자 산 종류별	⑩ 토 지	
	⑪ 건 물	
	⑫ 예·적금 등 금융자산	
	⑬ 주 식	
	⑭ 기 타	

2. 수입금액 현황

구 분		금 액
⑮ 총 수 입 금 액		
수 입 원천별	⑯ 금 융	
	⑰ 부동산	
	⑱ 기타 수익사업	
	⑲ 고유목적사업	

3. 세무확인결과

⑳ 위 반 금 액	㉑ 외부전문가 종합의견

4. 외부전문가의 인적사항

㉒ 구 분	㉓ 성 명	㉔ 사업자등록번호

「상속세 및 증여세법」 제50조제2항 및 같은 법 시행령 제43조제6항에 따라 보고합니다.

년   월   일

공익법인 대표자   성명   (서명 또는 인)
세무확인자   성명   (서명 또는 인)
세무확인자   성명   (서명 또는 인)

세무서장   귀하

| 제출서류 | 1. 공익법인 등의 세무확인 결과집계표(별지 제32호서식 부표 1)
2. 출연자 등 특수관계인 사용수익명세서(별지 제32호서식 부표 2)
3. 수혜자 선정 부적정 명세서(별지 제32호서식 부표 3)
4. 재산의 운용 및 수익사업 부적정명세서(별지 제32호서식 부표 4)
5. 장부의 작성·비치 의무불이행 등 명세서(별지 제32호서식 부표 5)
6. 보유부동산 명세서(별지 제32호서식 부표 6)
7. 공익법인 등의 결산서(대차대조표, 손익계산서 또는 수지계산서) | 수수료
없음 |

210mm×297mm[백상지 80g/㎡(재활용품)]

작 성 방 법

1. 자산보유현황

   가. ⑨란의 총자산가액은 외부전문가의 세무확인을 받는 세무확인 대상의 과세기간 또는 사업연도 종료일 현재 대차대조표상 총자산가액을 적습니다.

   나. ⑩란부터 ⑭란까지의 자산종류별 가액은 과세기간 또는 사업연도의 종료일 현재의 대차대조표상 해당 계정과목의 금액을 적습니다.

2. 수입금액 내역

   ⑮ 총수입금액란은 수익사업과 고유목적사업의 수입총액을 적습니다.

3. 세무확인결과

   가. ⑳란은 부표 1의 ⑯위반금액 합계액을 적습니다.

   나. ㉑란은 세무확인 결과에 대한 외부전문가의 종합검토의견을 간략히 적습니다.

4. 외부전문가의 인적사항

   가. ㉒란의 구분은 외부전문가의 직업인 변호사·공인회계사·세무사 또는 법무법인·회계법인·세무법인 및 합동사무소 등 소속법인명을 적습니다.

   나. ㉔란의 사업자등록번호는 외부전문가의 사업자등록번호(법인소속 등의 경우 해당법인 또는 합동사무소 등의 사업자등록번호)를 적습니다.

   다. 외부전문가가 4명을 초과하는 경우에는 외부전문가의 인적사항을 별지로 적습니다.

■ 상속세 및 증여세법 시행규칙[별지 제32호서식 부표 1] 〈신설 2012.2.28〉

공익법인 등의 세무확인 결과 집계표

| 사업연도 | | 공익법인명 | | 사업자등록번호 | |

(단위 : 원)

구분	세 무 확 인 항 목	적정여부 ⑮	위반금액 ⑯
	① 합 계		
출연자산 보고 등	② 공익법인 출연재산 등에 대한 보고서 [별지 제23호서식]		
	③ 출연재산·운용소득·매각대금의 사용계획및 진도내역서 [별지 제24호서식]		
	④ 출연받은 재산의 사용명세서 [별지 제25호의2서식]		
	⑤ 재산 매각대금 사용명세서 [별지 제25호의3서식]		
	⑥ 운용소득의 직접공익목적사업 사용명세서 [별지 제25호의4서식]		
	⑦ 주식(출자지분) 보유명세서 [별지 제26호서식]		
	⑧ 이사 등 선임명세서 [별지 제26호의2서식]		
	⑨ 특정기업을 위한 광고 등 명세서 [별지 제26호의3서식]		
외부전문가의 세무확인	⑩ 출연자 등 특수관계인 사용수익 명세서 [별지 제32호서식 부표 2]		
	⑪ 수혜자 선정 부적정 명세서 [별지 제32호서식 부표 3]		
	⑫ 재산의 운용 및 수익사업 내역 부적정 명세서 [별지 제32호서식 부표 4]		
	⑬ 장부의 작성·비치 의무 불이행 명세서 [별지 제32호서식 부표 5]		
	⑭ 보유부동산 명세서 [별지 제32호서식 부표 6]		

성명   세무확인자   성명   (서명 또는 인)
            (서명 또는 인)

작 성 방 법

가. ⑮란은 공익법인 제출서류의 관련 법 규정에 대한 위반 여부 등 세무확인 결과를 적습니다.
나. ⑯란은 「상속세 및 증여세법」 제48조에 따라 증여세가 과세되거나 가산세가 부과되는 사유에 해당하거나 같은 법 제51조를 위반한 경우 해당 출연재산의 가액 또는 운용소득금액 및 지출비용 등을 적습니다.

210mm×297mm[백상지 80g/㎡ 또는 중질지 80g/㎡]

■ 상속세 및 증여세법 시행규칙 [별지 제32호서식 부표 3] 〈신설 2012.2.28〉

수혜자 선정 부적정명세서

※ 뒤쪽의 작성방법을 읽고 작성하여 주시기 바랍니다. (앞 쪽)

사업연도		법인명		사업자등록번호	

(단위 : 원, ㎡)

공익목적사업의 사용재산				수혜자의 인적사항					⑩ 출연자등과의 관 계
① 재산 종류	② 소재지	③ 수량 (면적)	④ 가액	⑤ 성명	⑥ 직업 (근무처)	⑦ 직위	⑧ 주 소	⑨ 주민등록번호 (사업자등록번호)	
합 계									

364mm×257mm[백상지 80g/㎡또는 중질지 80g/㎡]

작 성 방 법

※ 작성대상

「상속세 및 증여세법 시행규칙」 제14조제1항제3호에 따른 수혜자 선정이 부적정한 경우를 적습니다.

1. ④가액란은 부적정한 수혜자 선정으로 제공된 재산 또는 경제적이익 등 수혜금액을 적습니다.

2. ⑩출연자등과의 관계란은 「상속세 및 증여세법」 제48조제3항 및 같은 법 시행령 제39조제1항에 따른 공익법인과 출연자등과의 관계를 적습니다.
    * 친족의 범위는 「국세기본법 시행령」 제1조의2제1항 각 호에 해당하는 사람을 말합니다.

■ 상속세 및 증여세법 시행규칙 [별지 제32호서식 부표 3] 〈신설 2012.2.28〉

수혜자 선정 부적정명세서

※ 뒤쪽의 작성방법을 읽고 작성하여 주시기 바랍니다.　　　　　　　　　　　　　　　　　　　　　　(앞 쪽)

사업연도		법인명		사업자등록번호	

(단위 : 원, m²)

공익목적사업의 사용재산				수혜자의 인적사항					⑩ 출연자등과의 관계
① 재산 종류	② 소재지	③ 수량 (면적)	④ 가액	⑤ 성명	⑥ 직업 (근무처)	⑦ 직위	⑧ 주소	⑨ 주민등록번호 (사업자등록번호)	
합　　계									

364mm×257mm[백상지 80g/m²또는 중질지 80g/m²]

작 성 방 법

※ 작성대상

「상속세 및 증여세법 시행규칙」 제14조제1항제3호에 따른 수혜자 선정이 부적정한 경우를 적습니다.

1. ④가액란은 부적정한 수혜자 선정으로 제공된 재산 또는 경제적이익 등 수혜금액을 적습니다.

2. ⑩출연자등과의 관계란은 「상속세 및 증여세법」 제48조제3항 및 같은 법 시행령 제39조제1항에 따른 공익법인과 출연자등과의 관계를 적습니다.
    * 친족의 범위는 「국세기본법 시행령」 제1조의2제1항 각 호에 해당하는 사람을 말합니다.

■ 상속세 및 증여세법 시행규칙 [별지 제32호서식 부표 4] 〈신설 2012.2.28〉

재산의 운용 및 수익사업내역 부적정명세서

※ 뒤쪽의 작성방법을 읽고 작성하여 주시기 바랍니다.

(앞 쪽)

| 사업연도 | | 법인명 | | 사업자등록번호 | |

(단위 : 원, ㎡)

출 연 재 산				운 용 현 황				오류 및 탈루금액		⑩ 적요
① 재산종류	② 소재지	③ 수량(면적)	④ 출연재산가액	⑤ 구분	⑥ 수익금액	⑦ 적정수익금액		⑧ 유형	⑨ 금액	
합 계										

364㎜×257㎜[백상지 80g/㎡또는 중질지 80g/㎡]

(뒤 쪽)

작성방법

※ 작성대상

「상속세 및 증여세법 시행규칙」 제14조제1항제1호에 따라 해당 공익법인 등이 출연받은 재산을 운용 및 수익사업의 내역상 운용·수익사업소득에 대한 탈루사항 등을 적습니다.

* 다만, 「법인세법 시행령」 제97조 및 「소득세법 시행령」 제131조에 따라 세무사가 조정계산서를 작성하여 해당 수익사업에 대한 신고를 한 것과, 출연받은 재산 등을 출연자 등 특수관계인이 임대차 등 사용·수익으로 그들에게 귀속되는 경제적이익 상당액을 별지 제32호서식 부표 2에 따라 작성한 것은 제외합니다.

1. ⑦적정수익금액란은 정상적인 사인간의 거래, 건전한 사회통념상 인정되는 시가를 적습니다.

2. ⑧유형란은 수익금액의 오류 또는 탈루유형을 적습니다.
   (예) 수입이자누락, 매출누락 등

3. ⑨금액란은 누락된 수익금액 및 ⑦란의 적정수익금액과 실제 수익금액의 차액을 적습니다.

4. ⑩적요란은 해당 재산의 운용 및 수익사업소득의 부적정한 내용을 간략히 적습니다.
   (예) - 출연재산을 현저히 저렴한 가액으로 매각한 경우 그 내용 등
   - 무수익자산의 취득 등 수익사업 운용상의 부적정한 내용 등

364mm×257mm[백상지 80g/㎡또는 중질지 80g/㎡]

■ 상속세 및 증여세법 시행규칙 [별지 제32호서식 부표 5] 〈신설 2012.2.28〉

장부의 작성·비치 의무 불이행 등 명세서

※ 뒤쪽의 작성방법을 읽고 작성하여 주시기 바랍니다. (앞 쪽)

사업연도		공익법인명		사업자등록번호	

1. 장부의 작성·비치의무 불이행 내역

① 구 분	② 해당 과세기간의 수입금액 및 출연재산금액	③ 작성·비치 의무 불이행 장부 등	④ 비 고
공익목적 사 업			
수 익 사 업 명			

2. 출연재산 명세 보고 등 불이행 내역

⑤ 구 분	⑥ 제출 여부	⑦ 미제출분에 상당하는 재산가액	⑧ 누락 또는 오류 분에 상당하는 재산가액
공익법인 출연재산 등에 대한 보고서 [별지 제23호서식]			
출연재산·운용소득·매각대금의 사용계획 및 진도내역서 [별지 제24호서식]			
출연받은 재산의 사용명세서 [별지 제25호의2서식]			
재산매각대금 사용명세서 [별지 제25호의3서식]			
운용소득의 직접공익목적사업 사용명세서 [별지 제25호의4서식]			
주식(출자지분)보유 명세서 [별지 제26호서식]			
이사 등 선임명세서 [별지 제26호의2서식]			
특정기업광고 등 명세서 [별지 제26호의3서식]			

210mm×297mm[백상지 80g/m² 또는 중질지 80g/m²]

작성방법

1. 장부의 작성·비치의무 불이행 내역

   ※ 작성대상

   「상속세 및 증여세법」 제51조에 따라 공익법인 등의 출연받은 재산 및 공익사업의 운용내역, 수익사업에 대한 장부와 중요한 증빙서류의 작성·비치의무를 이행하지 아니한 것에 대하여 적습니다.
     * 다만, 「법인세법 시행령」 제97조 및 「소득세법 시행령」 제131조에 따라 세무사가 조정계산서를 작성하여 해당 수익사업에 대한 신고를 한 것은 제외합니다.

   가. ①공익목적사업 및 수익사업명란은 해당 공익법인의 공익목적사업과 수익사업의 명칭을 적습니다.
   나. ②해당 과세기간의 수입금액 및 출연재산금액란은 장부의 작성·비치 의무를 불이행한 금액을 적습니다.
   다. ③작성·비치의무 불이행 장부 등란은 해당 공익목적사업 및 수익사업과 관련하여 작성·비치해야 할 복식부기형식의 장부로서 의무를 불이행한 주요 장부 또는 장부와 관련된 중요한 증명서류를 적습니다.

2. 출연재산 명세 보고 등 불이행 내역

   ※ 작성대상

   「상속세 및 증여세법」 제48조제5항 및 같은 법 시행령 제41조제1항에 따라 납세지 관할세무서장에게 제출하여야 할 출연 재산명세 등의 이행여부에 대한 사항을 적습니다.

■ 상속세 및 증여세법 시행규칙 [별지 제32호서식 부표 6] 〈신설 2012.2.28〉

보유부동산 명세서

사업연도		법인명		사업자등록번호	

재산 종류	출연일자 (취득일자)	소 재 지	수 량 (면적)	장부가액	재산 종류	출연일자 (취득일자)	소 재 지	수 량 (면적)	장부가액
							합　　　　계		

364mm×257mm[백상지 80g/㎡ 또는 중질지 80g/㎡]

제3편

병원의 재무분석

제13장 병원의 재무분석

1. 재무제표

재무제표(financial statements)는 1회계기간 동안의 병원경영의 결과를 수치로 표시하여 작성되는 재무보고서이다.

재무제표는 정보이용자들로 하여금 각종 의사결정을 함에 있어 유용한 정보(useful information)로 활용되어지도록 하기 위하여 작성하는 보고서이다.

재무제표의 종류에는 재무상태표, 손익계산서 기본금변동계산서, 현금흐름표로 구성되어 있다.

1) 재무상태표(statement of financial position)

재무상태표는 일정한 시점의 병원의 재무상태를 나타내는 보고서를 말한다. 여기서 재무상태는 자산, 부채 자본을 의미한다. 즉, 1회계기간 동안 병원의 자산, 부채, 자본의 현황을 나타내는 보고서이다.

2) 손익계산서(income statement)

손익계산서는 일정한 기간 동안의 병원의 경영성과를 나타내는 보고서이다. 여기서 경영성과라고 함은 수익(의료수익, 의료외수익)과 비용(의료비용, 의료외비용, 관리운영비)을 의미한다. 즉, 1회계기간 동안 병원의 수익과 비용의 증감 내역을 나타내는 보고서이다.

3) 기본금변동계산서

기본금변동계산서는 1회계기간 동안 기본금의 증감내역을 나타내는 보고서이다.
자본에는 기본금, 자본잉여금, 이익잉여금으로 구성되어 이들의 변동내역을 표시하여 나타내는 보고서이다.

4) 현금흐름표(cash flow statement)

현금흐름표는 현금의 증감 내역을 표시하고 증감의 원인을 세부적으로 구분하여 표시하는 보고서이다. 현금의 증감 원인을 크게 3가지로 분류하는데 운영활동으로 인한 현금흐름, 재무활동으로 인한 현금흐름, 투자활동으로 인한 현금흐름으로 구분한다.

2. 재무분석

재무분석(financial analysis)은 광의의 의미로는 경영분석(business analysis)이라고 하고 협의의 의미로는 재무제표분석(financial analysis) 또는 재무비율분석(financial ratio analysis)이라고 한다.

1) 경영분석

광의의 의미로서 접근하는 분석방법으로 이는 재무제표 분석은 물론 비재무적 관점에서의 분석까지 포함된다. 따라서 광의의 경영분석은 정량적 평가 및 정성적 평가가 포함되는 관계로 객관성을 확보하는 것이 중요하다.

2) 재무제표분석(재무비율분석)

재무제표분석은 작성된 재무제표를 근거로 각종 비율분석을 통하여 결과를 해석하고 이를 향후 병원의 중장기 의사결정에 활용하는 방법이다.
대부분의 조직에서는 재무제표분석을 많이 이용하고 있다.

재무제표분석이 중요한 이유는 전기와 당기의 각종 재무분석, 동종병원과의 비교분석 등을 통하여 피드백이 가능하고 나아가 향후 병원의 중장기 의사결정에 유용하게 적용되기 때문이다.
그렇다면 재무제표분석을 필요로 하는 집단은 누구인가부터 접근해보자.

3. 재무분석의 이해관계

1) 내부관계자

병원경영자 또는 병원내부의 의사결정권자로 하여금 병원의 중·장기 경영계획 수립 등, 각종 의사결정을 하는데 유용한 정보(useful information)로 활용하기 위함이다.

2) 외부관계자

환자, 보호자, 투자자, 채권자, 정부기관 등은 병원의 질적 서비스의 정도, 의료분쟁여부, 공익사업에 기여도 등을 분석하여 각종 의사결정에 유용한 정보로 활용하기 위함이다.

4. 재무비율의 구성

재무비율분석은 크게 안정성분석, 수익성분석, 활동성분석, 성장성분석, 그리고 생산성분석으로 구분한다.
안정성분석은 재무상태표를 기준으로 분석하는 방법이고
수익성분석은 손익계산서를 기준으로 분석하는 방법이며,
활동성분석은 병원의 자산을 활용하여 의료수익에 대한 자산의 회전율을 나타내는 비율이다.
성장성분석은 병원이 전기에 비해 당기에 얼마나 성장했는가를 분석하는 비율이다.
생산성분석은 생산요소의 투입이 부가가치의 산출에 미치는 영향을 분석하는 비율이다.

분석방법	분석내용
안정성분석	재무상태표를 기준으로 병원의 장기지급능력 등을 평가하는 비율로 레버리지비율(leverage ratio)이라고도 한다.
수익성분석	손익계산서를 기준으로 병원의 경영성과를 나타내는 재무비율이다.
활동성분석	특정자산의 운용이 효율적으로 수행되었는지 등에 대한 분석으로 회전율이라고 한다.
성장성분석	병원이 전기에 비해 당기에 얼마나 성장했는가를 분석하는 비율이다.
생산성분석	생산요소의 투입이 부가가치의 산출에 미치는 영향을 분석하는 비율이다.

1) 안정성비율

안정성비율은 재무제표 중 재무상태표 항목에 의해 나타나는 비율분석이다(권학중외, 병원회계재무, 도서출판 대경).

(1) 유동비율

유동비율(current ratio)은 유동자산을 유동부채로 나눈 비율로 이는 단기지급능력을 판단하기 위한 비율이다. 즉, 유동비율이 높을수록 병원의 단기지급능력은 양호하다고 할 수 있다.

$$유동비율 = \frac{유동자산}{유동부채} \times 100$$

(2) 당좌비율

당좌비율(quick ratio)은 당좌자산을 유동부채로 나눈 비율로 이는 유동자산 중에서 당좌자산으로 단기지급능력을 판단하기 위한 비율이다. 즉, 유동비율의 보완형태를 띠고 있다.

$$당좌비율 = \frac{당좌자산}{유동부채} \times 100$$

(3) 부채비율

부채비율(dept to equity ratio)은 자기자본과 타인자본과의 관계성을 나타내는 비율로서 병원의 재무구조를 파악하는데 가장 우선시 되어야 한다. 부채비율이 높으면 병원의 재무구조는 열악하다는 것을 의미하며 이는 곧 안정성의 판단기준이 되기도 한다.

$$부채비율 = \frac{총부채}{자기자본} \times 100$$

2) 수익성비율

수익성비율은 재무제표 중 손익계산서 항목에 의해 나타나는 비율분석이다.

(1) 의료수익이익률

의료수익이익률은 기업에서 표현하는 매출총이익률과 같은 개념이다. 즉, 총이익을 의료수익으로 나눈 것으로 병원경영활동 중 주된 이익의 분포를 나타내는 비율이다. 즉, 의료수익이익률이 높다는 것은 그 병원의 주된 사업(진료사업)이 양호하다는 것을 의미한다.

$$의료수익이익률 = \frac{총이익}{의료수익} \times 100$$

(2) 총자본이익률

총자본이익률은 병원의 총 투자금액과 이익과의 관계를 나타내는 비율이다.

$$총자본이익률 = \frac{순이익(법인세차감전순이익)}{총자본(총자산)} \times 100$$

(3) 자기자본이익률

자기자본이익률은 순이익을 자기자본으로 나눈 것으로서 자기자본에 대한 순이익의 기여도 등을 분석한다.

$$자기자본순이익률(ROE) = \frac{순이익(법인세차감전순이익)}{자기자본} \times 100$$

3) 활동성비율

활동성분석(activity ratio)은 병원의 자산을 활용하여 의료수익에 대한 자산의 회전율을 나타내는 비율이다(권학중외, 병원회계재무, 도서출판 대경).

(1) 의료미수금 회전율

의료미수금회전율은 연간 의료수익 대비 의료미수금과의 관계를 나타내는 비율이다. 이는 의료미수금 회수기간과 현금화속도를 측정하는 분석방법이다.

의료미수금회전율 역수에 365일을 곱하면 의료미수금 평균회수기간이 산출된다. 의료미수금 평균회수기간이 짧을수록 현금화 속도가 빠르다고 할 수 있다.

$$의료미수금회전율 = \frac{연간의료수익}{의료미수금} \times 100$$

(2) 재고자산회전율

재고자산회전율은 의료수익을 재고자산 잔액으로 나눈 것으로서 재고자산의 회전속도를 나타내는 비율이다.

$$재고자산회전율 = \frac{의료수익}{재고자산\ 잔액} \times 100$$

(3) 총자산회전율

총자산회전율은 의료수익을 총자산으로 나눈 것으로서 총자산이 1년에 얼마만큼 의료수익으로 회전되었는가를 측정하기 위한 분석이다.

$$총자산회전율 = \frac{의료수익}{총자산} \times 100$$

(4) 병상이용률

병상이용률은 일정한 기간 동안 병상활용정도를 측정하는 것으로서 병상가동률을 나타내며, 병상가동률이 높을수록 병원경영이 잘 된다고 할 수 있다.

$$병상이용률 = \frac{연간\ 재원환자\ 수}{(실가동\ 변상\ 수 \times 당해\ 연월의\ 일수)} \times 100$$

(5) 병상효율

병상효율은 입·퇴원 환자를 포함하여 병상이용률을 측정하는 것으로서 환자증가율과 병상증가율과의 관계를 나타낸다.

$$병상효율 = \frac{환자\ 증가율}{병상\ 증가율} \times 100$$

(6) 병상회전율

병상회전율은 일정기간 동안의 병상에 얼마의 환자를 수용하였는지를 나타내는 것으로서 병상회전율이 높을수록 환자의 회전이 활발하다는 것을 나타낸다.

$$병상회전율 = \frac{1/2(연간\ 입원환자수\ -\ 연간\ 퇴원환자수)}{(실가동병동수\ \times\ 당해\ 연월일수)} \times 100$$

(7) 재원일수

재원일수는 환자가 병원에 입원한 일수를 나타내는 것으로서 재원일수가 많을수록 병상이용률은 높다고 할 수 있다.

$$재원일수 = \frac{퇴원환자의\ 입원일수}{퇴원환자의\ 총수} \times 100$$

4) 성장성분석

성장성분석(growth ratio)은 병원이 전기에 비해 당기에 얼마나 성장했는가를 분석하는 비율로서 여기에는 ① 총자산증감율, ② 자기자본증감율, ③ 의료수가증감율, ④ 순수익증감율, ⑤ 직원수 증감율, ⑥ 연환자수 증감율 등으로 구분한다.

(1) 총자산증감율

$$총자산증감율 = \frac{당기말총자산 - 전기말총자산}{전기말총자산} \times 100$$

(2) 자기자본증감율

$$자기자본증감율 = \frac{당기말자기자본 - 전기말자기자본}{전기말자기자본} \times 100$$

(3) 의료수익증감율

$$의료수익증감율 = \frac{당기의료수익 - 전기의료수익}{전기의료수익} \times 100$$

(4) 순수익증감율

$$순수익증감율 = \frac{당기순수익 - 전기순수익}{전기순수익} \times 100$$

(5) 직원수증감율

$$직원수증감율 = \frac{당기직원수 - 전기직원수}{전기직원수} \times 100$$

(6) 연환자수증감율

$$연환자수증감율 = \frac{당기환자수 - 전기환자수}{전기환자수} \times 100$$

5) 생산성분석

생산성분석(productivity ratio)은 생산요소의 투입이 부가가치의 산출에 미치는 영향을 분석하는 비율로서 ① 노동생산성, ② 1인당 의료수익과 부가가치율, ③ 자본생산성 ④ 채산성, ⑤ 시설생산성, ⑥ 원가성 등으로 구성된다(권학중외, 병원회계재무, 도서출판 대경).

5. 재무분석의 활용

병원의 회계책임자는 매년 병원의 연간 경영(운영)결과에 대하여 산출된 재무제표를 기준으로 다양한 비율분석을 하여야 한다.

비율분석은 분석자체로서 업무가 마무리되는 것이 아니라 분석결과를 가지고 당초 예측가치(비율)와 비율분석을 통하여 나타난 가치(비율)의 차이가 있을 경우 그에 대한 피드백을 통한 원인분석과 대안을 제시하여야 한다.

재무제표가 외부에 공시됨으로서 내부정보이용자는 물론 외부정보이용자들 또한 많은 관심과 평가를 하게 된다.

1) 내부정보이용자

내부정보이용자라 함은 의사결정권에 속해 있는 병원경영자, 임원급이 해당된다. 이들은 공익법인으로서의 병원이 지역사회에 공헌하는 병원으로 인식되고 성장하기 위해서는 재무비율분석을 통하여 도출된 문제점을 파악하고 이를 해소할 수 있는 대안제시가 필요하다.

2) 외부정보이용자

병원의 외부정보이용자는 병원에서 공시한 재무제표를 근거로 다양한 비율분석을 하게 된다. 오늘날 빅데이터의 발달로 다양한 병원의 다양한 자료를 손쉽게 열람할 수 있다. 따라서 환자 또는 보호자의 경우는 빅데이터를 활용하여 유사병원과의 비교분석 등을 통하여 병원을 평가하게 되며, 질적으로 높은 수준의 의료서비스를 제공하는 병원을 선택하는데 재무비율을 활용한다.

또한 정부기관은 병원의 질적 등급을 책정하는데 도구로 활용되어지고 이는 정부보조금 등의 결정에 활용되어진다.

금융기관의 경우 병원의 안정성분석, 수익성분석, 활동성분석, 성장성분석, 생산성분석 등을 통하여 자금의 대여, 회수 등을 결정하게 된다.

공익법인인 병원에 재산을 출연하고자 하는 기부자 등도 이와 같은 의사결정의 도구로 재무분석이 활용되어 진다.

따라서 병원의 재무분석은 병원 내부 정보이용자 및 병원 외부정보이용자들에게 유용한 자료로 활용되어 진다는 것이다. 그렇기 때문에 병원에서는 병원의 재무구조가 건실하고 안정성, 수익성, 활동성, 성장성, 생산성 등 고른 분야에서 양호한 평가를 받을 수 있도록 노력하여야 할 것이다.

부록

공익법인의 설립·운영에 관한 법률
(약칭: 공익법인법)

[시행 2017. 12. 12] [법률 제15149호, 2017. 12. 12, 일부개정]

법무부(법무심의관실) 02-2110-3798, 3862

제1조(목적) 이 법은 법인의 설립·운영 등에 관한 「민법」의 규정을 보완하여 법인으로 하여금 그 공익성을 유지하며 건전한 활동을 할 수 있도록 함을 목적으로 한다.
[전문개정 2008. 3. 14.]

제2조(적용 범위) 이 법은 재단법인이나 사단법인으로서 사회 일반의 이익에 이바지하기 위하여 학자금·장학금 또는 연구비의 보조나 지급, 학술, 자선(慈善)에 관한 사업을 목적으로 하는 법인(이하 "공익법인"이라 한다)에 대하여 적용한다.
[전문개정 2008. 3. 14.]

제3조(정관의 준칙 등) ① 공익법인은 정관에 다음 사항을 적어야 한다.

1. 목적

2. 명칭

3. 사무소의 소재지

4. 설립 당시의 자산의 종류·상태 및 평가액

5. 자산의 관리방법과 회계에 관한 사항

6. 이사 및 감사의 정수(定數)·임기 및 그 임면(任免)에 관한 사항

7. 이사의 결의권 행사 및 대표권에 관한 사항

8. 정관의 변경에 관한 사항

9. 공고 및 공고 방법에 관한 사항

10. 존립시기와 해산사유를 정한 경우에는 그 시기와 사유 및 잔여재산의 처리방법

11. 업무감사와 회계검사에 관한 사항

② 제1항에 따른 정관의 기재 사항과 그 밖에 필요한 사항에 관하여는 대통령령으로 정한다.

[전문개정 2008. 3. 14.]

제4조(설립허가 기준) ① 주무 관청은 「민법」 제32조에 따라 공익법인의 설립허가신청을 받으면 관계 사실을 조사하여 재단법인은 출연재산의 수입, 사단법인은 회비·기부금 등으로 조성되는 재원(財源)의 수입(이하 각 "기본재산"이라 한다)으로 목적사업을 원활히 수행할 수 있다고 인정되는 경우에만 설립허가를 한다.

② 주무 관청은 공익법인의 설립허가를 할 때 대통령령으로 정하는 바에 따라 회비 징수, 수혜(受惠) 대상에 관한 사항, 그 밖에 필요한 조건을 붙일 수 있다.

③ 공익법인은 목적 달성을 위하여 수익사업을 하려면 정관으로 정하는 바에 따라 사업마다 주무 관청의 승인을 받아야 한다. 이를 변경하려는 경우에도 또한 같다.

[전문개정 2008. 3. 14.]

제5조(임원 등) ① 공익법인에는 5명 이상 15명 이하의 이사와 2명의 감사를 두되, 주무 관청의 승인을 받아 그 수를 증감할 수 있다.

② 임원은 주무 관청의 승인을 받아 취임한다.

③ 이사와 감사의 임기는 정관으로 정하되, 이사는 4년, 감사는 2년을 초과할 수 없다. 다만, 연임할 수 있다.

④ 이사의 과반수는 대한민국 국민이어야 한다.

⑤ 이사회를 구성할 때 대통령령으로 정하는 특별한 관계가 있는 자의 수는 이사 현원(現員)의 5분의 1을 초과할 수 없다.

⑥ 다음 각 호의 어느 하나에 해당하는 자는 공익법인의 임원이 될 수 없다. 〈개정 2017. 12. 12.〉

1. 미성년자

2. 피성년후견인 또는 피한정후견인

3. 파산선고를 받은 자로서 복권되지 아니한 자

4. 금고 이상의 형을 받고 집행이 종료되거나 집행을 받지 아니하기로 확정된 후 3년이 지나지 아니한 자

5. 제14조제2항에 따라 임원 취임승인이 취소된 후 2년이 지나지 아니한 자

⑦ 이사나 감사 중에 결원이 생기면 2개월 내에 보충하여야 한다.

⑧ 감사는 이사와 제5항에 따른 특별한 관계가 있는 자가 아니어야 하며 그 중 1명은 대통령령으로 정하는 바에 따라 법률과 회계에 관한 지식과 경험이 있는 자 중에서 주무 관청이 추천할 수 있다.

⑨ 공익법인은 주무 관청의 승인을 받아 상근임직원의 수를 정하고 상근임직원에게는 보수를 지급한다.

[전문개정 2008. 3. 14.]

제6조(이사회) ① 공익법인에 이사회를 둔다.

② 이사회는 이사로 구성한다.

③ 이사장은 정관으로 정하는 바에 따라 이사 중에서 호선(互選)한다.

④ 이사장은 이사회를 소집하며, 이사회의 의장이 된다.

[전문개정 2008. 3. 14.]

제7조(이사회의 기능) ① 이사회는 다음 사항을 심의 결정한다.

1. 공익법인의 예산, 결산, 차입금 및 재산의 취득·처분과 관리에 관한 사항

2. 정관의 변경에 관한 사항

3. 공익법인의 해산에 관한 사항

4. 임원의 임면에 관한 사항

5. 수익사업에 관한 사항

6. 그 밖에 법령이나 정관에 따라 그 권한에 속하는 사항

② 이사장이나 이사가 공익법인과 이해관계가 상반될 때에는 그 사항에 관한 의결에 참여하지 못한다.

[전문개정 2008. 3. 14.]

제8조(이사회의 소집) ① 이사장은 필요하다고 인정할 때에는 이사회를 소집할 수 있다.

② 이사장은 다음 각 호의 어느 하나에 해당하는 소집요구가 있을 때에는 그 소집요구일부터 20일 이내에 이사회를 소집하여야 한다.

1. 재적이사의 과반수가 회의의 목적을 제시하여 소집을 요구할 때

2. 제10조제1항제5호에 따라 감사가 소집을 요구할 때

③ 이사회를 소집할 때에는 적어도 회의 7일 전에 회의의 목적을 구체적으로 밝혀 각 이사에게 알려야 한다. 다만, 이사 전원이 모이고 또 그 전원이 이사회의 소집을 요구할 때에는 그러하지 아니하다.

④ 이사회를 소집하여야 할 경우에 그 소집권자가 궐위(闕位)되거나 이사회 소집을 기피하여 7일 이상 이사회 소집이 불가능한 경우에는 재적이사 과반수의 찬동으로 감독청의 승인을 받아 이사회를 소집할 수 있다. 이 경우 정관으로 정하는 이사가 이사회를 주재한다.

[전문개정 2008. 3. 14.]

제9조(의결정족수 등) ① 이사회의 의사(議事)는 정관에 특별한 규정이 없으면 재적이사 과반수의 찬성으로 의결한다.

② 이사는 평등한 의결권을 가진다.

③ 이사회의 의사는 서면결의에 의하여 처리할 수 없다.

④ 이사회의 의결은 대한민국 국민인 이사가 출석이사의 과반수가 되어야 한다.

[전문개정 2008. 3. 14.]

제10조(감사의 직무) ① 감사는 다음 각 호의 직무를 수행한다.

1. 공익법인의 업무와 재산상황을 감사하는 일 및 이사에 대하여 감사에 필요한 자료의 제출 또는 의견을 요구하고 이사회에서 발언하는 일

2. 이사회의 회의록에 기명날인하는 일

3. 공익법인의 업무와 재산상황에 대하여 이사에게 의견을 진술하는 일

4. 공익법인의 업무와 재산상황을 감사한 결과 불법 또는 부당한 점이 있음을 발견한 때에 이를 이사회에 보고하는 일

5. 제4호의 보고를 하기 위하여 필요하면 이사회의 소집을 요구하는 일

② 감사는 공익법인의 업무와 재산상황을 감사한 결과 불법 또는 부당한 점이 있음을 발견한 때에는 지체 없이 주무 관청에 보고하여야 한다.

③ 감사는 이사가 공익법인의 목적범위 외의 행위를 하거나 그 밖에 이 법 또는 이 법이 따른 명령이나 정관을 위반하는 행위를 하여 공익법인에 현저한 손해를 발생하게 할 우려가 있을 때에는 그 이사에 대하여 직무집행을 유지(留止)할 것을 법원에 청구할 수 있다.

[전문개정 2008. 3. 14.]

제11조(재산) ① 공익법인의 재산은 대통령령으로 정하는 바에 따라 기본재산과 보통재산으로 구분한다.

② 기본재산은 그 목록과 평가액을 정관에 적어야 하며, 평가액에 변동이 있을 때에는 지체 없이 정관 변경 절차를 밟아야 한다.

③ 공익법인은 기본재산에 관하여 다음 각 호의 어느 하나에 해당하는 경우에는 주무 관청의 허가를 받아야 한다. 〈개정 2016. 5. 29.〉

1. 매도·증여·임대·교환 또는 용도변경하거나 담보로 제공하려는 경우

2. 대통령령으로 정하는 일정 금액 이상을 장기차입(長期借入)하려는 경우

3. 기본재산의 운용수익이 감소하거나 기부금 또는 그 밖의 수입금이 감소하는 등 대통령령으로 정하는 사유로 정관에서 정한 목적사업의 수행이 현저히 곤란하여 기본재산을 보통재산으로 편입하려는 경우

④ 제3항에도 불구하고 「상속세 및 증여세법」 제16조제2항에 따른 성실공익법인이 기본재산에 관하여 다음 각 호의 어느 하나에 해당하는 경우에는 주무 관청에 대한 신고로 갈음할 수 있다. 〈신설 2016. 5. 29.〉

1. 기본재산의 100분의 20 범위에서 기본재산의 증식을 목적으로 하는 매도·교환 또는 용도변경 등 대통령령으로 정하는 경우

2. 제3항제3호에 해당하여 기본재산을 100분의 10 범위에서 보통재산으로 편입하려는 경우. 이 경우 직전 편입이 있은 날부터 최소 3년이 경과하여야 한다.

⑤ 공익법인은 목적사업을 수행하기 위하여 그 재산을 선량한 관리자의 주의를 다하여 관리하여야 한다. 〈개정 2016. 5. 29.〉

[전문개정 2008. 3. 14.]

제12조(예산 및 결산 등) ① 공익법인의 회계연도는 정부의 회계연도에 따른다.

② 공익법인은 주무 관청에 대하여 대통령령으로 정하는 바에 따라 매 회계연도가 시작되기 전에 다음 해에 실시할 사업계획 및 예산을 제출하고 매 회계연도가 끝난 후에 사업실적과 결산을 보고하여야 한다. 이 경우 결산보고에는 대통령령으로 정하는 바에 따라 공인회계사의 감사증명서를 첨부하게 할 수 있다.

③ 공익법인은 결산상 잉여금을 기본재산에 전입하거나 다음 해에 이월하여 목적사업에 사용하여야 한다.

④ 공익법인의 재산관리, 예산편성, 회계 등에 관한 사항은 대통령령으로 정한다.

[전문개정 2008. 3. 14.]

제13조(잔여재산의 귀속) ① 해산한 공익법인의 남은 재산은 정관으로 정하는 바에 따라 국가나 지방자치단체에 귀속된다.

② 제1항에 따라 국가나 지방자치단체에 귀속된 재산은 공익사업에 사용하거나 이를 유사한 목적을 가진 공익법인에 증여하거나 무상대부(無償貸付)한다.

[전문개정 2008. 3. 14.]

제14조(감독) ① 주무 관청은 공익법인의 업무를 감독한다.

② 주무 관청은 다음 각 호의 어느 하나에 해당하는 사유가 있으면 그 사유의 시정을 요구한 날부터 1개월이 지나도 이에 응하지 아니한 경우에 이사의 취임승인을 취소할 수 있다.

1. 이 법 또는 정관을 위반한 경우

2. 임원 간의 분쟁, 회계부정, 재산의 부당한 손실, 현저한 부당행위 등으로 해당 공익법인의 설립목적을 달성하지 못할 우려를 발생시킨 경우

3. 목적사업 외의 사업을 수행하거나 수행하려 한 경우

③ 주무 관청은 수익사업을 하는 공익법인에 다음 각 호의 사유가 있다고 인정되면 그 공익법인에 대하여 그 사업의 시정이나 정지를 명할 수 있다.

1. 수익을 목적사업 외의 용도에 사용할 때

2. 해당 사업을 계속하는 것이 공익법인의 목적에 위배된다고 인정될 때

[전문개정 2008. 3. 14.]

제15조(조세 감면 등) 공익법인에 출연(出捐)하거나 기부한 재산에 대한 상속세·증여세·소득세·법인세 및 지방세는 「조세특례제한법」으로 정하는 바에 따라 감면할 수 있다.

[전문개정 2008. 3. 14.]

제16조(설립허가의 취소) ① 설립허가를 한 주무 관청은 공익법인에 다음 각 호의 어느 하나에 해당하는 사유가 있다고 인정될 때에는 그 공익법인에 대한 설립허가를 취소할 수 있다. 다만, 공익법인의 목적사업이 둘 이상인 경우에는 그 일부의 목적사업에 해당 사유가 있을 때에도 또한 같다.

1. 거짓이나 그 밖의 부정한 방법으로 설립허가를 받은 경우

2. 설립허가 조건을 위반한 경우

3. 목적 달성이 불가능하게 된 경우

4. 목적사업 외의 사업을 한 경우

5. 이 법 또는 이 법에 따른 명령이나 정관을 위반한 경우

6. 공익을 해치는 행위를 한 경우

7. 정당한 사유 없이 설립허가를 받은 날부터 6개월 이내에 목적사업을 시작하지 아니하거나 1년 이상 사업실적이 없을 때

② 제1항에 따른 공익법인의 설립허가취소는 다른 방법으로는 감독목적을 달성할 수 없거나 감독청이 시정을 명령한 후 1년이 지나도 이에 응하지 아니한 경우에 한다.

[전문개정 2008. 3. 14.]

제16조의2(청문) 주무 관청은 제16조에 따라 공익법인의 설립허가를 취소하려는 경우에는 청문을 하여야 한다.

[전문개정 2008. 3. 14.]

제17조(감사 등) ① 주무 관청은 감독상 필요하면 공익법인에 대하여 그 업무보고서의 제출을 명하거나 업무재산관리 및 회계를 감사하여 그 적정을 기하고, 목적사업을 원활히 수행하도록 지도하여야 한다.

② 주무 관청은 공익법인의 효율적 감독을 위하여 필요하면 대통령령으로 정하는 바에 따라 공인회계사나 그 밖에 관계 전문기관으로 하여금 제1항에 따른 감사를 하게 할 수 있다.

[전문개정 2008. 3. 14.]

제18조(권한의 위임) 주무 관청은 이 법에 정한 권한의 일부를 대통령령으로 정하는 바에 따라 하급관청이나 지방자치단체에 위임할 수 있다.

[전문개정 2008. 3. 14.]

제19조(벌칙) ① 제4조제3항이나 제11조제3항·제4항 또는 제12조제3항을 위반하면 3년 이하의 징역 또는 3천만원 이하의 벌금에 처한다. 〈개정 2014. 1. 7., 2016. 5. 29.〉

② 다음 각 호의 어느 하나에 해당하면 1년 이하의 징역 또는 1천만원 이하의 벌금에 처한다. 〈개정 2014. 1. 7.〉

1. 제14조제3항에 따른 명령을 위반한 경우

2. 제12조제2항을 위반하거나 거짓으로 보고한 경우

3. 제17조에 따른 감사를 거부하거나 기피한 경우

4. 감사가 정당한 사유 없이 직무 수행을 거부하거나 직무를 유기한 경우

③ 이사나 감사가 제1항 및 제2항의 죄를 범하였을 때에는 그 행위자를 벌할 뿐만 아니라 그 공익법인에도 제1항 및 제2항의 벌금형을 부과한다. 다만, 법인이 그 위반행위를 방지하기 위하여 해당 업무에 관하여 상당한 주의와 감독을 게을리하지 아니한 때와 주무관청이 추천한 감사의 행위에 대하여는 그러하지 아니하다.

[전문개정 2008. 3. 14.]

제20조 삭제 〈2008. 3. 14.〉

부칙 〈제15149호, 2017. 12. 12.〉

제1조(시행일) 이 법은 공포한 날부터 시행한다.

제2조(금치산자 등의 결격사유에 관한 경과조치) 제5조제6항제2호의 개정규정에도 불구하고 이 법 시행 당시 법률 제10429호 민법 일부개정법률 부칙 제2조에 따라 금치산 또는 한정치산 선고의 효력이 유지되는 사람에 대하여는 종전의 규정에 따른다.

공익법인회계기준

[시행 2018. 1. 1.] [기획재정부고시 제2017-35호, 2017. 12. 7., 제정.]

기획재정부(재산세제과), 044-215-4311

제1장 총칙

제1조(목적) 공익법인회계기준(이하 '이 기준'이라 한다)은 「상속세 및 증여세법」 제50조의4 및 같은 법 시행령 제43조의4에 따라 같은 법 제16조제1항에 따른 공익법인등(이하 '공익법인'이라 한다)의 회계처리 및 재무제표를 작성하는 데 적용되는 기준을 제시하는 것을 목적으로 한다.

제2조(적용) 이 기준은 공익법인이 「상속세 및 증여세법」 제50조제3항에 따라 회계감사를 받는 경우 및 같은 법 제50조의3에 따라 결산서류 등을 공시하는 경우 등에 적용한다.

제3조(보고실체) 이 기준에 따라 재무제표를 작성할 때에는 공익법인 전체를 하나의 보고실체로 하여 작성한다.

제4조(복식부기와 발생주의) ① 이 기준에 따라 회계처리 및 재무제표를 작성할 때는 발생주의 회계원칙에 따라 복식부기 방식으로 하여야 한다.

② '복식부기'란 공익법인의 자산, 부채, 순자산의 증감 및 변화과정과 그 결과를 계정과목을 통하여 대변과 차변으로 구분하여 이중기록·계산이 되도록 하는 부기형식을 말한다.

③ '발생주의'란 현금의 수수와는 관계없이 수익은 실현되었을 때 인식하고 비용은 발생되었을 때 인식하는 개념으로서 기간손익을 계산할 때 경제가치량의 증가나 감소의 사실이 발생한 때를 기준으로 수익과 비용을 인식하는 것을 말한다.

제5조(재무제표) 이 기준에서 재무제표는 다음 각 호의 서류로 구성된다.

1. 재무상태표

2. 운영성과표

3. 위 제1호 및 제2호의 서류에 대한 주석

제6조(다른 법령과의 관계 등) ① 공익법인의 회계처리 및 재무제표 작성에 관하여 이 기준에서 정하지 아니한 사항은 일반기업회계기준에 따른다.

② 제4조 제2항 및 제3항에 따른 공익법인의 회계처리 및 재무제표 작성에 관하여 다른 법령에서 특별한 규정이 있는 경우 외에는 이 기준에 따른다.

제7조(회계정책, 회계추정의 변경 및 오류수정) ① 재무제표를 작성할 때 채택한 회계정책이나 회계추정은 비슷한 종류의 사건 또는 거래의 회계처리에도 동일하게 적용한다.

② '회계정책의 변경'이란 재무제표의 작성에 적용하던 회계정책을 다른 회계정책으로 바꾸는 것을 말한다.

③ 이 기준에서 변경을 요구하거나, 회계정책의 변경을 반영한 재무제표가 신뢰성 있고 더 목적적합한 정보를 제공하는 경우에만 회계정책을 변경할 수 있다.

④ '회계추정의 변경'이란 환경의 변화, 새로운 정보의 입수 또는 경험의 축적에 따라 회계적 추정치의 근거와 방법 등을 바꾸는 것을 말한다. 이 경우 회계추정에는 대손의 추정, 감가상각자산에 내재된 미래 경제적 효익의 예상되는 소비형태의 유의적인 변동, 감가상각자산의 내용연수 또는 잔존가치의 추정 등이 포함된다.

⑤ 변경된 회계정책은 소급하여 적용하며 소급적용에 따른 수정사항을 반영하여 비교재무제표를 재작성한다.

⑥ 회계추정의 변경은 전진적으로 회계처리하여 그 효과를 당기와 그 이후의 회계연도에 반영한다.

⑦ '오류수정'이란 전기 또는 그 이전 회계연도의 재무제표에 포함된 회계적 오류를 당기에 발견하여 수정하는 것을 말한다.

⑧ 당기에 발견한 전기 또는 그 이전 회계연도의 오류는 당기 운영성과표에 사업외손익 중 전기오류수정손익으로 보고한다. 다만, 전기 또는 그 이전 회계연도에 발생한 중대한 오류의 수정은 비교재무제표를 재작성하여 반영한다. 중대한 오류는 재무제표의 신뢰성을 심각하게 손상할 수 있는 매우 중요한 오류를 말한다.

제8조(재무제표의 구분·통합 표시) 중요한 항목은 재무제표의 본문 또는 주석에 그 내용을 가장 잘 나타낼 수 있도록 구분하여 표시한다.

제9조(비교재무제표의 작성) ① 재무제표의 기간별 비교가능성을 제고하기 위하여 전기 재무제표상의 모든 계량정보를 당기와 비교하는 형식으로 표시한다.

② 전기 재무제표상의 비계량정보가 당기 재무제표를 이해하는 데 관련된 경우에는 이를 당기의 정보와 비교하여 주석으로 기재한다.

제2장 재무상태표

제10조(재무상태표의 목적과 작성단위) ① 재무상태표는 회계연도 말 현재 공익법인의 자산, 부채 및 순자산을 표시함으로써 다음 각 호의 정보를 제공하는 것을 목적으로 한다.

1. 공익법인이 정관상 목적사업을 지속적으로 수행할 수 있는 능력

2. 공익법인의 유동성 및 재무건전성

② 재무상태표의 작성은 공익법인을 하나의 작성단위로 보아 통합하여 작성하되, 공익목적사업부문과 기타사업부문으로 각각 구분하여 표시한다.

제11조(재무상태표 작성기준) ① 재무상태표에는 회계연도 말 현재 공익법인의 모든 자산, 부채 및 순자산을 적정하게 표시한다.[별지 제1호 서식 참조]

② 재무상태표 구성요소의 정의는 다음 각 호와 같다.

1. '자산'이란 과거의 거래나 사건의 결과로 현재 공익법인에 의해 지배되고 미래에 경제적 효익을 창출할 것으로 예상되는 자원을 말한다.

2. '부채'란 과거의 거래나 사건의 결과로 현재 공익법인이 부담하고 있고 미래에 자원이 유출되거나 사용될 것으로 예상되는 의무를 말한다.

3. '순자산'이란 공익법인의 자산 총액에서 부채 총액을 차감한 잔여 금액을 말한다.

③ 자산과 부채는 각각 다음 각 호의 조건을 충족하는 경우에 재무상태표에 인식한다.

1. 자산: 해당 항목에서 발생하는 미래경제적 효익이 공익법인에 유입될 가능성이 매우 높고, 그 원가를 신뢰성 있게 측정할 수 있다.

2. 부채: 해당 의무를 이행하기 위하여 경제적 자원이 유출될 가능성이 매우 높고, 의무의 이행에 소요되는 금액을 신뢰성 있게 측정할 수 있다.

④ 자산, 부채 및 순자산은 다음 각 호에 따라 구분한다.

1. 자산은 유동자산 및 비유동자산으로 구분하고, 비유동자산은 투자자산, 유형자산, 무형자산 및 기타비유동자산으로 구분한다.

2. 부채는 유동부채, 비유동부채로 구분하며 고유목적사업준비금을 부채로 인식할 수 있다.

3. 순자산은 기본순자산, 보통순자산, 순자산조정으로 구분한다.

⑤ 자산과 부채는 유동성이 높은 항목부터 배열한다.

⑥ 자산과 부채는 상계하여 표시하지 않는다.

제12조(유동자산) ① '유동자산'은 회계연도 말부터 1년 이내에 현금화되거나 실현될 것으로 예상되는 자산을 말한다.

② 유동자산에는 현금및현금성자산, 단기투자자산, 매출채권, 선급비용, 미수수익, 미수금, 선급금 및 재고자산 등이 포함된다.

③ 매출채권, 미수금 등에 대한 대손충당금은 해당 자산의 차감계정으로, 재고자산평가충당금은 재고자산 각 항목의 차감계정으로 재무상태표에 표시한다.

제13조(투자자산) ① '투자자산'이란 장기적인 투자 등과 같은 활동의 결과로 보유하는 자산을 말한다.

② 투자자산에는 장기성예적금, 장기투자증권과 장기대여금 등이 포함된다.

제14조(유형자산) ① '유형자산'이란 재화를 생산하거나 용역을 제공하기 위하여, 또는 타인에게 임대하거나 직접 사용하기 위하여 보유한 물리적 형체가 있는 자산으로 1년을 초과하여 사용할 것으로 예상되는 자산을 말한다.

② 유형자산에는 토지, 건물, 구축물, 기계장치, 차량운반구와 건설중인자산 등이 포함된다.

③ 유형자산의 감가상각누계액과 손상차손누계액은 유형자산 각 항목의 차감계정으로 재무상태표에 표시한다.

④ 유형자산을 폐기하거나 처분하는 경우 그 자산을 재무상태표에서 제거하고 처분금액과 장부금액의 차액을 유형자산처분손익으로 인식한다.

제15조(무형자산) ① '무형자산'이란 재화를 생산하거나 용역을 제공하기 위하여, 또는 타인에게 임대하거나 직접 사용하기 위하여 보유한 물리적 형체가 없는 비화폐성 자산을 말한다.

② 무형자산에는 지식재산권, 개발비, 컴퓨터소프트웨어, 광업권, 임차권리금 등이 포함된다.

③ 무형자산은 상각누계액과 손상차손누계액을 취득원가에서 직접 차감한 잔액으로 재무상태표에 표시한다.

④ 무형자산을 처분하는 경우 그 자산을 재무상태표에서 제거하고 처분금액과 장부금액의 차액을 무형자산처분손익으로 인식한다.

제16조(기타비유동자산) ① '기타비유동자산'이란 투자자산, 유형자산 및 무형자산에 속하지 않는 비유동자산을 말한다.

② 기타비유동자산에는 임차보증금, 장기선급비용과 장기미수금 등이 포함된다.

제17조(유동부채) ① '유동부채'는 회계연도 말부터 1년 이내에 상환 등을 통하여 소멸할 것으로 예상되는 부채를 말한다.

② 유동부채에는 단기차입금, 매입채무, 미지급비용, 미지급금, 선수금, 선수수익, 예수금과 유동성장기부채 등이 포함된다.

제18조(비유동부채) ① '비유동부채'란 유동부채를 제외한 모든 부채를 말하며, 고유목적사업준비금을 부채로 인식하는 경우에는 유동부채와 고유목적사업준비금을 제외한 모든 부채를 말한다.

② 비유동부채에는 장기차입금, 임대보증금과 퇴직급여충당부채 등이 포함된다.

제19조(고유목적사업준비금) ① 고유목적사업준비금이란 법인세법 제29조에 따라 고유목적사업이나 지정기부금에 사용하기 위해 미리 비용으로 계상하면서 동일한 금액으로 인식한 부채계정으로, 유동부채와 비유동부채로 구분하지 않고 별도로 표시한다.

② 제1항은 고유목적사업준비금을 부채로 인식하는 경우에 한하여 적용한다.

제20조(기본순자산) ① '기본순자산'이란 사용이나 처분에 '영구적 제약'이 있는 순자산을 말한다.

② '영구적 제약'이란 법령, 정관 등에 의해 사용이나 처분시 주무관청 등의 허가가 필요한 경우를 말한다.

제21조(보통순자산) ① '보통순자산'이란 '기본순자산'이나 '순자산조정'이 아닌 순자산을 말한다.

② '보통순자산'은 잉여금과 적립금으로 구분하고, 적립금은 미래 특정 용도로 사용하기 위하여 적립해두는 준비금이나 임의적립금 등이 해당한다.

제22조(순자산조정) '순자산조정'이란 순자산 가감성격의 항목으로서 매도가능증권평가손익, 유형자산재평가이익 등이 포함된다.

제3장 운영성과표

제23조(운영성과표의 목적과 작성단위) ① 운영성과표는 해당 회계연도의 모든 수익과 비용을 표시함으로써 다음 각 호의 정보를 제공하는 것을 목적으로 한다.

1. 공익법인의 사업 수행 성과

2. 관리자의 책임 수행 정도

② 운영성과표의 작성은 공익법인을 하나의 작성단위로 보아 통합하여 작성하되, 공익목적사업부문과 기타사업부문으로 각각 구분하여 표시한다.

제24조(운영성과표 작성기준) ① 운영성과표에는 그 회계연도에 속하는 모든 수익 및 이에 대응하는 모든 비용을 적정하게 표시한다.[별지 제2호 서식 참조]

② 운영성과표는 다음 각 호에 따라 작성한다.

1. 모든 수익과 비용은 그것이 발생한 회계연도에 배분되도록 회계처리한다. 이 경우 발생한 원가가 자산으로 인식되는 경우를 제외하고는 비용으로 인식한다.

2. 수익과 비용은 그 발생 원천에 따라 명확하게 분류하고, 수익항목과 이에 관련되는 비용항목은 대응하여 표시한다.

3. 수익과 비용은 총액으로 표시한다.

4. 운영성과표는 다음 각 목과 같이 구분하여 표시한다.

    가. 사업수익

    나. 사업비용

    다. 사업이익(손실)

    라. 사업외수익

    마. 사업외비용

    바. 고유목적사업준비금을 부채로 인식하는 경우 고유목적사업준비금전입액

    사. 고유목적사업준비금을 부채로 인식하는 경우 고유목적사업준비금환입액

    아. 법인세비용차감전 당기운영이익(손실)

    자. 법인세비용

    차. 당기운영이익(손실)

제25조(사업수익) ① '사업수익'은 공익목적사업과 기타사업의 결과 경상적으로 발생하는 자산의 증가 또는 부채의 감소를 말한다.

② 사업수익은 공익목적사업수익과 기타사업수익으로 구분하여 표시한다.

③ 공익목적사업수익은 공익법인의 특성을 반영하여 기부금수익, 보조금수익, 회비수익 등으로 구분하여 표시한다.

④ 기타사업수익은 공익법인이 필요하다고 판단하는 경우에는 그 구분정보를 운영성과표 본문에 표시하거나 주석으로 기재할 수 있다.

⑤ 이자수익 또는 배당수익과 처분손익 등이 공익목적사업활동의 주된 원천이 되는 경우에는 사업수익에 포함한다.

제26조(기부금 등의 수익인식과 측정) ① 현금이나 현물을 기부 받을 때에는 실제 기부를 받는 시점에 수익으로 인식한다.

② 현물을 기부 받을 때에는 수익금액을 공정가치(합리적인 판단력과 거래 의사가 있는 독립된 당사자 사이의 거래에서 자산이 교환되거나 부채가 결제될 수 있는 금액을 말한다. 이하 같다)로 측정한다.

③ 납부가 강제되는 회비 등에 대해서는 발생주의에 따라 회수가 확실해지는 시점에 수익을 인식할 수 있다.

④ 기부금 등이 기본순자산에 해당하는 경우 사업수익으로 인식하지 않고 기본순자산의 증가로 인식한다.

제27조(사업비용) ① '사업비용'은 공익목적사업과 기타사업의 결과 경상적으로 발생하는 자산의 감소 또는 부채의 증가를 말한다.

② 사업비용은 공익목적사업비용과 기타사업비용으로 구분하여 표시한다.

③ 공익목적사업비용은 활동의 성격에 따라 다음 각 호와 같이 사업수행비용, 일반관리비용, 모금비용으로 구분하여 표시한다.

1. '사업수행비용'은 공익법인이 추구하는 본연의 임무나 목적을 달성하기 위해 수혜자, 고객, 회원 등에게 재화나 용역을 제공하는 활동에서 발생하는 비용을 말한다.

2. '일반관리비용'은 기획, 인사, 재무, 감독 등 제반 관리활동에서 발생하는 비용을 말한다.

3. '모금비용'은 모금 홍보, 모금 행사, 기부자 리스트 관리, 모금 고지서 발송 등의 모금활동에서 발생하는 비용을 말한다.

④ 사업수행비용은 세부사업별로 추가 구분한 정보를 운영성과표 본문에 표시하거나 주석으로 기재할 수 있다.

⑤ 사업수행비용, 일반관리비용, 모금비용에 대해서는 각각 다음 각 호와 같이 분배비용, 인력비용, 시설비용, 기타비용으로 구분하여 분석한 정보를 운영성과표 본문에 표시하거나 주석으로 기재한다. 다만, 공익법인이 필요하다고 판단하는 경우에는 더 세분화된 정보를 운영성과표 본문에 표시하거나 주석으로 기재할 수 있다.

1. '분배비용'은 공익법인이 수혜자 또는 수혜단체에 직접 지급하는 비용으로 장학금, 지원금 등을 포함한다.

2. '인력비용'은 공익법인에 고용된 인력과 관련된 비용으로서 급여, 상여금, 퇴직급여, 복리후생비, 교육훈련비 등을 포함한다.

3. '시설비용'은 공익법인의 운영에 사용되는 토지, 건물, 구축물, 차량운반구 등 시설과 관련된 비용으로서 감가상각비, 지급임차료, 시설보험료, 시설유지관리비 등을 포함한다.

4. '기타비용'은 분배비용, 인력비용, 시설비용 외의 비용으로서 여비교통비, 소모품비, 지급수수료, 용역비, 업무추진비, 회의비, 대손상각비 등을 포함한다. 이 경우 각 공익법인의 특성에 따라 금액이 중요한 기타비용 항목은 별도로 구분하여 운영성과표 본문에 표시하거나 주석으로 기재한다.

⑥ 기타사업비용을 인력비용, 시설비용, 기타비용으로 구분하여 분석한 정보는 운영성과표 본문에 표시하거나 주석으로 기재하여야 하며, 그 외 공익법인이 필요하다고 판단하는 구분정보에 대해서는 운영성과표 본문에 표시하거나 주석으로 기재할 수 있다.

제28조(사업외수익) 사업외수익은 사업수익이 아닌 수익 또는 차익으로서 유형·무형자산처분이익, 유형·무형자산손상차손환입, 전기오류수정이익 등으로 한다.

제29조(사업외비용) 사업외비용은 사업비용이 아닌 비용 또는 차손으로서 유형·무형자산처분손실, 유형·무형자산손상차손, 유형자산재평가손실, 기타의 대손상각비, 전기오류수정손실 등으로 한다.

제30조(공통수익 및 비용의 배분) 어떤 수익과 비용항목이 복수의 활동에 관련되는 경우에는 해당 수익과 비용의 성격에 따라 투입한 업무시간, 관련 시설면적, 사용빈도 등 합리적인 배분기준에 따라 활동 간에 배분하며, 그 배분기준은 일관되게 적용하여야 한다.

제31조(고유목적사업준비금 전입액과 환입액) ① '고유목적사업준비금전입액'이란 공익법인이 법인세법에 따라 수익사업부문에서 발생한 소득 중 일부를 고유목적사업부문이나 지정기부금에 지출하기 위하여 적립한 금액을 말한다. 이에 상응하여 동일한 금액을 부채에 '고유목적사업준비금'이라는 과목으로 인식한다.

② '고유목적사업준비금환입액'이란 고유목적사업준비금이 법인세법에 따라 수익사업부문에서 고유목적사업부문에 전출되어 목적사업에 사용되었거나 미사용되어 임의 환입된 금액을 말한다.

③ 제1항과 제2항의 내용은 고유목적사업준비금을 부채로 인식하는 경우에 한하여 적용한다.

제32조(법인세비용) 공익법인이 법인세를 부담하는 경우에는 일반기업회계기준 제22장 '법인세회계'와 제31장 '중소기업 회계처리 특례'의 법인세 회계처리를 고려하여 회계정책을 개발하여 회계처리한다.

제4장 자산·부채의 평가

제33조(자산의 평가기준) ① 자산은 최초에 취득원가로 인식한다.

② 교환, 현물출자, 증여, 그 밖에 무상으로 취득한 자산은 공정가치를 취득원가로 한다.

③ 이 기준에서 별도로 정하는 경우를 제외하고는, 자산의 진부화 및 시장가치의 급격한 하락 등으로 인하여 자산의 회수가능액이 장부금액에 중요하게 미달되는 경우에는 장부금액을 회수가능액으로 조정하고 그 차액을 손상차손으로 처리한다. 이 경우 회수가능액은 다음 제1호와 제2호 중 큰 금액으로 한다.

1. 순공정가치: 합리적인 판단력과 거래 의사가 있는 독립된 당사자 사이의 거래에서 자산의 매각으로부터 수취할 수 있는 금액에서 처분부대원가를 차감한 금액

2. 사용가치: 자산에서 창출될 것으로 기대되는 미래 현금흐름의 현재가치

④ 과거 회계연도에 인식한 손상차손이 더 이상 존재하지 않거나 감소하였다면 자산의 회수가능액이 장부금액을 초과하는 금액은 손상차손환입으로 인식한다. 다만, 손상차손환입으로 증가된 장부금액은 과거에 손상차손을 인식하기 전 장부금액의 감가상각 또는 상각 후 잔액을 초과할 수 없다

제34조(미수금, 매출채권 등의 평가) ① 원금이나 이자 등의 일부 또는 전부를 회수하지 못할 가능성이 있는 미수금, 매출채권 등은 합리적이고 객관적인 기준에 따라 대손추산액을 산출하여 대손충당금으로 설정하고, 기존 대손충당금 잔액과의 차이는 대손상각비로 인식한다.

② 미수금, 매출채권 등의 원금이나 이자 등의 일부 또는 전부를 회수할 수 없게 된 경우, 대손충당금과 상계하고, 대손충당금이 부족한 경우에는 그 부족액을 대손상각비로 인식한다.

③ 미수금과 매출채권에 대한 대손상각비는 사업비용(공익목적사업비용이나 기타사업비용 중 관련이 되는 것)의 대손상각비로, 그 밖의 채권에 대한 대손상각비는 사업외비용의 기타의대손상각비로 구분한다.

제35조(유형자산과 무형자산의 평가) ① 유형자산과 무형자산의 취득원가는 구입가격 또는 제작원가와 자산을 가동하기 위하여 필요한 장소와 상태에 이르게 하는 데 직접 관련되는 원가를 포함한 금액을 말한다.

② 최초 인식 후에 유형자산과 무형자산의 장부금액은 다음 각 호에 따라 결정한다.

1. 유형자산: 취득원가(자본적 지출을 포함한다. 이하 이 조에서 같다)에서 감가상각누계액과 손상차손누계액을 차감한 금액

2. 무형자산: 취득원가에서 상각누계액과 손상차손누계액을 차감한 금액

③ 취득원가에서 잔존가치를 차감하여 결정되는 유형자산의 감가상각대상금액과 무형자산의 상각대상금액은 해당 자산을 사용할 수 있는 때부터 내용연수에 걸쳐 배분

하여 상각한다.

④ 유형자산과 무형자산의 내용연수는 자산의 예상 사용기간이나 생산량 등을 고려하여 합리적으로 결정한다.

⑤ 유형자산의 감가상각방법과 무형자산의 상각방법은 다음 각 호에서 자산의 경제적효익이 소멸되는 형태를 반영한 합리적인 방법을 선택하여 소멸형태가 변하지 않는 한 매기 계속 적용한다.

1. 정액법

2. 정률법

3. 연수합계법

4. 생산량비례법

⑥ 전시·교육·연구 등의 목적으로 보유중인 예술작품 및 유물과 같은 역사적 가치가 있는 유형자산은 일반적으로 시간이 경과하더라도 가치가 감소하지 않으므로 감가상각을 적용하지 아니한다.

제36조(유형자산의 재평가) ① 최초 인식 후에 공정가치를 신뢰성 있게 측정할 수 있는 유형자산은 재평가를 할 수 있다. 이 경우 재평가일의 공정가치에서 이후의 감가상각누계액과 손상차손누계액을 차감한 재평가금액을 장부금액으로 한다.

② 유형자산을 재평가할 때, 재평가 시점의 총장부금액에서 기존의 감가상각누계액을 제거하여 자산의 순장부금액이 재평가금액이 되도록 수정한다.

③ 유형자산의 장부금액이 재평가로 인하여 증가된 경우에 그 증가액은 순자산조정으로 인식한다. 그러나 동일한 유형자산에 대하여 이전에 운영성과표에 사업외비용으로 인식한 재평가감소액이 있다면 그 금액을 한도로 재평가증가액만큼 운영성과표에 사업외수익으로 인식한다.

④ 유형자산의 장부금액이 재평가로 인하여 감소된 경우에 그 감소액은 운영성과표에 사업외비용으로 인식한다. 그러나 그 유형자산의 재평가로 인해 인식한 순자산조정의 잔액이 있다면 그 금액을 한도로 재평가감소액을 순자산조정에서 차감한다.

제37조(유가증권의 평가) ① 유가증권은 취득한 후 만기보유증권, 단기매매증권, 그리고 매도가능증권 중의 하나로 분류한다.

② 유가증권의 평가는 일반기업회계기준에 따른다. 다만, 매도가능증권에 대한 미실현보유손익은 순자산조정으로 인식하고 당해 유가증권에 대한 순자산조정은 그 유가증권을 처분하거나 손상차손을 인식하는 시점에 일괄하여 당기손익에 반영한다.

제38조(퇴직급여충당부채의 평가) ① 퇴직급여충당부채는 회계연도 말 현재 모든 임직원이 일시에 퇴직할 경우 지급하여야 할 퇴직금에 상당하는 금액으로 한다.

② 확정기여형퇴직연금제도를 설정한 경우에는 퇴직급여충당부채 및 관련 퇴직연금운용자산을 인식하지 않는다. 다만 해당 회계기간에 대하여 공익법인이 납부하여야 할 부담금을 퇴직급여(비용)로 인식하고, 미납부액이 있는 경우 미지급비용(부채)으로 인식한다.

③ 확정급여형퇴직연금제도와 관련하여 별도로 운용되는 자산은 하나로 통합하여 '퇴직연금운용자산'으로 표시하고, 퇴직급여충당부채에서 차감하는 형식으로 표시한다. 퇴직연금운용자산의 구성내역은 주석으로 기재한다

제39조(공통자산·부채의 배분) 어떤 자산 또는 부채 항목이 복수의 활동에 관련되는 경우에는 관련 시설면적, 사용빈도 등 합리적인 배분기준에 따라 활동 간에 배분하고, 그 배분기준은 일관되게 적용하여야 한다.

제5장 주석

제40조(주석의 정의) '주석'이란 재무제표 본문(재무상태표, 운영성과표를 말한다)의 전반적인 이해를 돕는 일반사항에 관한 정보, 재무제표 본문에 표시된 항목을 구체적으로 설명하거나 세분화하는 정보, 재무제표 본문에 표시할 수 없는 회계사건 및 그 밖의 사항으로 재무제표에 중요한 영향을 미치거나 재무제표의 이해를 위하여 필요하다고 판단되는 정보를 추가하여 기재하는 것을 말한다.

제41조(필수적 주석기재사항) 공익법인은 이 기준의 다른 조항에서 주석으로 기재할 것을 요구하거나 허용하는 사항 외에 다음 각 호의 사항을 주석으로 기재한다.

1. 공익법인의 개황 및 주요사업 내용

2. 공익법인이 채택한 회계정책(자산·부채의 평가기준 및 수익과 비용의 인식기준을 포함한다)

3. 사용이 제한된 현금및현금성자산의 내용

4. 차입금 등 현금 등으로 상환하여야 하는 부채의 주요 내용

5. 현물기부의 내용

6. 제공한 담보·보증의 주요 내용

7. 특수관계인(상속세 및 증여세법 제2조 제10호의 정의에 따른다)과의 중요한 거래의 내용

8. 총자산 또는 사업수익금액의 10% 이상에 해당하는 거래에 대한 거래처명, 거래금액, 계정과목 등 거래 내역

9. 회계연도 말 현재 진행 중인 소송 사건의 내용, 소송금액, 진행 상황 등

10. 회계정책, 회계추정의 변경 및 오류수정에 관한 사항

11. 기본순자산의 취득원가와 공정가치를 비교하는 정보에 관한 사항

12. 순자산의 변동에 관한 사항

13. 유형자산 재평가차액의 누적금액

14. 유가증권의 취득원가와 재무제표 본문에 표시된 공정가치를 비교하는 정보

15. 그 밖에 일반기업회계기준에 따라 주석기재가 요구되는 사항 중 공익법인에 관련성이 있고 그 성격이나 금액이 중요한 사항

제42조(선택적 주석기재사항) 이 기준과 일반기업회계기준에서 요구하는 주석기재사항 외에도 재무제표의 유용성을 제고하고 공정한 표시를 위하여 필요한 정보는 재무제표 작성자의 판단과 책임하에서 자발적으로 주석을 기재할 수 있다. 예를 들어, 공익법인이 내부관리목적으로 복수의 구분된 단위로 회계를 하는 경우 각 회계단위별르 작성된 재무제표의 전부 또는 일부를 주석으로 기재할 수 있다.

제43조(주석기재방법) 주석기재는 재무제표 이용자의 이해와 편의를 도모하기 위하여 다음 각 호에 따라 체계적으로 작성한다.

1. 재무제표상의 개별항목에 대한 주석 정보는 해당 개별항목에 기호를 붙이고 별지에 동일한 기호를 표시하여 그 내용을 설명한다.

2. 하나의 주석이 재무제표상 둘 이상의 개별항목과 관련된 경우에는 해당 개별항목 모두에 주석의 기호를 표시한다.

3. 하나의 주석에 포함된 정보가 다른 주석과 관련된 경우에도 해당되는 주석 모두에 관련된 주석의 기호를 표시한다.

부칙 〈제2017-35호, 2017. 12. 7.〉

제1조(시행일)이 기준은 2018년 1월 1일부터 시행한다

제2조(일반적 적용례)이 기준은 이 기준 시행 이후 개시하는 회계연도부터 적용한다.

제3조(재무제표 작성 적용례)이 기준이 최초 적용되는 재무제표에 대하여는 제9조에 따른 비교재무제표를 작성하지 아니할 수 있다.

제4조(재무제표 작성 경과규정)이 기준은 공익법인이 원하는 경우 이 기준 시행 이전에 개시하는 회계연도에 적용할 수 있다.

제5조(소규모 공익법인의 한시적 단식부기 등 적용특례)이 기준 시행 이후 최초로 개시하는 회계연도의 직전 회계연도 종료일의 총자산가액의 합계액이 20억원 이하인 공익법인과 이 기준 시행일부터 2018년 12월 31일까지의 기간 중에 신설되는 공익법인은 이 기준 시행 이후 최초로 개시하는 회계연도와 그 다음 회계연도에는 단식부기를 적용할 수 있으며, 제41조의 필수적 주석기재사항의 기재를 생략할 수 있다.

의료기관 회계기준 규칙

[시행 2019. 1. 1] [보건복지부령 제606호, 2018. 12. 28. 타법개정]

보건복지부(의료기관정책과) 044-202-2475

제1조(목적) 이 규칙은 「의료법」 제62조에 따라 의료기관의 개설자가 준수하여야 하는 의료기관 회계기준을 정함으로써 의료기관 회계의 투명성을 확보함을 목적으로 한다. 〈개정 2007. 7. 27.〉

제2조(의료기관 회계기준의 준수대상) ①「의료법」 제62조제2항에 따라 의료기관 회계기준을 준수하여야 하는 의료기관의 개설자는 100병상 이상의 종합병원(이하 "병원"이라 한다)의 개설자를 말한다. 〈개정 2007. 7. 27., 2011. 2. 10.〉

②제1항에 따른 병상 수는 해당 병원의 직전 회계연도의 종료일을 기준으로 산정한다. 〈신설 2007. 7. 27.〉

제3조(회계의 구분) ①병원의 개설자인 법인(이하 "법인"이라 한다)의 회계와 병원의 회계는 이를 구분하여야 한다.

②법인이 2 이상의 병원을 설치·운영하는 경우에는 각 병원마다 회계를 구분하여야 한다.

제4조(재무제표) ①병원의 재무상태와 운영성과를 나타내기 위하여 작성하여야 하는 재무제표는 다음 각 호와 같다. 〈개정 2015. 12. 31.〉

1. 재무상태표

2. 손익계산서

3. 기본금변동계산서(병원의 개설자가 개인인 경우를 제외한다)

4. 현금흐름표

②제1항의 규정에 의한 재무제표의 세부작성방법은 보건복지부장관이 정하여 고시한다. 〈개정 2008. 3. 3., 2010. 3. 19.〉

제5조(회계연도) 병원의 회계연도는 정부의 회계연도에 따른다. 다만, 「사립학교법」에 따라 설립된 학교법인이 개설자인 병원의 회계연도는 동법 제30조의 규정에 의한 사립학교의 학년도에 따른다. 〈개정 2007. 7. 27.〉

제6조(계정과목의 표시) 제4조의 규정에 의한 재무제표는 이 규칙에서 정한 계정과목을 사용하여야 한다. 다만, 계정과목을 정하지 아니한 것은 그 성질이나 금액이 유사한 계정과목으로 통합하여 사용하거나 그 내용을 나타낼 수 있는 적절한 계정과목을 신설하여 사용할 수 있다.

제7조(재무상태표) ①재무상태표는 재무상태표 작성일 현재의 자산·부채 및 자본에 관한 항목을 객관적인 자료에 따라 작성하여야 한다. 〈개정 2015. 12. 31.〉

② 제1항에 따른 재무상태표는 별지 제1호서식에 따른다. 〈개정 2015. 12. 31.〉

[제목개정 2015. 12. 31.]

제8조(손익계산서) ①손익계산서는 회계기간에 속하는 모든 수익과 이에 대응하는 모든 비용을 객관적인 자료에 따라 작성하여야 한다.

②제1항의 규정에 의한 손익계산서는 별지 제2호서식에 의한다.

제9조(기본금변동계산서) ①기본금변동계산서는 기본금과 이익잉여금의 변동 및 수정에 관한 사항을 객관적인 자료에 따라 작성하여야 한다.

②제1항의 규정에 의한 기본금변동계산서는 별지 제3호서식에 의한다.

제10조(현금흐름표) ①현금흐름표는 당해 회계기간에 속하는 현금의 유입과 유출내용을 객관적인 자료에 따라 작성하여야 한다. 다만, 병원의 개설자가 「사립학교법」에 따라 설립된 학교법인 또는 「지방공기업법」에 따라 설립된 지방공사인 경우에는 자금수지계산서로 이를 갈음할 수 있다. 〈개정 2007. 7. 27.〉

②제1항의 규정에 의한 현금흐름표는 별지 제4호서식에 의한다.

제11조(결산서의 제출 및 공시) ① 병원의 장은 매 회계연도 종료일부터 3월 이내에 다음 각 호의 서류를 첨부한 결산서를 보건복지부장관에게 제출하여야 한다. 〈개정 2008. 3. 3., 2010. 3. 19., 2015. 12. 31.〉

1. 재무상태표와 그 부속명세서

2. 손익계산서와 그 부속명세서

3. 기본금변동계산서(병원의 개설자가 개인인 경우를 제외한다)

4. 현금흐름표

② 법인은 제1항제1호 및 제2호에 따른 병원의 재무상태표와 손익계산서를 보건복지부장관이 정하는 인터넷 사이트에 공시하여야 한다. 〈신설 2015. 12. 31.〉

[제목개정 2015. 12. 31.]

제12조 삭제 〈2018. 12. 28.〉

부칙 〈제606호, 2018. 12. 28.〉

이 규칙은 2019년 1월 1일부터 시행한다.

재무제표 세부 작성방법

제정 2003.12.19. 보건복지부 고시 제2003-78호

개정 2010.2.9. 보건복지가족부 고시 제2010-25호

개정 2015.12.31. 보건복지부 고시 제2015-234호

Ⅰ. 일반적 작성기준

1. 회계의 일반원칙

　가. 회계처리 및 보고는 신뢰할 수 있도록 객관적인 자료와 증거에 의하여 공정하게 처리하여야 한다.

　나. 재무제표의 양식 및 과목과 회계용어는 이해하기 쉽도록 간단·명료하게 표시하여야 한다.

　다. 중요한 회계방침과 회계처리기준과목 및 금액에 관하여는 그 내용을 재무제표상에 충분히 표시하여야 한다.

　라. 회계처리에 관한 기준 및 추정은 기간별 비교가 가능하도록 매기 계속하여 적용하고 정당한 사유 없이 이를 변경하여서는 아니된다.

　마. 회계처리와 재무제표 작성에 있어서 과목과 금액은 그 중요성에 따라 실용적인 방법에 의하여 결정하여야 한다.

　바. 회계처리과정에서 2 이상의 선택 가능한 방법이 있는 경우에는 재무적 기초를 견고히 하는 관점에 따라 처리하여야 한다.

　사. 회계처리는 거래의 실질과 경제적 사실을 반영할 수 있어야 한다.

2. 재무제표 및 부속명세서 작성원칙

재무제표는 재무상태표, 손익계산서, 기본금변동계산서, 현금흐름표 및 주기와 주석으로 한다.

가. 재무제표는 이 고시와 의료기관 회계기준 규칙에 따라 작성하되 이 고시 및 동 규칙에 정하지 아니한 사항에 대해서는 의료기관 회계기준 규칙에 반하지 않는 범위 내에서 기업회계기준과 일반적으로 공정·타당하다고 인정되는 회계 관행에 따라 처리한다.

나. 재무제표는 당해 회계연도분과 직전 회계연도 분을 비교하는 형식으로 작성하여야 한다.

다. 재무제표의 양식은 보고식을 원칙으로 한다.

라. 기타 필요한 명세서는 부속명세서를 작성하여야 한다.

마. 재무제표에는 이를 이용하는 자에게 충분한 회계정보를 제공하도록 중요한 회계방침 등 필요한 사항에 대하여는 다음의 방법에 따라 주기 및 주석을 하여야 한다.

 1) 주기는 재무제표상의 해당과목 다음에 그 회계사실의 내용을 간단한 자구 또는 숫자로 괄호 안에 표시하는 방법으로 한다.

 2) 주석은 재무제표상의 해당과목 또는 금액에 기호를 붙이고 난외 또는 별지에 동일한 기호를 표시하여 그 내용을 간결·명료하게 기재하는 방법으로 한다.

 3) 동일한 내용의 주석이 2 이상의 과목에 관련되는 경우에는 주된 과목에 대한 주석만 기재하고, 다른 과목의 주석은 기호만 표시함으로써 이를 갈음할 수 있다.

Ⅱ. 서부 작성기준

 1. 재무상태표

  가. 재무상태표 작성기준

   1) 재무상태표는 자산, 부채 및 자본으로 구분한다.

   2) 자산, 부채 및 자본은 총액에 의하여 기재함을 원칙으로 하고, 자산의 항목과 부채 또는 자본의 항목을 상계함으로써 그 전부 또는 일부를 재무상태표에서 제외하여서는 아니된다.

   3) 자산과 부채는 1년을 기준으로 하여 유동자산 또는 비유동자산, 유동부채 또는 비유동부채로 구분하는 것을 원칙으로 한다.

4) 재무상태표에 기재하는 자산과 부채의 항목배열은 유동성배열법에 의함을 원칙으로 한다.

5) 가지급금 또는 가수금 등의 미결산 항목은 그 내용을 나타내는 적절한 과목으로 기재하여야 한다.

나. 자산의 계정과목구분

자산은 유동자산과 비유동자산으로 구분한다.

1) 유동자산은 당좌자산, 재고자산, 기타유동자산으로 구분한다.

  가) 당좌자산은 현금 및 현금성자산, 국고보조금, 단기금융상품, 단기매매증권, 의료미수금, 단기대여금, 대손충당금, 미수금, 미수수익, 선급금, 선급비용, 선급제세, 본지점, 이연법인세자산 및 기타의 당좌자산으로 구분한다.

  (1) 의료미수금은 진료행위로 인하여 발생한 외상매출금과 받을 어음으로 한다.

    ① 입원환자 재원기간 중 발생한 미수금은 재원미수금, 퇴원환자로부터 발생한 미수금은 퇴원미수금, 외래환자로부터 발생한 미수금은 외래미수금, 기타의료수익의 미수금은 기타의료수익미수금으로 구분한다.

    ② 의료미수금은 보험자단체 등의 청구미수금과 환자본인부담금미수액을 포함한다.

    ③ 재원미수금 등은 환자종류에 따라 건강보험미수금, 의료급여미수금, 자동차보험미수금, 산재보험미수금, 일반환자미수금 및 건강검진미수금 등으로 구분할 수 있다.

  (2) 미수금은 의료미수금을 제외한 미수채권 등을 말한다.

  나) 재고자산은 약품, 진료재료, 급식재료, 저장품, 의료부대물품으로 구분한다.

2) 비유동자산은 투자자산, 유형자산, 무형자산, 기타비유동자산으로 구분한다.

  가) 투자자산은 장기금융상품, 투자유가증권, 장기대여금, 장기대여금대손충당금, 퇴직보험예치금, 보증금 및 기타투자자산으로 구분한다.

나) 유형자산은 토지, 건물, 구축물, 기계장치, 의료장비, 차량운반구, 공기구비품, 건설 중인 자산, 기타유형자산, 감가상각누계액 및 국고보조금으로 구분한다. 이 경우 유형자산 과목별로 감가상각방법, 내용연수 등을 주석으로 기재하여야 한다.

(1) 유형자산의 인식시점 이후에는 원가모형이나 재평가모형 중 하나를 회계정책으로 선택하여 유형자산 분류별로 동일하게 적용한다.

다) 무형자산은 영업권 및 산업재산권으로 구분한다.

다. 부채의 계정과목구분

부채는 유동부채와 비유동부채로 구분한다.

1) 유동부채는 매입채무, 단기차입금, 미지급금, 선수금, 예수금, 미지급비용, 미지급제세, 유동성장기부채, 선수수익, 예수보증금, 단기부채성충당금, 임직원단기차입금, 이연법인세부채 및 기타의 유동부채로 구분한다.

2) 비유동부채는 장기차입금, 외화장기차입금, 금융리스미지급금, 장기성매입채무, 퇴직급여충당금, 이연법인세부채 및 임대보증금으로 구분한다.

3) 고유목적사업준비금을 결산서에 인식하는 경우 해당 고유목적사업준비금은 유동부채 및 비유동부채와는 별도로 구분하여 표시한다.

라. 자본의 계정과목구분

1) 법인병원 등은 자본을 기본금, 자본잉여금, 기타포괄손익누계액 및 이익잉여금(결손금)으로 구분한다.

가) 기본금은 법인기본금과 기타기본금으로 구분한다.

나) 자본잉여금은 자본보존목적의 기타 자본잉여금으로 한다.

다) 기타포괄손익누계액은 재평가잉여금과 해외사업환산손익 등으로 구분한다.

라) 이익잉여금(결손금)은 차기이월잉여금(결손금) 및 당기순이익(순손실)으로 구분한다.

2) 개인병원은 자본금이라는 개념이 없고 총자산에서 총부채를 차감하면 자본이 되므로 이를 구분하지 아니한다.

마. 재무상태표 과목분류 및 내용해설은 별표 1과 같다.

2. 손익계산서

가. 손익계산서 작성기준

1) 모든 수익과 비용은 그것이 발생한 기간에 정당하게 배분되도록 처리하여야 한다. 다만, 수익은 실현시기를 기준으로 계상하고 미실현수익은 당기의 손익계산에 산입 하지 아니함을 원칙으로 한다.

2) 수익과 비용은 그 발생원천에 따라 명확하게 분류하고 각 수익항목과 이에 관련되는 비용항목을 대응 표시하여야 한다.

3) 수익과 비용은 총액에 의하여 기재함을 원칙으로 하고 수익항목과 비용항목을 직접 상계함으로써 그 전부 또는 일부를 손익계산서에서 제외하여서는 아니된다.

4) 손익계산서는 의료이익(의료손실), 법인세차감전순이익(순손실), 법인세비용, 고유목적사업준비금설정전 당기순이익(손실), 고유목적사업준비금전입액, 고유목적사업준비금환입액 및 당기순이익(순손실)으로 구분 표시하여야 한다.

나. 수익과목 계정과목 구분

수익과목은 의료수익과 의료외수익으로 구분한다.

1) 의료수익은 입원수익, 외래수익 및 기타의료수익으로 구분하며 의료수익감면을 차감한 후의 수익을 계상한다. 이 경우 의료수익감면에 대한 세부내역을 주석으로 기재하여야 한다.

2) 의료수익감면은 진료비에누리(또는 진료비할인), 연구용환자감면 및 자선환자감면 등으로 구분한다.

가) 진료비에누리는 일정한 요건에 적합한 환자에 대하여 사전에 약정한 할인율에 따라 진료비의 일부 또는 전부를 감액하여 주는 것을 말한다.

나) 진료비할인은 진료비가 청구되어 의료미수금으로 계상되었으나 환자의 지불능력부족 등의 이유로 진료비의 일부 또는 전부를 감액하여 주는 것을 말한다.

다) 연구용환자나 자선환자에 대해 진료비를 일부 또는 전부를 감면해주는 경우, 환자로부터 수납한 진료비만을 수익으로 계상한다.

3) 의료외수익은 의료부대수익, 이자수익, 배당금수익, 임대료수익, 단기매매증권처분이익, 단기매매증권평가이익, 연구수익, 외환차익, 외화환산이익, 투자자산처분이익, 유형자산처분이익, 대손충당금환입, 기부금수익, 잡이익, 자산수증이익, 채무면제이익 및 보험차익 등으로 구분한다.

가) 의료부대수익은 주차장직영수익, 매점직영수익, 일반식당직영수익, 영안실직영수익 및 기타 시설직영수입 등으로 구분할 수 있다. 이 경우 의료부대수익에 대한 세부내역을 주석으로 기재하여야 한다.

나) 임대료수익은 임대한 병원시설에 따라 영안실임대수익 및 매점임대수익 등으로 구분할 수 있다.

다) 연구수익은 연구가 1년 이상 진행되는 경우 진행기준에 따라 인식한다.

다. 비용과목 계정과목 구분

비용과목은 의료비용과 의료외비용으로 구분한다.

1) 의료비용은 인건비, 재료비 및 관리운영비로 구분한다.

가) 인건비는 급여, 제수당 및 퇴직급여로 구분한다.

나) 재료비는 약품비, 진료재료비 및 급식재료비로 구분하며 약품, 진료재료 등의 매입조건이나 대금지불조건 등에 따라 발생하는 매입대금의 감액은 매입에누리(또는 매입할인)로 분류하고, 약품 등의 매입액에서 직접 차감하여 표시한다.

 (1) 매입에누리는 일정기간의 거래수량이나 거래금액 또는 대금지불조건 등에 따라 약품 등의 매입대금일부를 감액 받는 것을 말한다.

(2) 매입할인은 약품, 진료재료 등의 매입과 관련하여 발생한 채무를 조기 변제함으로써 상대방으로부터 할인받는 금액을 말한다.

다) 관리운영비는 복리후생비, 여비교통비, 통신비, 전기수도료, 세금과공과, 보험료, 환경관리비, 지급임차료, 지급수수료, 수선비, 차량유지비, 교육훈련비, 도서인쇄비, 접대비, 행사비, 연료비, 선교비, 의료사회사업비, 소모품비, 자체연구비, 감가상각비, 무형자산상각비, 임차자산개량상각비, 광고선전비, 대손상각비, 피복침구비, 외주용역비, 잡비 및 의료분쟁비용 등으로 구분한다.

(1) 의료분쟁비용은 의료사고 보상금, 의료사고 처리수수료 등으로 구분할 수 있으며, 이에 대한 세부내역을 주석으로 기재하여야 한다.

2) 의료외비용은 의료부대비용, 이자비용, 기타의 대손상각비, 기부금, 단기매매증권처분손실, 단기매매증권평가손실, 연구비용, 외환차손, 외화환산손실, 투자자산처분손실, 유형자산처분손실, 재고자산감모손, 고유목적사업비, 잡손실 및 재해손실 등으로 구분한다.

가) 의료부대비용은 주차장직영비용, 매점직영비용, 일반식당직영비용, 영안실직영비용 및 기타 시설직영비용 등으로 구분할 수 있다. 이 경우 의료부대비용에 대한 세부내역을 주석으로 기재하여야 한다.

(1) 의료부대비용은 의료비용과 별도로 인건비, 재료비, 관리운영비 등으로 구분하고, 공통비용은 의료기관의 특성을 고려하여 합리적인 기준에 따라 배분한다.

① 인건비는 인력 수, 총 급여 및 투입시간 등의 기준으로 배분한다.

② 재료비는 재료의 투입량, 직접재료비, 사용면적(병실수), 사용인원 등의 기준으로 배분한다.

③ 관리운영비는 매출액, 점유면적, 서비스시간, 사용인원, 관련 유형자산 가액 등의 기준으로 배분한다.

나) 학교법인병원·국립대학교병원 및 서울대학교병원에서 법인에 전출한 이익금은 고유목적사업비로 처리한다. 이 경우 고유목적사업비의 세부사용내역을 주석으로 기재하여야 한다.

다) 연구비용은 연구가 1년 이상 진행되는 경우 진행기준에 따라 인식한다.

3) 학교법인·국립대학교병원·서울대학교병원 또는 의료법인 등에서 이익금의 일부 또는 전부를 고유목적사업준비금으로 전입하기 위해 결산서에 반영하는 경우 해당 금액은 고유목적사업준비금전입액으로 처리하고, 고유목적사업준비금전입액은 의료비용 및 의료외비용과는 별도로 구분하여 표시한다. 이 경우 고유목적사업준비금의 세부사용내역을 주석으로 기재하여야 한다.

라. 법인세비용

법인세비용은 법인세법등의 법령에 의하여 당해 연도의 부담법인세와 법인세에 부가되는 세액합계에 당기 이연법인세 변동액을 가감하여 법인세비용을 산출한다. 다만, 학교법인병원·국립대학교병원 및 서울대학교병원 이외의 병원은 법인세부담액을 법인세비용으로 계상할 수 있다.

마. 손익계산서 과목분류 및 내용해설은 별표 2와 같다.

3. 자산부채의 평가

가. 증여 받은 자산의 평가

1) 당해 자산의 취득을 위하여 통상적으로 소요되는 가액과 비교하여 현저하게 저렴한 가격으로 취득한 자산 또는 증여 받은 자산은 취득하거나 증여 받은 때의 시가로 평가한다.

2) 증여 받은 자산의 시가는 「부동산가격공시 및 감정평가에 관한 법률」에 의한 감정평가액에 의함을 원칙으로 하되, 토지의 경우는 동법 제3조의 규정에 의한 당해 토지의 공시지가(당해 토지의 공시지가가 없는 경우는 동법 제9조의 규정에 의하여 산정한 개별토지의 가격)에 의할 수 있다.

나. 진료비청구액의 삭감

1) 국민건강보험 등의 적용을 받아 진료비의 일부 또는 전부가 보험자단체에 의하여 지불되는 환자에 대하여 청구한 진료비의 일부가 삭감되는 경우에는 보험자단체의 심사가 완료되어 수납할 금액이 확정된 시점을 기준으로 하여 이미 계상된 의료미수금과 의료수익을 상계 처리한다. 이 경우 의료수익 삭감액에 대한 세부내역을 주석으로 기재하여야 한다.

2) 삭감된 진료비중 보험자단체에 이의 신청하여 일부 또는 전부가 수납될 경우에는 수납된 시점에 의료수익이 수납액만큼 발생한 것으로 회계 처리한다. 따라서 이의신청 시는 회계처리하지 않으며 이의신청장부에 비망으로 기록한다.

다. 국고보조금의 처리방법

1) 국립대학교병원이나 지방공사의료원 등의 공공병원이 적자보전이나 운영비보조 등 다음과 같은 수익적 지출에 충당하기 위해 국고보조금을 받았다면 의료외수익 중 기부금수입으로 처리한다.

  가) 지방자치단체에서 지방공사의료원이 의료급여환자를 많이 진료하여 적자가 발생할 경우 건강보험수가와의 수가차액을 보조해주는 경우

  나) 공공병원이 차관 등의 이자를 지불할 능력이 충분하지 않을 경우 지방자치단체에서 이자비용을 보조해 주는 경우

  다) 기타 공공병원의 운영적자를 지방자치단체에서 보조해 주는 경우

2) 시설투자목적 등 자본적 지출에 충당할 목적으로 받은 국고보조금은 이를 취득자산에서 차감하는 형식으로 표시하고 당해 자산의 내용연수에 걸쳐 상각금액과 상계하며, 당해 자산을 처분하는 경우에는 그 잔액을 당해 자산의 처분손익에 차감 또는 부가한다.

4. 기본금변동계산서

기본금변동계산서는 기본금, 자본잉여금, 기타포괄손익누계액, 이익잉여금(결손금), 이익잉여금처분액 및 차기이월이익잉여금(결손금)으로 구분한다.

5. 현금흐름표

현금흐름표는 영업활동으로 인한 현금흐름, 투자활동으로 인한 현금흐름, 재무활동으로 인한 현금흐름, 현금의 증가, 기초의 현금 및 기말의 현금으로 구분한다.

6. 주석

가. 주석 작성기준

1) 주석은 재무상태표, 손익계산서, 기본금변동계산서 및 현금흐름표에 표시된 개별 항목과 상호 연결시켜 표시한다.

2) 주석은 일반적으로 다음 순서로 표시한다.

가) 의료기관 회계기준을 준수하였다는 사실

나) 의료기관 회계기준 규칙 제3조에 따른 회계 구분 내역

다) 재무상태표, 손익계산서, 기본금변동계산서 및 현금흐름표에 표시된 항목에 대한 보충 정보

Ⅲ. 결산

결산 시 작성하여야 하는 서류는 다음과 같다.

1. 재무상태표와 그 부속명세서
2. 손익계산서와 그 부속명세서
3. 기본금변동계산서(개인병원은 제외)
4. 현금흐름표
5. 주기와 주석

Ⅳ. 재무제표의 주요부속명세서

재무제표의 부속명세서로 작성하여야 하는 서류는 다음과 같다.

1. 의료미수금명세서(별지 제1호서식과 같다)

2. 재고자산명세서(별지 제2호서식과 같다)

3. 유형자산명세서(별지 제3호서식과 같다)

4. 감가상각누계액명세서(별지 제4호서식과 같다)

5. 차입금명세서(별지 제5호서식과 같다)

6. 진료과별·환자종류별 외래(입원)수익명세서(별지 제6호서식과 같다)

7. 직종별 인건비명세서(별지 제7호서식과 같다)

8. 진료과별 환자종류별 입원환자 명세서(별지 제8호서식과 같다)

9. 진료과별 환자종류별 외래환자 명세서(별지 제9호서식과 같다)

Ⅴ. 재검토기한

이 고시는「훈령·예규 등의 발령 및 관리에 관한 규정」(대통령훈령 제334호)에 따라 이 고시 발령 후의 법령이나 현실여건의 변화 등을 검토하여 이 고시의 폐지, 개정 등의 조치를 하여야 하는 기한은 2017년 1월 31일 까지로 함.

부칙 <제2010-25호, 2010.2.9>

제1조(시행일) 이 고시는 발령한 날부터 시행한다.

제2조(비교표시에 관한 경과조치) 재무제표는 Ⅰ. 2. 2)의 규정에 불구하고 이 기준을 처음으로 적용하는 회계연도에는 당해 회계연도분만 작성할 수 있다.

부칙 <제2015-234호, 2015.12.31 >

이 고시는 공포한 날부터 시행하되, 2016년 회계연도부터 적용한다.

맺으며...

우리는 4차산업혁명시대에서 살아가고 있다.

위기의 시대이자 기회의 시대이다.

누가 시대적 트렌드를 예측하고 준비하느냐에 따라 자신의 존재감은 달라진다.

요즘 유행되는 화두는 "N잡러시대"라고들 한다.

즉, 두 가지 이상의 전공을 습득하여야만 변화무쌍한 현실에서 생존하고 존재감을 부각시킬 수 있다는 것이다.

이에 N잡러로의 진화과정 중의 하나를 소개하고자 한다.

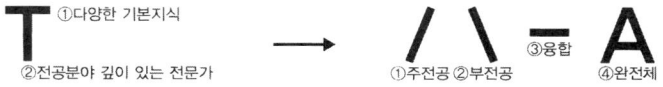

T자형 인간에서 A자형 인간으로 진화하라.

T ①다양한 기본지식
②전공분야 깊이 있는 전문가
→ /\ = A ①주전공 ②부전공 ③융합 ④완전체

〈성백춘 교수의 경쟁력 강화이론〉

T자형 : 처음에는 다양한 지식을 얇게 모두 습득하고 반면 전공학문은 깊게 공부하라.

A자형 : 전공학문과 부전공학문을 융합(연결)하게 되면 강력한 경쟁력의 시너지를 창출한다.

따라서 MZ세대, 밀레니엄세대, X세대, Y세대, N세대 구분 없이 우리 모두 N잡러가 되기 위한 재설계의 그림을 함께 그려볼 것을 제안해 본다.

〈발췌 : 재산증식의 길잡이 생활재테크의 이해, 도서출판 대경〉

■ **참고문헌**

1. 성백춘, 재산증식의 길잡이 생활재테크의 이해, 2022. 도서출판 대경

2. 성백춘외 3인, 원가회계, 2017. 도서출판 대경

3. 성백춘외 3인, 핵심 회계원리, 2020, 도서출판 대경

4. 박두진, 병원회계와 세무실무, 2018, 코페하우스

5. 송경학외 4인, 의료기관 회계와 세무실무, 2018, 삼일인포마인

□ **성 백 춘**

- 회계학박사 / 경영지도사 / 기술거래사 / 공인원가분석사
  www.woongbi.net

• **약력**
  - 현, 대구보건대학교 재테크세무회계과 교수
  - 현, 한국비즈니스협회(KBA) 회장
  - 현, 대구경북경제자유구역청 분양가심사위원장
  - 현, 방위사업청 원가계산 자문위원
  - 현, 방위사업청 비용분석 자문위원
  - 현, 북대구세무서 국세심사위원
  - 현, 소방청 청렴시민감사관

병원회계와 세무실무(제2판)

제1판1쇄발행 • 2021년 2월 17일
제2판1쇄발행 • 2022년 8월 17일
저　　자 • 성 백 춘
발 행 인 • 정 성 열
발 행 처 • 도서출판 ONE
주　　소 • 서울특별시 영등포구 선유로3길 10
등　　록 • 제312-2003-000037호
전　　화 • 02-323-8536
팩　　스 • 02-323-8531

저자와의
협의하에
인지생략

ISBN 978-89-6481-457-4

정가 20,000원

- 이 책은 저작권법에 의해 보호를 받으므로 어떠한 형태의 무단 전재나 복제를 금합니다.
- 파본은 교환하여 드립니다.
- http://one-book.co.kr